LINCHUANG HULI SHIYONG SHOUCE

临床护理实用手册

李杰斐　等◎主编

U0285288

长江出版传媒
湖北科学技术出版社

图书在版编目(CIP)数据

临床护理实用手册/李杰斐等主编. -- 武汉：湖北科学技术出版社，2022.12

ISBN 978-7-5706-2309-9

Ⅰ. ①临… Ⅱ. ①李… Ⅲ. ①护理学-手册 Ⅳ. ①R47-62

中国版本图书馆CIP数据核字(2022)第229793号

责任编辑：许可   封面设计：胡博

出版发行：湖北科学技术出版社   电话：027-87679426

地　　址：武汉市雄楚大街268号   邮编：430070
　　　　　（湖北出版文化城B座13-14层）

网　　址：http://www.hbstp.com.cn

印　　刷：山东道克图文快印有限公司   邮编：250000

787mm×1092mm　　1/16   21.75印张　　511千字
2022年12月第1版   2022年12月第1次印刷
                                       定价：88.00 元

《临床护理实用手册》
编委会

主　编

李杰斐　　临沂市妇幼保健院
孙　岩　　山东医学高等专科学校
蓝海心　　五莲县人民医院
郭希环　　高唐县人民医院
苏　丽　　临邑县人民医院
赵小丽　　烟台毓璜顶医院

副主编

李　慧　　枣庄市峄城区人民医院
王介花　　滕州市中心人民医院
路爱玲　　淄博化建老年病医院
张令云　　枣庄市立医院
赵春勤　　内江市第一人民医院
李　娟　　内江市第一人民医院
李云丽　　同济大学附属东方医院胶州医院
王丽丽　　日照市中心医院
刘玉叶　　潍坊市人民医院
曹婷婷　　潍坊市人民医院
陈麒宇　　潍坊市人民医院
朱玉苗　　潍坊市人民医院
刘金鑫　　潍坊市人民医院
杨巧玲　　潍坊市人民医院
贺　荣　　潍坊市人民医院

编　委

戚德华　　滨州市阳信县洋湖乡卫生院
孙艳玲　　济南市第四人民医院
李　阳　　河南科技大学第一附属医院
王　娟　　三峡大学第一临床医学院
　　　　　/宜昌市中心人民医院

前　言

　　护理是一门技术性很强的综合性应用科学，在保护和增进人类健康事业中扮演着重要角色。护理人员必须注意在临床实践中积累丰富的经验，不断学习国内外先进的护理技术。为了促进广大外科医务人员在临床工作中更好地认识、了解各科的疾病，普及和更新各科临床及护理知识，满足各科专业人员以及广大基层医务工作者的需要，我们结合临床经验编写了本书。

　　本书涵盖了临床护理学技术、内科、外科、妇产科、儿科等各科的护理知识，全书各章节内容紧扣学科前沿，对各个专科的疾病护理常规从疾病概念、临床表现、辅助检查、治疗原则、护理评估、护理诊断、护理措施及健康指导等方面进行了详尽的阐述和介绍。本书力求贴近临床护理工作需求，突出对内科、外科、妇产科、儿科常见疾病的护理技能，简明实用，指导性强，适合各医疗机构护理人员在日常护理工作中使用和借鉴。

　　本书在编写过程中，由于编者写作风格不尽相同，写作时间和篇幅有限，不足之处在所难免，希望广大读者予以批评、指正，以便及时修正。

编　者

目　　录

第一章　临床护理学技术

第一节　新型采血法

一、一次性定量自动静脉采血器采血法

一次性定量自动静脉采血器,用于护理和医疗检测工作,与注射器采血相比较,可预防交叉感染,特别是有各种已配好试剂的采血管,这不仅减少了化验和护理人员配剂加药工作量,而且可避免差错发生。

(一)特点

1.专用性

专供采集静脉血样标本用。血液可直接通过胶管吸入负压贮血管内。血液完全与外界隔离,避免了溶血和交叉感染,提高了检测的准确度。

2.多功能

已配备各种抗凝剂、促凝剂,分别适用于各种检验工作。改变了长期以来存在的由于检验、护理人员相关知识不协调,导致试剂成分与剂量不规范,影响检测效果的现状。

3.高效率

一次性定量自动静脉采血器不需人力拉引,不需另配试管、试剂和注射器,可一针多管采取血样标本,还可一针多用,采完血不必拔出针头又可输液,是注射器采血时间的 2/3。从而大大减轻了护理、检验人员的劳动强度和患者的痛苦,也不会因反复抽注造成溶血。

(二)系列采血管

1.普通采血管

(1)适应检测项目:①血清电解质钾、钠、氯、钙、磷、镁、铁、铜离子测定。②肝功能、肾功能、总蛋白、A/G 比值、蛋白电泳、尿素氮、肌酐、尿酸、血脂、葡萄糖、心肌酶、风湿系列等生化测定。③各种血清学、免疫学等项目测定。如:抗"O"、RF、ALP、AFP、HCG、ANA、CEA、Ig、T_3、T_4、补体 C_3、肥达试验、外斐反应及狼疮细胞检查等。

(2)采集方法:在接通双针头后至采血完毕,将贮血管平置、送检。

2.3.8％枸橼酸钠抗凝采血管

(1)适用检测项目:魏氏法血细胞沉降率测定专用。

(2)采集方法:在接通双针头后至采血完毕,将贮血管轻轻倒摇动 4～5 次,使抗凝剂充分与血液混匀,达到抗凝的目的后送检。

3.肝素抗凝采血管

(1)适用检测项目:血流变学测定(采血量不少于 5mL),红细胞比,微量元素检测。

(2)采集方法:接通双针头后至采血完毕,将采血管轻轻抖动 4～5 次,使抗凝剂充分与血

液混匀,达到抗凝的目的后送检。

注意:本采血管不适用作酶类测定。

4.EDTA(乙二胺四乙酸)抗凝采血管

(1)适用检测项目:温氏法血沉及血细胞比容检查,全血或血浆生化分析,纤维蛋白原测定,各种血细胞计数、分类及形态观察,贫血及溶血,红细胞病理、血红蛋白检查分析。

(2)采集方法:同肝素抗凝采血管。

5.草酸钠抗凝采血管

(1)适应检测项目:主要用于凝血现象的检查测定。

(2)采集方法:同肝素抗凝采血管。

(三)使用方法

(1)检查真空试管是否密封,观察试管密封胶塞的顶部是否凹平,如果凸出则说明密封不合格,需更换试管。

(2)按常规扎上止血带,局部皮肤消毒。

(3)取出小包装内双针头,持有柄针头,取下针头保护套,刺入静脉。

(4)见到小胶管内有回血时,立即将另端针头(不需取下针头套)刺入贮血管上橡胶塞中心进针处,即自动采血。

(5)待达到采血量时,先拔出静脉上针头,再拔掉橡皮塞上的针头,即采血完毕(如果需多管采血时,不需拔掉静脉上针头,只需将橡胶塞上针头拔出并刺入另一贮血管即可)。

(6)如需抗凝血,需将每支贮血管轻轻倒翻摇动 4～5 次,使血液与抗凝剂完全混匀后,平置送检。如不需抗凝的血,则不必倒摇动,平置送检即可。

(四)注意事项

(1)包装破损严禁使用。

(2)一次性使用后销毁。

(3)环氧乙烷灭菌,有效期两年。

二、小静脉逆行穿刺采血法

常规静脉取血,进针的方向与血流方向一致,在静脉管腔较大的情况下,取血针的刺入对血流影响不明显。如果穿刺的是小静脉,血流就会被取血穿刺针阻滞,针头部位就没有血流或血流不畅,不容易取出血来。小静脉逆行穿刺采血法的关键是逆行穿刺,也就是针头指向远心端,针头迎着血流穿刺,针体阻止血液回流,恰好使针头部位血流充盈,更有利于取血。

(一)操作方法

(1)选择手腕、手背、足腕、足背或身体其他部位充盈好的小静脉。

(2)常规消毒,可以不扎止血带。

(3)根据取血量选用适宜的一次性注射器和针头。

(4)针头指向远心端,逆行穿刺,针头刺入小静脉管腔 3～5mm,固定针管,轻拉针栓即有血液进入针管。

(5)采足需要血量后,拔出针头,消毒棉球按压穿刺部位。

（二）注意事项

（1）尽可能选择充盈好的小静脉。

（2）可通过按压小静脉两端仔细鉴别血液流向。

（3）注射器不能漏气。

（4）固定针管要牢，拉动针栓要轻，动作不可过大。

（5）本方法特别适用于肥胖者及婴幼儿静脉取血。

三、细小静脉直接滴入采血法

在临床护理中，对一些慢性病患者特别是消耗性疾病的患者进行常规静脉抽血采集血标本时，常因针管漏气、小静脉管腔等原因导致标本溶血，抽血不成功。给护理工作带来很大麻烦。而细小静脉直接滴入采血法，不仅能减轻患者的痛苦，而且还能为临床提供准确的检验数据。

（一）操作方法

（1）选择手指背静脉、足趾背浅静脉、掌侧指间小静脉。

（2）常规消毒：在所选用的细小静脉旁或上方缓慢进针，见回血后立即用胶布将针栓固定，暂不松开止血带。

（3）去掉与针栓相接的注射器，将试管接于针栓下方约 1cm 处，利用止血带的阻力和静脉本身的压力使血液自行缓缓沿试管壁滴入至所需量为止。

（4）为防凝血，可边接边轻轻旋转试管，使抗凝剂和血液充分混匀。

（5）操作完毕，松止血带，迅速拔出针头，用棉签压住穿刺点。

（二）注意事项

（1）选血管时，不要过分拍挤静脉或扎止血带过久，以免造成局部瘀血和缺氧，致使血液成分遭破坏而致溶血。

（2）进针深浅度适宜，见回血后不要再进针。

（3）固定头皮针时，动作要轻柔，嘱患者不要活动，以达到滴血通畅。

（4）此方法适用于急慢性白血病、肾病综合征和消化道癌症等患者。

四、新生儿后囟采血法

在临床护理中，给新生儿特别是早产儿抽血采集血标本时，常因血管细小，管腔内血液含量相对较少而造成操作失败，以致延误诊断和抢救时机，后囟采血法是将新生儿或 2～3 个月以内未闭合的后囟作为采集血标本的部位，这种方法操作简便，成功率高，安全可靠。

（一）操作方法

（1）穿刺部位在后囟中央点，此处为窦汇，是头颈部较大的静脉腔隙。

（2）患儿右侧卧位，面向操作者，右耳下方稍垫高，助手固定患儿头及肩部。

（3）将后囟毛发剃净，面积为 5～8cm²，用 2.5% 碘酒消毒皮肤，75% 酒精脱碘。用同样的方法消毒操作者左示指，并在后囟中央点固定皮肤。

（4）右手持注射器，中指固定针栓，针头斜面向上，手及腕部紧靠患儿头（作为固定支点），针头向患儿口鼻方向由后囟中央点垂直刺入进针约 0.5cm，略有落空感后松开左手，试抽注射器活塞见回血，抽取所需血量后拔针，用消毒干棉签按压 3～5 分钟，不出血即可。

(二)注意事项

(1)严格无菌操作,消毒皮肤范围应广泛,避免细菌进入血液循环及颅内引起感染。

(2)对严重呼吸衰竭,有出血倾向,特别是颅内出血的患儿禁用此方法。

(3)进针时右手及胸部应紧靠患儿头部以固定针头,避免用力过度进针太深而刺伤脑组织。

(4)进针后抽不到回血时,可将针头稍进或稍退,也可将针头退至皮下稍移位后再刺入,切忌针头反复穿刺,以防感染或损伤脑组织。

(5)操作过程中,严密观察患儿的面色、呼吸,如有变化立即停止操作。

五、脐带血采集方法

人类脐带血含有丰富的造血细胞,具有不同于骨髓及外周血的许多特点,这种通常被废弃的血源,可提供相当数量的造血细胞,用于造血细胞移植。脐带血还可提供免疫球蛋白,提高机体免疫力,因而近年来,人脐带血已开始应用于临床并显示出广泛的应用前景。

(一)操作方法

(1)在胎儿着冠前,按无菌操作规程的要求准备好血袋和回输器,同时做好采血的消毒准备。

(2)选择最佳采集时间,在避免胎儿窘迫的前提下,缩短第二产程时间,胎盘剥离之前是理想的采集时机。

(3)胎儿娩出后立即用碘酒、酒精消毒脐轮端以上脐带约10cm,然后用两把止血钳夹住脐带,其中一把止血钳用钳带圈套好,距脐轮1cm处夹住脐带,另一把钳与此相距2cm,并立即用脐带剪断脐。

(4)迅速选择母体端脐带血管暴起处作为穿刺部位,采血,收集脐带血适量后,再用常规消毒方法严格消毒回输器与血袋连接处,立即封口形成无菌血袋。

(5)采集后留好血交叉标本,立即送检、储存,冷藏温度为−4℃,保存期10天。

(二)注意事项

(1)采集的对象应是各项检验和检查指标均在正常范围的产妇。

(2)凡甲肝、乙肝、丙肝患者,不得采集:羊水皿污染及羊水中有胎粪者,脐带被胎粪污染者不采集。早产、胎盘早剥、前置胎盘、孕妇贫血或娩出呼吸窘迫新生儿的产妇不采集。

(3)脐带血的采集,应选择素质好、责任心强、操作技术熟练的护士专人负责,未经培训者不得上岗。

(4)严格把好使用检查关,脐带血收集后,须由检验科鉴定脐带血型。使用时须与受血者做交叉配血试验,血型相同者方可使用。

第二节　注射新方法

各种药物进行肌内注射时,都可采用乙型注射法。此法简便易行,可减少患者注射时疼痛,特别是可显著减轻其注射后疼痛,尤其适用于需长时间接受肌内注射者。

一、常规操作

(一)操作方法

(1)常规吸药后更换一无菌针头。

(2)选取注射部位,常规消毒皮肤,用左手将注射部位皮肤、皮下组织向一侧牵拉或向下牵拉,用左手拇指和食指拔掉针头帽,其余各指继续牵拉皮肤。

(3)右手将注射器内空气排尽后,刺入注射部位,抽吸无回血后注入药液,注射完毕立即拔针,放松皮肤,使得药液封闭在肌肉组织内。

(二)注意事项

(1)如注射右旋糖酐铁时,注药完毕后需停留 10 秒后拔出针头,放松皮肤及皮下组织。

(2)禁止按摩注射部位,以避免药物进入皮下组织产生刺激而引起疼痛。

二、水肿患者的静脉穿刺方法

临床工作中,水肿患者由于明显的水肿,肢体肿胀,看不到也触及不到静脉血管,患者需要静脉注射或滴注治疗时,就会遇到困难,现介绍一种简便方法。

用两条止血带,上下相距约 15cm,捆扎患者的肢体,肢体远端一条最好选用较宽的止血带,捆在患者的腕部、肘部或踝部。捆扎 1 分钟后,松开下面一条止血带,便在此部位看到靛蓝色的静脉,行静脉穿刺。

该方法亦适用于因肥胖而难以进行静脉穿刺的患者。

三、小静脉穿刺新法

患者因长期输液或输入各种抗癌药物,血管壁弹性越来越差,血管充盈不良,给静脉穿刺带来很大困难。此时如能有效利用小静脉,既可减轻患者痛苦,又能使较大血管壁弹性逐渐恢复。

其方法是:用棉签蘸 1％硝酸甘油均匀涂在患者手背上,然后用湿热小毛巾置于拟输液部位 3 分钟左右,表浅小静脉迅速充盈,此时可进行静脉穿刺。因湿热毛巾外敷促使血管扩张,并可增加硝酸甘油的渗透作用,而硝酸甘油具有扩张局部静脉作用。

此方法适用于慢性衰竭及末梢循环不良者,静脉不清晰的小儿患者,长期静脉输液或输入刺激性药物后血管硬化者,休克患者,术前需紧急输入液体但静脉穿刺困难而局部热敷按摩无效者。

四、氦氖激光静脉穿刺新方法

氦氖激光治疗仪是采用特定波长的激光束,通过光导纤维置入人体血管内对血液进行净化照射的仪器。氦氖激光在治疗时是通过静脉穿刺来完成的。如采用激光套管针进行静脉穿刺,易造成穿刺失败,如改用 9 号头皮针进行静脉穿刺,取代套管针,不仅节省原材料,还能减轻患者痛苦。

(一)操作方法

(1)首先接通电源,打开机器开关,根据需要调节功率,一般在 1.5～2.2mV,每次照射 60～90 分钟。

(2)将激光针用 2％戊二醛溶液浸泡 30 分钟后取出,用 0.1％肝素盐水冲洗,以免戊二醛溶液损伤组织细胞。

(3)将 9 号头皮针末端硅胶管部分拔掉,留下带有约 1cm 长塑料部分的针头。将激光针插入头皮针腔内,安置于纤维管前端的针柄上拧紧螺帽。

(4)选择较粗直的肘正中静脉、头静脉或手背静脉、大隐静脉,将脉枕放在穿刺部位下于穿刺点上方约 6cm 处,扎紧止血带。

(5)常规消毒,针尖斜面向上使穿刺针与皮肤成 15°角,刺入皮下再沿静脉走向潜行刺入静脉将激光针稍向外拉,见头皮针末端的塑料腔内有回血后,再轻轻送回原处。

(6)松止血带,胶布固定,将复位键打开使定时键为 0 并计时。

(二)注意事项

(1)每次治疗应随时观察病情变化,如患者出现兴奋、烦躁不安,心慌等可适当调节输出功率,缩短照射时间。

(2)为防止突然断电不能准确计时,应采用定时键与其他计时器同时计时。

(3)治疗结束后关闭电源,将头皮针和激光针一起拔出。将激光针用清水清洗干净后浸泡于 2%戊二醛溶液中待用。

五、冷光乳腺检查仪用于小儿静脉穿刺

小儿静脉穿刺一直沿用着凭肉眼及手感来寻找静脉的方法。由于小儿皮下脂肪厚,皮下静脉细小,尤其伴有肥胖、水肿、脱水时常给静脉穿刺带来困难。冷光乳腺检查仪不仅能把乳腺肿物的大小、透光度显示出来,还能清晰地显示出皮下静脉的分布走行。应用乳腺检查仪,可大大加快寻找静脉的速度,尤其能将肉眼看不到、手摸不清的静脉清晰地显示出来,提高了穿刺成功率。特别是为危重患儿赢得了抢救时间,提高了护士的工作效率,可减轻患儿不必要的痛苦,取得家长的信任和支持,密切护患关系。

(一)操作方法

(1)四肢静脉的选择:按常规选择好穿刺部位,以手背静脉为例,操作者左手固定患儿手部,右手将冷光乳腺检查仪探头垂直置于患儿掌心,让光束透射手掌,推动探头手柄上的滑动开关,调节光的强度,便可把手背部静脉清晰地显示出来,选择较大的静脉行常规消毒穿刺。

(2)头皮静脉的选择:按常用穿刺部位,以颞静脉为例,首先在颞部备皮,操作者以左手固定患儿头部,右手将探头垂直抵于颞部皮肤,移动探头并调节光的强度,可在探头周围形成的透射区内寻找较粗大的静脉,常规消毒穿刺。

(二)注意事项

(1)调节光的强度应由弱到强,直到显示清晰。

(2)四肢静脉以手背静脉、足背静脉效果最佳。

六、普通头皮针直接锁骨下静脉穿刺法

在临床危重患者的抢救中,静脉给药是抢救成功的最可靠的保证,特别是危重婴幼儿患者,静脉通道能否尽快建立成为抢救成功与否的关键。对于浅表静脉穿刺特别困难者,以往大多采用传统的静脉切开法或较为先进的锁骨下静脉穿刺法,但这两种方法难度较高,且又多用于成年患者,用普通头皮针直接锁骨下静脉穿刺,便可以解决这一难题。

(一)操作方法

1.定位

(1)体位:患者取仰卧位,枕垫于肩下,使颈部充分暴露。

(2)定点:取锁骨的肩峰端与胸锁关节连线的内1/3作为进针点。

(3)定向:取胸骨上端与喉结连线的1/2处与进针点连线,此线为进针方向。

2.进针

将穿刺部位做常规消毒,在定点上沿锁骨下缘进针,针尖朝进针方向,进针深度视患儿年龄的大小、体质的胖瘦而定,一般为2.0～2.5cm,见回血后再继续进针2～3mm即可。

3.固定

针进入血管后保持45°角左右的斜度立于皮肤上,所以固定前应先在针柄下方支垫少许棉球,再将胶布交叉贴于针柄及皮肤上以防针头左右摆动,将部分输液管固定在皮肤上,以防牵拉输液管时引起针头移位或脱落。

(二)注意事项

(1)输液期间尽量减少活动,若行检查、治疗及护理时应注意保护穿刺部位。

(2)经常检查穿刺部位是否漏液,特别是穿刺初期,按压穿刺部位周围有无皮下气肿及血肿。

(3)在排除原发性疾病引起的呼吸改变后,应注意观察患儿的呼吸频率、节律是否有改变,口唇是否有发绀现象。因锁骨下静脉的后壁与胸膜之间的距离仅为5～7mm,以防针尖透过血管,穿破胸膜,造成血胸、气胸。

(4)拔针时,用无菌棉球用力按压局部3～5分钟以上,以免因局部渗血而形成皮下血肿,影响患儿的呼吸及再次注射。若需保留针头,其方法与常规浅表静脉穿刺保留法相同。

七、高压氧舱内静脉输液法

高压氧舱内静脉输液,必须保持输液瓶内外压力一致,如果产生压差,则会出现气、液体均流向低压区,而发生气泡、液体外溢等严重后果。若将密闭式输液原通气方向改变,能较好地解决高压氧舱内静脉输液的排气,保持气体通畅,使输液瓶内与舱内压力一致,从而避免压差现象。

(一)操作方法

(1)患者静脉输液时,全部使用塑料瓶装,容量为500mL的静脉用液体。

(2)取一次输液器,按常规操作为患者静脉输液,操作完毕,将输液瓶倒挂于输液架。

(3)用碘酒消毒该输液瓶底部或侧面(距液面5cm以上)。

(4)将密闭式输液瓶的通气针头从下面的瓶口处拔出,迅速插入输液瓶底部或侧面已消毒好的部位,使通气针头从瓶口移至瓶底,改变原来的通气方向。

(5)调节墨菲滴管内液面至1/2高度,全部操作完成,此时患者方可进入高压氧舱接受治疗。

(二)注意事项

(1)舱内禁止使用玻璃装密闭式静脉输液。

(2)使用三通式静脉输液器时,需关闭通气孔,按上述操作方法,在瓶底或瓶侧插入一个

18 号粗针头即可。

（3）使用软塑料袋装静脉输液时，需夹闭原通气孔，按上述操作方法，在塑料袋顶端刺入一个 18 号粗针头，即可接受高压氧治疗。

八、静脉穿刺后新型拔针法

在临床中静脉穿刺拔针时，通常采用左凤林、王艳兰、韩斗玲主编的《基础护理学》（第 2 版）教材中所介绍的"用干棉签按压穿刺点，迅速拔出针头"的方法（下称旧法），运用此法操作，患者血管损伤和疼痛明显。如果将操作顺序调换为"迅速拔出针头，立即用干棉签按压穿刺点"（下称新法），可使患者的血管损伤和疼痛大为减轻。

经病理学研究和临床实验观察，由于旧法拔针是先用干棉签按压穿刺点，后迅速拔出针头，锋利的针刃是在压力作用下退出血管，这样针刃势必会对血管造成机械性的切割损伤，致血管壁受损甚至破裂。在这种伤害性刺激作用下，可释放某些致痛物质并作用于血管壁上的神经末梢而产生痛觉冲动。由于血管受损，红细胞及其他血浆成分漏出管周，故出现管周瘀血。由于血管内皮损伤，胶原暴露，继发血栓形成和血栓机化而阻塞管腔。由于血管壁损伤液体及细胞漏出，引起管周大量结缔组织增生，致使管壁增厚变硬，管腔缩小或闭塞，引起较重的病理变化。

新法拔针是先拔出针头，再立即用干棉签按压穿刺点。针头在没有压力的情况下退出管腔，因而减轻甚至去除了针刃对血管造成的机械性切割损伤，各种病理变化均较旧法拔针轻微。

九、动脉穿刺点压迫止血新方法

目前，介入性检查及治疗已广泛地应用于临床，术后并发皮下血肿者时有发生，尤以动脉穿刺后多见。其原因主要是压迫止血方法不当，又无直观的效果判断指标。如果采用压迫止血新方法，可有效地预防该并发症的发生。

其方法是，当动脉导管及其鞘拔出后，立即以左手食、中二指并拢重压皮肤穿刺口靠近心端 2cm 左右处即动脉穿刺口处，保持皮肤穿刺口的开放，使皮下积血能及时排出，用无菌纱布及时擦拭皮肤穿刺口的出血（以防凝血块形成而过早被堵住）。同时调整指压力量直至皮肤穿刺口无持续性出血则证明指压有效，继续压迫 15～20 分钟，先抬起两指少许，观察皮肤穿刺口无出血可终止压迫，再以弹性绷带加压包扎。

十、动、静脉留置针输液法

动、静脉留置针输液是近几年兴起的一种新的输液方法。它选择血管广泛，不易引起刺破血管形成血肿，能多次使用同一血管，维持输液时间长，短时间内可输入大量液体，是烧伤休克期、烧伤手术期及术后维持输液的理想方法。

（一）操作方法

1.血管及留置针的选择

应选择较粗且较直的血管。血管的直径在 1cm 左右，前端有一定弯曲者也可。一般选择股静脉、颈外静脉、头静脉、肘正中静脉、前臂浅表静脉、大隐静脉，也可选择颞浅静脉、额正中静脉、手背静脉等。留置针选择按血管粗细、长度而定。股静脉选择 16G 留置针，颈外静脉、头静脉、肘正中静脉、前臂浅表静脉、大隐静脉可用 14～20G 留置针，其他部位宜选用 18～

24G 留置针。

2.穿刺方法

进针部位用 1% 普鲁卡因或利多卡因 0.2mL 行局部浸润麻醉约 30 秒后进针,进针方法同一般静脉穿刺,回血后将留置针外管沿血管方向推进,外留 0.5～2.0cm。左手按压留置针管尖部上方血管,以免出血或空气进入,退出针芯、接通输液。股静脉穿刺在腹股沟韧带股动脉内侧采用 45°角斜刺进针,见回血后同上述穿刺方法输液,但股静脉穿刺因其选择针体较长,操作时应戴无菌手套。

3.固定方法

(1)用 3M 系列透明粘胶纸 5cm×10cm 规格贴于穿刺部位,以固定针体及保护针眼,此法固定牢固、简便,且粘胶纸有一定的伸缩性,用于正常皮肤关节部位的输液,效果较好。

(2)缝合固定:将留置针缝合于局部皮肤上,针眼处用棉球加以保护,此方法多用于通过创面穿刺的针体固定或躁动不安的患者。

(3)采用普通医用胶布固定。同一般静脉输液,多用于前臂、手背等处小静脉。

(二)注意事项

(1)行股静脉穿刺输液时应注意以下几点:①因股静脉所处部位较隐蔽,输液过程中要注意观察局部有无肿胀,防止留置针管脱出致液体输入皮下。②因血管粗大,输液速度很快,应防止输液过快或液体走空发生肺水肿或空气栓塞。③若回血凝固,管道内所形成的血凝块较大,应用 5～10mL 无菌注射器接于留置针局部将血凝块抽出,回血通畅后接通输液,若抽吸不出,应拔除留置针,避免加压冲洗管道,防止血凝块脱落导致血栓栓塞。④连续输液期间每天应更换输液器 1 次,针眼周围皮肤每天用碘酒、酒精消毒后针眼处再盖以酒精棉球和无菌纱布予以保护。

(2)通过创面穿刺者,针眼局部每天用 0.2% 氯己定液清洗 2 次,用油纱布及无菌纱布覆盖保护,若局部为焦痂每天可用 2% 碘酒涂擦 3～4 次,针眼处用碘酒棉球及无菌纱布保护。

(3)对前端血管发红或局部液体外渗肿胀者应立即予以拔除。

(4)留置针管同硅胶导管,其尖端易形成血栓,为侵入的细菌提供繁殖条件,故一般保留 3～7 天。若行痂下静脉穿刺输液,保留时间不超过 3 天。

十一、骨髓内输注技术

骨髓内输注是目前欧美一些国家小儿急救的一项常规技术。小儿急救时,常因中央静脉插管困难及静脉切开浪费时间,休克导致外周血管塌陷等原因而无法建立静脉通道,采用骨髓内输注法进行急救,安全、省时、高效。因长骨有丰富的血管网,髓内静脉系统较为完善,髓腔由海绵状的静脉窦隙网组成,髓窦的血液经中央静脉管回流入全身循环。若将髓腔视为坚硬的静脉通道,即使在严重休克时或心脏停搏时亦不塌陷。当然,骨髓内输注技术并不能完全取代血管内输注,只不过为血管内输注技术一项有效的补充替代方法,仅局限于急救治疗中静脉通路建立失败而且适时建立通路可以明显改善预后的患者。

(一)适应证和禁忌证

心脏停搏、休克、广泛性烧伤、严重创伤以及危及生命的癫痫持续状态的患者,可选择骨髓内输注技术。患有骨硬化症、骨发育不良症、同侧肢体骨折的患者,不宜采用此技术,若穿刺部位出现蜂窝织炎,烧伤感染或皮肤严重撕脱则应另选它处。

(二)操作方法

(1)骨髓穿刺针的选择:骨髓内输注穿刺针采用骨髓穿刺针、15~18 号伊利诺斯骨髓穿刺针或 Sur Fast 骨髓穿刺针。18~20 号骨髓穿刺针适用于 18 个月以下婴幼儿、稍大一些小儿可采用 13~16 号针。

(2)穿刺部位的选择:最常用的穿刺部位是股骨远端和胫骨远、近端,多数首选胫骨近端,因其有较宽的平面,软组织少,骨性标志明显,但 6 岁以上小儿或成人常因该部位厚硬,穿刺难而选择胫骨远端(内踝)。胫骨近端为胫骨粗隆至胫骨内侧中点下方 1~3cm,胫骨远端为胫骨内侧内踝与胫骨干交界处,股骨远端为外踝上方 2~3cm。

(3)穿刺部位常规消毒,固定皮肤,将穿刺针旋转钻入骨内,穿过皮质后,有落空感,即进入了髓腔。确定针入髓腔的方法为,接注射器抽吸有骨髓或缓慢注入 2~3mL 无菌盐水,若有明显阻力则表示针未穿过皮质或进入对侧皮质。

(4)针入髓腔后,先以肝素盐水冲洗针,以免堵塞,然后接输液装置。

(5)输注速度:液体从髓腔给药的速度应少于静脉给药。内踝部常压下 13 号针头输注速度为 10mL/min,加压 40kPa 为 41mL/min。胫骨近端输注速度 1130mL/h,加压情况下可达常压下 2~3 倍。

(6)待建立血管通路后,及时中断骨髓内输注,拔针后穿刺部位以无菌纱布及绷带加压压迫 5 分钟。

(三)注意事项

(1)操作过程应严格无菌,且骨髓输注留置时间不宜超过 24 小时,尽快建立血管通路后应及时中断骨髓内输注,以防骨髓炎发生。

(2)为预防穿刺部位渗漏,应选择好穿刺部位,避开骨折骨,减少穿刺次数。确定好针头位于髓腔内,必要时可摄片。为防止针移位,应固定肢体,减少搬动。定时观察远端血供及软组织情况。

(3)婴幼儿穿刺时,若采用大号穿刺针,穿刺点偏向胫骨干,易引起医源性胫骨骨折。因此,应选择合适穿刺针,胫骨近端以选在胫骨粗隆水平或略远一点为宜。

第三节　输血新技术

一、成功输血 11 步骤

(1)获取患者输血史。

(2)选择大口径针头的输血器,同时选择大静脉,保证输血速度,防止溶血。输血、输液可在不同部位同时进行。

(3)选择合适的过滤网,170μm 网眼口径的过滤网即可去除血液中肉眼可见的碎屑和小凝块。20~40μm 网眼口径的过滤网可过滤出更小的杂质和血凝块,此过滤网仅用于心肺分流术患者,而不用于常规输血。

(4)输血时最好使用 T 型管,特别是在输入大量血液时,更应采用 T 型管。可以既容易又安全地输入血制品,减少微生物进入管道的机会。

(5)做好输血准备后再到血库取血。

(6)做好核对工作,认真核对献血者和受血者的姓名、血型和交叉配血试验结果。

(7)观察生命体征,在输血后的 15 分钟内应多注意观察患者有无异常症状,有无输血反应。

(8)输血前后输少量 0.9% NaCl。

(9)缓慢输血,第一个 5 分钟速度不超过 2mL/min,如果此期间出现输血反应,应立即停止输血。

(10)保持输血速度,如果输血速度减慢,可提高压力,最简单的方法是将血袋轻轻用手翻转数次或将压力袖带系在血袋上(勿使用血压计袖带)。若采用中心静脉导管输血,需将血液加温 37℃以下,防止输入大量冷血引起心律失常。

(11)密切监测整个输血过程。

二、成分输血

成分输血是通过血细胞分离和将血液中各有效成分进行分离,加工成高浓度、高纯度的各种血液制品,然后根据患者病情需要有针对性输注,以达到治疗目的。它具有疗效高,输血反应少,一血多用和节约血源等优点。

(一)浓集细胞

新鲜全血经离心或沉淀后移去血浆所得。红细胞浓度高,血浆蛋白少,可减少血浆内抗体引起的发热、过敏反应。适用于携氧功能缺陷和血容量正常或接近正常的慢性贫血。

(二)洗涤红细胞

浓集红细胞经 0.9 NaCl 洗涤数次,加 0.9% NaCl 或羟乙基淀粉制成。去除血浆中及红细胞表面吸附的抗体和补体、白细胞及红细胞代谢产物等。适用于免疫性溶血性贫血、阵发性血红蛋白尿等以及发生过原因不明的过敏反应或发热者。

(三)红细胞悬液

提取血浆后的红细胞加入等量红细胞保养液制成的悬液,可以保持红细胞的生理功能,适用于中、小手术,战地急救等。

(四)冰冻红细胞

对 IgA 缺陷而血浆中存有抗 IgA 抗体患者,输注冰冻红细胞反应率较低。

(五)白细胞悬液

新鲜全血经离心后取其白膜层的白细胞,或用尼龙滤过吸附器而取得,适用于各种原因引起的粒细胞缺乏(小于 $0.5 \times 10^9/L$)伴严重感染者(抗生素治疗在 48 小时内无反应的患者)。

(六)血小板悬液

从已采集的全血中离心所得,或用连续和间断血液细胞分离机从供血者获取。适用于血小板减少或功能障碍所致的严重自发性出血者。

(七)新鲜或冰冻血浆

含有正常血浆中所有凝血因子,适用于血浆蛋白及凝血因子减少的患者。

三、自体输血法

自体输血法是指采集患者体内血或回收自体失血,再回输给同一患者的方法。开展自体输血将有利于开拓血源,减少贮存血量,并且有效地预防输血感染和并发症(如肝炎、艾滋病)的发生。自体输血分为预存和术中自体输血两种方法。

(一)预存自体输血

即在输血前数周分期采血,逐次增加采血量,将前次采血输回患者体内,最后采集的血贮备后于术中或术后使用。预存自体血的采集与一般供血采集法相同。

(二)术中自体输血

对手术过程中出血量较多者,如宫外孕、脾切除等手术,应事先做好准备,进行自体血采集和输入。

1.操作方法

(1)将经高压灭菌后的电动吸引器装置一套(按医嘱在负压吸引瓶内加入抗凝剂和抗生素),乳胶管(硅胶管)两根,玻璃或金属吸引头一根,闭式引流装置一套以及剪有侧孔的14号导尿管,无菌注射器,针头和试管备好。

(2)连接全套吸引装置,在负压瓶内加入抗凝剂,一般每100mL血液加入10~20mL抗凝剂。

(3)术中切开患者腹腔后立即用吸引头吸引,将血液引流至负压瓶内,边吸边摇瓶,使血液与抗凝剂充分混匀。如收集胸血时,将插入胸腔的导管连接无菌闭式引流装置,在水封瓶内加入抗凝剂。

(4)收集的自体血经4~6层无菌纱布过滤以及肉眼观察无凝血块后,即可回输给患者。

2.注意事项

(1)用电动吸引器收集自体血时,负压吸引力不宜超过13.3kPa,以免红细胞破裂。

(2)收集脾血时,脾蒂血管内的血液可自然流入引流瓶内,切忌挤压脾脏而引起溶血。

(3)回输自体血中的凝血因子和血小板已被耗损,可引起患者凝血功能的改变,故输血以后需要密切观察有无鼻出血,伤口渗血和血性引流液等出血症状,并做好应急准备。

(4)如果收集的自体血量多,可用500mL 0.9% NaCl输液空瓶收集保存。

四、血压计袖带加压输血法

危重或急诊患者手术时,常常需要大量快速输血,由于库血温度低,血管受到刺激容易发生痉挛,影响输血速度。其次,一次性输血器管径小,弹性差,应用手摇式和电动式加压输血器效果也不理想。如采用血压计袖带加压输血,既方便经济,效果又好。

其方法是:输血时,应用一次性输血器,固定好穿刺部位,针头处衔接严密,防止加压输血时脱落。输血前将血压计袖带稍用力横向全部缠绕于血袋上,末端用胶布固定,再用一长胶布将血压计袖带与血袋纵向缠绕一样圈粘贴妥当。袖带连接血压计的胶管用止血钳夹紧,然后将血袋连接一次性输血器,悬挂在输液架上,经输气球注气入袖带,即可产生压力,挤压血袋,加快输血速度。注入袖带内的气体量和压力根据输血滴速要求而定,袖带内注入300mL气体,压力可达12kPa,此时血液直线注入血管,一般输入350mL血液,中途须充气2~3次,8分钟内即可输完,若需改变滴速可随时调节注入袖带内的气体量。

此方法为一般输血速度的 3～3.5 倍,红细胞不易被破坏,从而减少输血反应机会,还可随意调节滴速。

第四节　吸 引 法

一、安全吸引法

吸引法是通过负压装置将管腔器官内的分泌物、浸出物或内容物吸出的一种治疗方法。吸痰、胃肠减压以及术中腹腔、胸腔出血的吸引等。在负压吸引时,无论操作时怎样小心,都可能对患者造成损害,如吸痰时将一定量的氧气带走,胃肠吸引时可能损伤胃黏膜等。因此,为了减少吸引给患者造成的损伤,应采用安全吸引法。

(一)控制流量

根据吸引的目的决定流量的大小。在吸引时,如果增加负压,可能损伤组织,因此在不增加负压的前提下可采取增加流量的有效方法,一是使用大口径吸引导管,二是缩短吸引管道的长度。如术中动脉出血,使术野不清时,则应选用较大流量的大口径导管,以减少吸引阻力。当进行气管内吸引时,大口径导管不能插入气管内,则可在导管和引流装置之间连接大口径管道,同样可以减少吸引阻力。吸引管道的长度是影响流量的因素之一,过长的管道可以增加不必要的阻力,因此长短要适度,不宜过长。引流物的黏稠度也对流量有影响,如果掌握上述基本原理,可以为患者做各种负压吸引。

(二)使用二腔管间断吸引

在进行鼻胃管负压吸引时,采用二腔管间断吸引并将贮液瓶放在高于患者处,可预防黏膜损伤及管腔阻塞。其原理是,二腔管中一管腔用于吸引,另一管腔与外界相通,使空气进入胃内,流动的气体保证了管端与胃黏膜分离,减少了由于吸引管末端与胃黏膜接触而导致的胃黏膜损伤及管道堵塞现象。间断吸引时,管内压力恢复到大气压水平,也有助于使胃黏膜或胃内容物与管端分离。将贮液瓶放在高于患者水平处,可防止吸引并发症的发生。其机制是,如传统的贮液瓶低于患者水平处,当吸引停止时,则导管与黏膜很可能紧密接触。而将贮液瓶移高于患者,吸引中断时,管内液体可反流入胃,有助于分离胃黏膜与导管,一般反流量不足 7mL(标准鼻管容积为 7mL),进入胃内无害,同时也防止了侧管反流现象发生。

(三)气道吸引法

进行气道吸引时,负压调节在 6～9kPa,切忌增加吸引压力,从而损伤气道黏膜。如痰液黏稠时,应多湿化多饮水,以促进其稀释。由于气道吸引的同时,常因吸走部分氧气而引起低氧血症,所以吸引前后应加大给氧量或嘱患者深呼吸。另外,还应选择合适吸痰管,一般吸痰管外径以不超过气道内径的 1/2 为宜,以防引起肺不张。

二、气管内吸引法

临床护理中,对于各种原因引起的肌无力致使无力咳痰者或咳嗽反射消失以及昏迷患者不能将痰液自行排出者,常常采取气管内吸引,以解除呼吸道阻塞。在气管内吸引中,使用正确的操作方法,不仅可以缓解呼吸困难,而且还可以减少吸引不良反应。

(一)操作方法

1.吸引压力

吸引的负压不宜过高,一般选择在 10.64～15.96kPa,因较高负压可加重肺不张、低氧血症及气道黏膜损伤。早产儿和婴儿吸引时,负压应控制在 7.98～10.64kPa。

2.吸引时间

应限于 10 秒或更少,每次操作插管最多不超过 2 次,尤其对头部闭合伤伴颅内压增高的患者更应如此。因吸引导管插入次数越多,对黏膜损伤越大,必须加以限制。当给予高充气时,吸引导管如多次通过气管插管,可增高平均动脉压,加重颅内压增高。

3.吸引管的选择及插入深度

吸引管外径不能超过气管内插管内径的 1/2,使吸引时被吸出氧气的同时,空气可入两肺,以防肺不张。吸引管的长度应以吸引管插至气管插管末端超出 1cm 为宜,对隆突处吸引比深吸引效果好,可以减少损伤。

4.吸引前后吸入高浓度氧或高充气

吸引前后给予高浓度氧气吸入,可以预防因气管内吸引所致的低氧血症。高充气是将潮气量增至正常的 1.5 倍,易引起平均动脉压升高,增加肺损伤的危险,一般不宜作为常规使用。当高浓度氧气吸入后,患者血氧饱和度能保持稳定,可不必高充气。

(二)注意事项

(1)气管内吸引不能作为常规,只能在必需时进行:因吸痰可引起气道损伤,刺激气道产生分泌物,只有当患者咳嗽或呼吸抑制,听诊有啰音,通气机压力升高,血氧饱和度或氧分压突然下降时进行吸引。还应根据患者的症状和体征将吸引频率减少到最低限度,以避免气道不必要的损伤。

(2)盐水不能稀释气道分泌物:以往认为气管插管内滴入盐水可稀释分泌物,使其易于吸出,一些医院以此作为吸引前常规。但实验研究证明,盐水与呼吸道分泌物在试管内没能混合,也未必能在气道内混合而被吸出。另外,盐水还影响氧合作用,并因灌洗将细菌转入下呼吸道而增加感染机会,因此,盐水对分泌物的移动和变稀是无效的。

(3)注意监测心律、心率、血氧饱和度、氧分压等指标,吸引时患者出现心动过缓、期前收缩、血压下降,意识减退应停止吸引。

第五节　吸痰术

一、适应证

吸除气道内沉积的分泌物;获取痰标本,以利培养或涂片确定肺炎或其他肺部感染,或送痰液做细胞病理学检查;维持人工气道通畅;对不能有效咳嗽导致精神变化的患者,通过吸痰刺激患者咳嗽,或吸除痰液,缓解痰液刺激诱导的咳嗽;因气道分泌物潴积导致肺不张或实变者,吸痰可促进肺复张。

二、禁忌证

气管内吸痰术对人工气道患者是必要的常规操作,无绝对禁忌证。

三、主要器械

(一)必要器械

负压源、集痰器、连接管、无菌手套、无菌水和杯、无菌生理盐水、护目镜、面罩和其他保护装置、氧源、带活瓣和氧源的人工气囊、听诊器、心电监护仪、脉氧监测仪、无菌痰标本收集装置等。

(二)吸痰管

吸痰管直径不超过气管插管内径的1/2。

四、吸痰操作

(一)患者准备

如条件允许,吸痰前应先予100%氧>30秒(最好吸纯氧2分钟);可适当增加呼吸频率和(或)潮气量,使患者稍微过度通气,吸痰前可调节呼吸机"叹息"呼吸1~2次,或用呼吸球囊通气数次(3~5次);机械通气患者最好在不中断通气的情况下吸痰或密闭式吸痰;吸痰前后最好有脉搏氧饱和度监测,以观察患者有无缺氧;吸痰时可向气道内注入少许生理盐水以稀释痰液或促使气内道的痰液移动,以利吸除。

(二)吸引负压

吸引管负压一般按新生儿60~80mmHg 婴儿80~100mmHg,儿童100~120mmHg,成人100~150mmHg。吸引负压不超过150mmHg,否则可能因吸引导致气道损伤、低氧血症和肺膨胀不全等。

(三)吸痰目的

至少达到下列之一。

(1)呼吸音改善。

(2)机械通气患者的吸气峰压(PIP)与平台压间距缩小,气道阻力下降或顺应性增加,压力控制型通气患者的潮气量增加。

(3)PaO_2或经皮氧饱和度(SPO_2)改善。

(4)吸除了肺内分泌物。

(5)患者症状改善,如咳嗽减少或消失等。

(四)吸痰前、中、后

应做好以下监测。

呼吸音变化血氧饱和度或经皮氧饱和度,肤色变化,呼吸频率和模式,血流动力学参数如脉搏、血压、心电,痰液特征如颜色、量、黏稠度、气味,咳嗽有无及强度,颅内压(必要时),通气机参数如PIP、平台压、潮气量、FiO_2,动脉血气,以及吸痰前后气管导管位置有无移动等。

(五)吸痰

吸痰时遵守无菌操作原则,术者戴无菌手套,如有需要可戴防护眼镜、隔离衣等。吸痰管经人工气道插入气管/支气管时应关闭负压源,待吸痰管插入到气管/支气管深部后,再开放负压吸引,边吸引边退出吸痰管,吸痰管宜旋转式返出,而非反复抽插式吸痰。每次吸痰的吸引时间为 10～15 秒,如痰液较多,可在一次吸引后通气/吸氧至少 10 秒(最好能吸氧 1 分钟左右)再吸引,避免连续吸引,以防产生低氧血症和肺膨胀不全等。吸痰完成后,应继续给予纯氧约 2 分钟,待血氧饱和度恢复正常或超过 94％后,再将吸氧浓度调至吸痰前水平。目前不少多功能呼吸机有专用的吸纯氧键,按压该键后,会自动提供纯氧约 2 分钟(具体时间因厂品不同而异)。吸除气道内的痰后,再吸除患者口鼻中的分泌物(特别是经口气管插管或吞咽功能受影响者)。

五、并发症

气管内吸引主要并发症包括低氧血症或缺氧、气管/支气管黏膜组织损伤、心搏骤停、呼吸骤停、心律失常、肺膨胀不全、支气管收缩/痉挛、感染、支气管/肺出血、引起颅内压增高、影响机械通气疗效、高血压、低血压。这些并发症大多是吸引不当所致,规范的操作,可大大降低有关并发症的风险。

第六节 鼻胃管技术

一、昏迷患者的鼻饲新法

昏迷患者意识丧失,吞咽反射迟钝或消失,不能主动配合插胃管行鼻饲治疗,因此改进昏迷患者的胃管插入法,对保证患者的营养,维持其生命活动,预防鼻饲并发症至关重要。

(一)导尿管代替胃管法

适用于无躁动的昏迷患者。

操作方法:将消毒导尿管插入患者食管上 1/3～1/2 处,使之与食管平行,用注射器抽吸 1mL 温开水缓慢注入管内,然后给患者翻身 1 次,观察有无恶心、呕吐、呛咳等症状。若无,可缓注 100mL 鼻饲液,再仔细观察,无异常者方可固定行鼻饲。

(二)气管导管引导插胃管法

适用于气管切开后或插管困难的昏迷患者。

操作方法:先向鼻孔内滴入数滴 1％普鲁卡因及呋麻滴鼻液,然后插入 16 号消毒导尿管并从口腔引出,再将柔软的 28～30 号鼻腔气管涂以润滑油插入导尿管中慢慢插入鼻腔,让患者头后仰,提起导尿管两端后,缓慢送管,然后拔导尿管将鼻腔气管导管缓慢向食管方向推进,同时使患者头前屈,当气管导管进入 15cm 左右(成人)时,即已达食管口,可将气管导管继续推入鼻腔 5cm,接着将适宜的胃管涂以润滑油插入气管导管内,通过导管将胃管插入约 45cm 时,抽吸胃液,有胃液后可将气管导管退出,保留胃管并加以固定。

(三)表面麻醉下插胃管法

适用于小儿和不合作的昏迷患者。

操作方法:插入胃管前行表面喷雾麻醉,患者取平卧位,头后仰 25°～35°,于患者深吸气末,将盛有 1％丁卡因或 1％利多卡因的喷雾器,喷射患者喉部,每次 0.5～0.8mL。喷 3～5 分钟,共 2～3 次,然后插入胃管。

二、冷冻插胃管法

临床上为昏迷患者和不合作的患者插胃管有一定的困难,利用冷冻麻醉的原理,用冰块先将口腔黏膜进行冷冻,然后再行插管,效果较满意。

具体做法是:在正常插管的用物中加开口器 1 个,备 2cm×3cm×2cm 大小的冰块 2～3 块(用水冲融棱角),大棉球数个。患者取仰卧位,用开口器帮助患者开口,将冰块放入口腔黏膜处。待冰块融化时,用大棉球或吸引器将水及时吸出,以免呛入气管引起窒息。5～6 分钟后,由于黏膜遇冷血管收缩,且感觉消失,即可行插管术。

三、食管癌术后吻合瘘患者的鼻饲插管法

吻合口瘘是食管癌术后极严重的并发症之一,病死率较高,而营养的及时供给则是配合治疗,促进康复的关键。为吻合口瘘的患者采用此种鼻饲插管法,不仅避免了空肠造瘘术给患者机体造成的损伤,而且能保证营养的及时补充。

操作方法:取得患者合作后,护士将患者推至造影室。嘱患者吞服钡剂 20mL,在 X 线下显示吻合口瘘的部位。将导丝插入鼻饲管内,用胶布将两者固定牢固,以防导丝突出鼻饲管外,患者平卧位,由造影室医生操纵 X 线机,同时护士在 X 线下将鼻饲管缓缓插入患者食管,接近瘘口时,动作应缓慢轻柔,慢慢通过瘘口。再将鼻饲管继续插入约 15cm,缓缓将导丝退出,此时用注射器抽取 20mL 钡剂注入鼻饲管内,在 X 线下证实鼻饲管确在十二指肠内,便可将鼻饲管固定在鼻翼上,同时在鼻饲管上做一个标记,以便日后验证鼻饲管有无脱出。

此方法的优点为患者愿意接受,且活动自如,可免除造瘘的痛苦,并及时补充营养。带管期间不得更换导管,置管时间最长达 31 天鼻饲管无变质。由此管灌食,患者有饱腹感,无须额外补液,可灌注多种流质食物,达到营养需要,从而减少费用。

四、胃管舒适剂的配制与应用

放置胃管是腹部手术前及腹部外科常用的一项护理操作。在插管过程中胃管对咽喉部刺激较大,出现恶心呕吐等反应,甚至插管不成功,使用胃管舒适剂可以解除上述烦恼,起到了快速麻醉和良好的润滑作用。

(一)处方配制

达克罗宁 10g,西黄芪胶 18g,甘油 120mL,单糖浆 100mL,5％对羟基苯甲酸乙酯醇溶液 10mL,食用香精适量,蒸馏水加至 1000mL。

取西黄芪胶置乳钵内,加入甘油和 5％对羟基苯甲酸乙酯醇溶液研磨均匀,使其充分湿润,然后少量分次加入溶有达克罗宁的蒸馏水约 600mL,摇匀加入单糖浆及食用香精,充分研磨均匀,最后加蒸馏水至 1000mL,移于玻璃瓶中,强振摇均匀即可。

(二)用法与用量

每次 4～5mL,儿童酌减,于插管前嘱患者徐徐咽下,1～2 分钟后患者感口舌麻木时即可插管。

(三)作用与优点

(1)本品处方中的达克罗宁为一种较理想的表面麻醉药,不但具有毒性低、穿透力强、麻醉显效快及作用时间长的特点,还兼有止痛、止痒及杀菌作用。西黄芪胶和甘油则可使本品保持

适宜的流动性和黏稠度,使之具有良好的润滑性能,起到保护上消化道黏膜,防止插管损伤的作用。加入单糖浆既可配合西黄芪胶和甘油调节黏稠度,又可起到矫味和增强口感的作用。食用香精则可使本品气味芳香,对羟基苯甲酸乙酯为防腐剂。

(2)本品具有麻醉作用快,黏度适中,能较好地黏附于咽喉壁,服用后即可产生表面黏膜麻醉作用,并能抑制唾液分泌,有利操作。

(3)润滑性能好,服用后能附着于咽喉及食管壁,使胃管与食管保持良好的润滑性,故阻力小,缩短了插管时间,消除了患者的不适感。

(4)用量小,使用方便,只需嘱患者自行服用即可。

(5)无不良反应,且气味香甜,口感好,患者乐于接受。

五、小儿胃管留置长度新论

小儿胃管留置长度,长期以来常规的测量方法是以耳垂－鼻尖－剑突体表标志来计算的。但是在临床实践中发现按此测量方法留置的胃管,仅达贲门附近而起不到胃管的胃肠减压作用。

近年来有人研究了小儿胃管留置长度的测量方法,提出了不能将成人胃管留置长度的测量方法用于小儿,在插管技术上也不能将成人操作方法按比例缩小应用于小儿的观点。进一步的研究表明,小儿胃管留置长度的测量应以发际－脐的体表标志测量,但随着小儿年龄的增长,实际胃管留置长度又接近常规体表测量长度。

临床实践表明,应用新的测量方法,胃管可到达胃体部,胃肠减压效果令人满意,值得推广。

第七节 洗 胃 术

洗胃是一种清除胃内物方法,主要是消除胃内摄入过多的药物或毒物。

一、适应证

洗胃主要是在摄入过量药物或毒物后1～2小时内,在无禁忌的情况下清除胃内容物,已知或疑有胃排空延迟如摄入抗胆碱能药或鸦片类摄入时或毒物为片剂尚未完全溶解或排空时,超过2小时仍可考虑洗胃。

具体来说,洗胃主要适于以下情况。

1.农药中毒

有机磷酸酯类、有机氯类或氨基甲酸酯类农药等,这仍是我国最常见的毒物中毒。

2.明显或高危病死率的药物

β阻滞剂、钙通道阻滞剂、氯喹、秋水仙碱、氰化物、重金属、杂环类抗抑郁药、铁、百草枯、水杨酸盐、亚硒酸。

3.活性炭难吸收的物质

重金属、铁、锂、有毒醇类。

4.形成凝结块

肠溶制剂、铁、酚噻嗪类、水杨酸盐。

5.无抗毒剂或治疗无效者

钙通道阻滞剂、秋水仙碱、百草枯、亚硒酸。

6.其他

不明原因摄入中毒又无洗胃禁忌者。

二、禁忌证

意识进行性恶化且无气道保护性反射者是绝对禁忌证,如必须洗胃者,应在洗胃前先作气管插管做好气道保护和通气,而后再考虑洗胃。腐蚀性物质摄入者禁忌洗胃;局部黏膜损害可能引起插管穿孔,应权衡利弊后进行;较大片剂、大块异物、有锐利边缘的异物禁忌洗胃;烃类如苯、N 己烷、杀虫剂等摄入是洗胃的相对禁忌;少数情况下有严重上气道或上胃肠道异常如狭窄、畸形或新近完成移植等限制进行插胃管。呕吐可排出胃内毒物,反复呕吐已排出大量毒物者,洗胃应权衡利弊;其他相对禁忌包括凝血功能障碍者、摄入无毒或低毒物质者等。

三、洗胃器械

洗胃器械包括:脉氧仪、心电监护仪、无创血压监测仪、防毒服装、开口器或牙垫、经口气道、呕吐盆、吸引源、吸引管、大注射器(50～100mL)、清水或生理盐水、球形吸引装置或自动洗胃机、水溶性润滑剂、经口洗胃管、必要的复苏装置和药物。

(一)胃管选择

成人一般选择法氏 30～50 号胃管,青少年选择法氏 30～34 号胃管,儿童可选择法氏 24 号胃管,新生儿和婴儿一般禁忌洗胃或充分权衡利弊后请儿科专家指导处理。值得注意的是,如拟洗出胃内容物,应经口插入大口径胃管,经鼻插入胃管仅适于向胃内灌溶液或吸出稀薄胃内容物,很难吸出胃内残渣类物质,更不可能吸出未溶解的药片或药丸等。

(二)洗胃液

通常用清水或生理盐水洗胃,但儿童避免使用清水洗胃,否则易导致电解质紊乱。某些特殊物质可能需要特定的洗胃液,如氟化物摄入宜用 15～30mg/L 的葡萄糖酸钙溶液(可产生不溶性的氟化钙而起解毒作用);甲醛摄入宜用 10mg/L 的醋酸铵水溶液;铁剂摄入宜用 2% 的碳酸氢钠生理盐水溶液(可产生碳酸亚铁);草酸摄入宜用 5～30g/L 的葡萄糖酸钙溶液(可产生不溶性的草酸钙);碘摄入宜用 75g/L 的淀粉溶液等。但无特殊洗胃液时,仍考虑使用清水或生理盐水进行洗胃。

四、洗胃操作

(一)胃管插入

患者取 Trendelenburg 位(垂头仰卧位),头低 15°～20°,这种体位有利于最大限度地排出胃内容物,仰卧位或侧卧位增加误吸风险。胃管插入和确认方法参见"经鼻胃管插入"。插入胃管后应常规地抽吸有无胃内容物,而后再注入 50mL 气体听诊左上腹部有无吹气音或气过水声,只有完全确认胃管在位后才可开始洗胃。虽然 X 线是最可靠的确认方法,但由于条件限制,有时无法在洗胃时拍摄 X 线片。另外,插管和洗胃时最好行心电监护、脉氧监测和无创血压监测。

（二）洗胃

灌洗液温度最好与体温相当,但临床上很难做到,灌洗液温度与室温一样是合适的。洗胃前应尽量抽空胃内容物,再向胃内灌入洗胃液。每次最大灌入液量为 300mL 左右(儿童可按 10～15mL/kg 计算,最大也不超过 300mL)。灌入量过大会导致呕吐、误吸,促进胃内容物向下进入十二指肠或空肠,加快毒物进一步吸收。至洗出液澄清、无颗粒物或无明显药物气味方可停止洗胃,洗胃液总量一般需数升,有时需 1000mL 或更多。必要时洗胃后可向胃管内灌入活性炭 30g＋240mL 生理盐水或清水。

五、并发症

从插胃管开始直至洗胃后 6～8 小时均应监测有无并发症。一般很少发生严重并发症,但如未经认真确认或插管者操作不熟练,并发症的发生风险大大增加。

洗胃相关性并发症包括:心律失常、电解质异常、脓胸、食管撕裂或穿孔、胃穿孔、低体温、喉痉挛、鼻或口或咽喉损伤、气胸、误吸、梨状隐窝穿孔、误插入气管内、胃管阻塞等。

为防误吸,洗胃液量不宜过大,通常每次不超过 300mL;由于经口胃管较粗且弹性差,插管时不应过大用力插入或粗暴插管。一旦发现严重并发症如气管内插管、穿孔等应立即拔管并给予机械通气或请外科专家会诊处理。

第八节　清洁肠道新方法

一、常规操作
（一）操作方法

(1)术前 1 天午餐后禁食。

(2)给患者留置胃管后,嘱其坐在靠椅上,椅座有一个直径为 22cm 的圆孔,下置便桶。

(3)灌肠液准备,每升灌肠液含 NaCl 6.3g、NaHCO$_3$ 2.5g、KCl 0.75g,pH 在 8.4 左右,渗透压为 294mOsm/L,温度为 39～41℃。

(4)将灌洗液流入胃管,速度为 3000～4000mL/h,倘若用输入泵可调节在 70～75 滴/min。

(5)当灌洗至 40～60 分钟时,患者出现强烈的排便感,可自行排便。90 分钟后排出液已近乎无色,此后再持续 1 小时,总共需 2～3 小时,总灌入量为 8～12L。

（二）注意事项

(1)灌洗过程中如出现恶心、呕吐,可用甲氧氯普胺肌内注射,以促使胃排空,同时应稍减慢灌洗速度。

(2)灌肠后可发生水、钠潴留,表现为体重增加,血容量增加和血细胞比容下降。水分大多在 32 小时内全部排出。灌洗前后测体重,血电解质,以了解水钠潴留情况。灌洗液内不应加入葡萄糖,因其可增加水分及钠的吸收。必要时可给予呋塞米以排出潴留的水与钠。

(3)全肠道灌洗准备的肠道,清洁度高,利于手术操作,术后无腹胀和排便时间延迟,并可减少创面感染机会。如果在灌洗至最后 7000~8000mL 液体中,每 100mL 加入新霉素 1g 和甲硝唑 0.5g,可明显减少肠腔内细菌数目。

(4)灌洗也可口服进行,但速度难以控制。

(5)全肠灌洗适用于年龄小于 65 岁,无充血性心力衰竭,无水、钠潴留表现,无高血压病史,无消化道梗阻,无肾功能衰竭者。精神障碍与体质过度衰弱者不宜采用。

二、甘露醇溶液清洁肠道法

口服甘露醇溶液代替清洁灌肠法,是利用甘露醇溶液在肠道内不被吸收,形成高渗的特点,从而使肠腔内水分增加,有利于软化粪便,增大肠内容物的容积,刺激肠壁,促进蠕动,从而加速排便,起到清洁肠道的作用。口服甘露醇清洁肠道法,简单方便,患者痛苦小,临床效果理想。但由于其清洁肠道的效果与使用方法及患者胃肠道情况有密切关系,在选用时要慎重。

(一)方法

(1)一般患者宜用 7% 甘露醇溶液 1000mL,温度为 10~20℃,10 分钟内服完,服后 15~30 分钟,即可自行排便。1~3 小时内排便 2~5 次,可达到肠道的清洁。

(2)对药物作用或寒冷较敏感的患者,宜用 5% 甘露醇溶液 600mL,温度 30℃。

(3)对大便干燥或使用过解痉药物的患者,宜用 10% 甘露醇溶液 850mL,温度 10~20℃。

(二)注意事项

(1)以上患者在服药时均需注意控制饮食,服药前 2 小时禁食。

(2)服药速度不宜过快,避免引起呕吐。

(3)服药后应散步,活动(卧床者应多翻身)。

(4)排便前尽量少讲话,以避免吞咽气体。

三、几种特殊患者灌肠法

(一)直肠癌、肠管下端狭窄患者灌肠法

护士应首先了解癌肿部位及大小方能插管。插管动作要轻柔,避免穿破肿瘤。患者取侧卧位,护士戴手套后用右手示指轻轻插入患者肛门找到狭窄处的空隙,左手取肛管顺右手示指方向慢慢插入 10~15cm,然后慢慢退出右手指。从肛管注入液状石蜡,边灌注边向肠腔内探索性送管至肿瘤上方。灌肠毕拔出肛管,擦净肛门,患者平卧 5~10 分钟后排便。

(二)会阴陈旧性Ⅲ度撕裂修补术前灌肠法

会阴Ⅲ度撕裂患者,其肛门括约肌也受到损伤,所以当灌入液体后即自行流出,为保障术前清洗肠道顺利,故对此种患者取平卧位,臀部适度抬高,操作者用戴上手套的左示、中指同时插入阴道,并紧贴直肠后壁,然后右手将肛管插入直肠内,其深度比一般灌肠深 3~5cm,左手示、中指压紧肛管,起到肛门括约肌作用,采用低压力灌注,灌肠袋距离肛门约 30cm,采用此方法可取得较满意的效果。

(三)先天性巨结肠症的灌肠法

先天性巨结肠症大多由于腰骶部副交感神经在发育过程中停止,造成直肠与乙状结肠交界处或降结肠以上肠壁肌间神经丛的神经节细胞缺如或减少,致使该段肠管失去正常蠕动,只能收缩,经常处于痉挛状态形成机械性狭窄,以致粪便通过困难淤积而成。

操作方法:患者取左侧卧位,用戴手套的手持肛管,涂油后插入肛门,向左上后方缓慢插

入,经直肠达乙状结肠上段,距肛门约 30cm,如有气体与粪便溢出,表明插管已越过痉挛段。用冲洗器注入 50mL 液体,待 1~2 分钟后抽出,依次反复地缓慢冲洗。注意冲洗时压力勿高,以免引起肠腔过度扩张,导致肠穿孔。同时用左手按摩腹部,使结肠内残存粪便及气体尽量排出,直到腹部柔软后,再拔出肛管。

(四)腹部人造肛门灌肠法

腹部人造肛门的灌肠不同于普通患者经肛门的灌肠方法。

操作方法:患者取平卧位,身体偏向人工肛门侧 35°,铺橡胶单,置便盆于人造肛门下方,若腹及会阴部刀口未愈,用敷料加以保护隔离,防止肠内容物污染创口。戴口罩、手套,配制灌肠液 0.1%肥皂水,选 18 号肛管外涂液状石蜡,排出灌肠器内气体后用止血钳夹紧肛管。左小手指或示指涂液状石蜡后,轻轻插入人造肛门口内,待肠痉挛波过后,将肛管慢慢插入肠管内,插入时如遇阻力可先灌入少量流体,予以润滑,然后边旋转边轻轻插入。当插入 10cm 后打开止血钳进行灌洗,一次量为 600~1000mL。灌洗完毕后不可将肛管立即取出,相对固定肛管于肠内,同时反复上下移动肛管,刺激肠蠕动,使肠内容物不流出。在灌肠过程中,若流动中的肠内容物突然中断,说明肛管被粪便阻塞,应挤压肛管或用 50mL 注射器抽吸灌肠液进行加压通肛管,如果仍不通畅,应重新更换肛管或用小手指插入人造肛门口进行扩张,诱导肠内容物排出。

第九节 导 尿 术

一、适应证

导尿是临床上最常用的泌尿外科和非泌尿道疾病的诊断和治疗措施之一。其适应证包括:外科手术、急诊和危重患者,常需导尿观察尿量变化;急慢性阻塞性尿潴留或神经性膀胱,需导尿缓解症状;膀胱功能不全者,导尿用作排尿后残余尿量评估;导尿留取非污染尿标本检查作为泌尿系感染的重要诊断手段(多为女性患者);其他如利用导尿作为逆行性膀胱造影和尿动力学检查的方法。

二、禁忌证

导尿唯一的绝对禁忌证:是确定性或疑似下尿道损伤或断裂者,主要见于骨盆骨折或盆腔创伤者,多表现为会阴部血肿、尿道口出血或前列腺高位骑跨。只有尿道连续性得到确认后,方可进行导尿术,非创伤者镜下或肉眼血尿并非导尿的禁忌证。相对禁忌证如尿道狭窄、近期尿道或膀胱手术、狂躁或不合作者等。

三、主要器械

消毒剂如聚维酮碘,水溶性润滑剂如甘油,无菌巾,无菌棉球及纱布,无菌手套,连接管,无菌盐水,10mL 注射器,尿量计,接尿器(或接尿袋),固定胶带等。

四、导尿管选择

成人常用 Foley-16 或 18 号导尿管,儿童多用 5~8 号导尿管。尿道狭窄者宜选择较小导尿管如 Foley-12 或 14 号,而有血尿者应选择相对较大的导尿管如 Foley-20 至 24 号,以免导尿管被血块阻塞。多数导尿管为乳胶管,如条件允许,对乳胶过高敏或过敏者可选用硅胶管,有高危感染风险者,可选用银合金涂层的抗菌导尿管。

五、操作前准备

操作前先向患者作适当解释,消除顾虑,取得其充分合作。患者多取仰卧位或半卧位,双大腿可略外展。男性包茎者应翻开包皮暴露尿道口,清除包皮垢。然后用浸有消毒液的棉球或海绵块消毒,注意,在消毒时,应以尿道口为中心向外消毒。消毒后常规铺无菌巾或洞巾,导尿管外涂润滑剂备用。

六、导尿操作

(一)男性患者导尿术

术者戴无菌手套,消毒铺巾后,一手握阴茎,使之垂直向上,另一手持带有滑润剂的导尿管,自尿道口插入,导尿管至少插入大部分或见尿液流出,见有尿液自导尿管流出后仍应继续推入导尿管数厘米,而后将导尿管外端接上接尿袋,用 10mL 注射器抽取无菌生理盐水注入球囊管,再将向外牵拉导尿管,直到遇到阻力,固定导尿管于一侧大腿上,完成导尿。

有时导尿管插入阻力较大,可能是在前列腺膜部狭窄或尿导尿管硬度较大,致使导管前端阻于前列腺膜部前方的尿道后皱襞处,此时可用手指在前列腺下方轻托尿道或适当旋转导尿管方向,便于导尿管前端顺利进入尿道前列腺部。

(二)女患者导尿术

患者取仰卧位,双大腿略向外展或呈膀胱截石位,用手指撑开阴唇后自尿道口向周围消毒并常规铺无菌巾。术者用一手拇、示指分别撑开两侧小阴唇,另一手持导尿管自尿道口插入导尿管,见尿液处导尿管外流时,继续向内插入导尿管数厘米,用注射器抽取 10mL 无菌生理盐水,向球囊导管内注入生理盐水,而后向外牵拉导尿管,直到遇到阻力即可,而后固定导尿管于一侧大腿根部即完成导尿。

七、并发症

导尿的主要并发症包括造成假通道、尿道穿孔、出血、感染。尿道炎是最常见的并发症,发生率达 3%～10%。每个导尿管留置口,特别多见于尿道狭窄或前列腺肥大者,主要是无症状性菌尿;附睾炎、膀胱炎和肾盂肾炎是少见并发症,多见于长期留置导尿管并发感染者。减少感染的最有效方法是尽可能减少导尿管的留置时间,严格无菌操作。导尿者无须常规预防性使用抗生素,但感染高危风险者如免疫功能受抑、经尿道前列腺切除术、肾移植者等,需要预防性使用抗生素。医源性创伤可导致尿道狭窄,出血和血尿,少量出血大多是自限性的,无须特殊处理,但出血较多者,应给予止血药如巴曲酶 1kU 肌内注射或静脉注射,凝血功能障碍者应处理原发病。包茎者导尿后包皮未复原易致包皮嵌顿。

第十节 排尿异常护理新技术

一、成人尿失禁的护理

排尿失去了控制，尿液不由自主地流出或排出，称尿失禁。当膀胱的神经传导受阻或神经功能受损，均可使膀胱括约肌失去作用，而出现尿失禁。

(一)尿失禁的种类

1.紧迫性尿失禁

是一种与突然和强烈排尿欲有关的不随意尿失禁。

2.张力性尿失禁

是一种在咳嗽、打喷嚏、大笑或做其他可增加腹压的生理活动时出现的不随意尿失禁。

3.充盈性尿失禁

是一种因膀胱过度扩张而引起的不随意尿失禁。

4.功能性尿失禁

是由下尿道以外的因素所致，如生理和功能性的慢性损伤。

(二)尿失禁的护理

1.行为疗法

(1)膀胱训练，嘱患者抑制紧迫排尿的感觉，力争延迟排尿，制定排尿时间表，训练定时排尿，开始间歇为2~3小时，夜间可不做硬性规定，以后逐渐延长排尿间歇时间，直至排尿正常。此训练需持续数日，适用于不稳定膀胱所致尿失禁，对张力性尿失禁也有效。

(2)行为训练，根据患者自然排尿规律来定时排尿。与膀胱训练不同的是，训练不要求患者延迟排尿和抑制紧迫感。

(3)鼓励排尿，护理人员定时检查、询问并鼓励患者到卫生间排尿。

(4)骨盆训练，使阴道周围肌和肛门括约肌作"吸入"动作，但要避免腹肌、臀肌及大腿内侧肌收缩，收缩和松弛交替进行各占10秒，每天做30~90次，持续6周。主要用于张力性尿失禁。

(5)阴道圆锥训练，将一定重量的圆锥物顶部塞入阴道，然后收缩会阴肌，将其保留在阴道内15分钟以上，每天2次。

2.药物疗法

普鲁苯辛、双环维林治疗，经上述行为疗法无效的，其病因明确的尿失禁者。苯丙醇胺、雌激素可治疗张力性尿失禁。

3.器械疗法

(1)导尿，采用留置尿管持续导尿或定时放尿。

(2)阴茎夹，对短期括约肌失调患者可使用阴茎夹，每3小时放松排尿1次。

(3)阴道环，适用于其他疗法无效的年老体弱者，使用时须经常检查并在专业人员指导下使用。

二、前列腺肥大患者的导尿方法

前列腺肥大患者伴急性尿潴留，在行常规导尿术中由于前列腺近尿道段弯曲、伸长，在导尿时需强制插管，尿道因受到强烈刺激引起反射性平滑肌痉挛，加重尿道狭窄，常致导尿失败而行膀胱造瘘术。为了减轻患者痛苦，介绍几种导尿方法。

（一）第一种方法

患者取侧卧位，垫高臀部成30°角，用前列腺尿管常规方法导尿即可。

（二）第二种方法

个别患者用上法仍不能插入，可行耻骨上膀胱穿刺抽尽尿液后即可顺利插入导尿管。前列腺肥大尿潴留插导尿管困难是由于平卧时高度充盈的膀胱向腹腔下陷，后尿道被扭曲，致正常男性尿道呈反"S"形方向改变，插入的导尿管头部顶住前列腺膜部的前壁，不能前进所致。

（三）第三种方法

物品准备同男患者导尿术用物。另加灭菌液状石蜡1瓶，5mL注射器一具及0.1%丁卡因药液4～5mL。其操作方法是按男患者常规导尿术消毒后铺孔巾，左手用消毒纱布将阴茎向上揭起与腹壁成60°角，伸直尿道有利于药液顺利通过。在助手的协助下用注射器抽吸4～5mL 0.1%丁卡因药液，取下针头，直接从尿道外口缓慢推入，左手不放，再用原空针直接抽吸3～4mL液状石蜡直接从尿道外口缓慢推入尿道，然后按常规导尿术进行插管导尿。

三、高龄女患者导尿术

女患者导尿因尿道短直，插管比较容易，但对一些老年尤其是高龄女患者导尿，往往会遇到寻找尿道口困难的问题。这里要讲的从阴道前壁中寻找尿道口的方法既准确可靠又无痛苦。

操作方法：常规消毒外阴后戴无菌手套，左手示指、中指并拢，轻轻伸入阴道1.5～2cm时，屈曲指端关节将阴道前壁拉紧外翻，即在外翻的黏膜中找到尿道口。变异的尿道口一般陷入不深，手指无须伸入阴道过深。导尿管置入方向不是直进，顺翻转阴道前壁所造成的尿道弧度慢慢插入即可。

四、处女膜异常患者的导尿术

由于处女膜肥厚或新婚后处女膜破裂时方向特殊改变，其中的一块处女膜破裂后上翘到尿道口下方或尿道口发生粘连，使之扯拉变形，或者破裂后处女膜堵在尿道口下方，宛如门槛遮盖尿道口，阻碍排尿，引起尿频、尿急及尿路感染，故又有处女膜伞病之称。因此，这种患者导尿时往往直接看不到尿道口，须戴无菌手套，消毒后于前庭中将正常位置尿道口处的处女膜往上翻，或将"隆起"的前庭黏膜上、下、左、右轻轻拨开，即可见尿道口而顺利导尿。

五、尿道处女膜融合症患者的导尿术

正常尿道口与阴道口之间距离应在0.5cm以上，如两者之间距离先天较近或无前庭组织隔开，尿道开口于阴道内，称之为尿道处女膜融合症。这类患者导尿时也应将前庭组织往上推，阴道前壁往外拉，才能正确辨认尿道口而顺利导尿。

六、膀胱灌注新方法

干扰素膀胱灌注方法是近几年来治疗浅表性膀胱癌采用的一种新方法。膀胱灌注方法的正确实施，是保证和提高干扰素疗效的重要因素之一。

(一)膀胱灌洗前的准备

(1)灌洗时间最好是上午,当日早晨少饮水或禁水,使尿量减少以防止膀胱内干扰素灌注液过早地被尿液稀释,保证药物对癌细胞有效的治疗浓度。

(2)在膀胱灌注前应使膀胱排空。

(3)尿道外口常规消毒。

(二)灌洗方法

(1)干扰素灌注液的配制:干扰素 200 万 U,用注射用水 40mL 溶解,现用现配,不可放置过久。

(2)先用注射器经尿道外口向膀胱内注入空气 50mL,使膀胱膨胀,膀胱黏膜皱襞扩展,以使干扰素灌注液充分与黏膜上皮接触。

(3)采用膀胱冲洗器或注射器,直接经尿道外注入法,将配制干扰素灌注液注入膀胱。因干扰素尿道黏膜无刺激性,避免采用导尿管对尿道黏膜造成机械性损伤。

(4)灌注液注入后,立即用左手示指、中指和拇指夹住尿道外口,再用注射器或膀胱冲洗器经尿道外口注入 5～10mL 空气,使残留在尿道内的灌注液进入膀胱内,防止尿道内的干扰素灌注液外溢流失。

(三)注意事项

(1)灌注后尽量让患者延长排尿时间以增加干扰素对膀胱黏膜的作用。

(2)嘱患者多变动体位,使干扰素能充分与膀胱黏膜接触。

(3)为了使膀胱内肿瘤部位能充分与干扰素接触,让患者采取下述相应体位:①肿瘤位于膀胱前壁者多采用俯卧位。②肿瘤位于膀胱顶部者采取仰卧位,臀部垫高。③肿瘤位于膀胱后壁者采用平卧位或半卧位。④肿瘤位于膀胱左侧或右侧壁者则采用左侧或右侧卧位。⑤肿瘤位于膀胱颈部尿道内口部位者采用站立体位。

七、气囊导尿管导尿法

应用气囊导尿管经尿道持续留置导尿这一技术已经取代一般导尿管,具有操作简单,患者痛苦少,固定简单,不易脱落的特点。气囊导尿管多系天然胶精制而成,具有结构合理、导管柔顺、性能良好、弹性适中、表面光滑的特点。

(一)结构

气囊导尿管尖端 2.5～4cm 处,设有气囊 1～2 个,管腔末端由 2～3 个腔组成,以供向气囊内注气、注水、冲洗、引流之用。加之气囊强度高,密封性好,腔囊气体不泄漏、安全、可靠且具有多种功能。

1.种类

(1)双腔单囊导尿管,又称止血双腔导尿管、氟莱导尿管。

(2)双腔单囊女性导尿管。

(3)三腔单囊,尖端弯头导尿管,又称前列腺导尿管。

(4)三腔单囊导尿管。

(5)三腔双囊导尿管。

2.型号

气囊导尿管分大小不等型号,以供临床不同年龄、性别以及不同病种选用。

(二)按照男女常规导尿术准备用物

另备气囊导尿管 1 条,无菌注射水或生理盐水 250mL,10～30mL 注射器 1 具。

(三)操作方法

(1)按照男女常规导尿术中的操作步骤进行。

(2)插管时将导尿包内的一般导尿管改为气囊导尿管,注气或水检查气囊有无漏气,而后轻轻插入 20cm 见尿后再插入 4cm,即根据需要注气或注水 3mL、5mL、10mL、15mL、30mL。临床实践成人 5～10mL,小儿 3～5mL 为宜,如成人系压迫止血作用,则 10～15mL 为宜,最多不超过 30mL,注气或注水后轻轻向外拉至有阻力感为止,连接储尿袋,观察引流情况,整理用物。

(四)注意事项

(1)严格无菌技术操作。

(2)要根据患者病情、性别、年龄的不同,选择合适的导尿管型号。

(3)操作时(插管前)应检查尿管管腔是否通畅,气囊有无漏气,注入气、液体量充盈情况。

(4)对长期留置导尿管的患者应注意观察尿量、性质、尿液排出是否通畅等。

(5)注意导管有无受压、扭曲、尿液外漏、气囊充盈情况,阻力感有无减少等。

(6)保持尿道口的清洁,每天清洁 1 次,膀胱冲洗 1 周后开始每天 1 次,以防尿道隐形感染,注意倾听患者主诉。

(7)留置导尿管每周更换 1 次,但更换新导尿管前与下次插管时,中间应间停 4 小时为宜。

(8)注意患者主诉,如出现下腹部灼热感,不适感,排尿感发热等应注意膀胱炎的发生。

第二章 内科疾病护理

第一节 呼吸衰竭

一、概念

呼吸衰竭是指各种原因引起呼吸功能严重损害,以致在静息状态下亦不能进行有效的气体交换,造成机体缺氧伴(或不伴)二氧化碳潴留,因而产生一系列病理生理改变的临床综合征。危重时如不及时处理,会产生多脏器功能损害,甚至死亡,即于海平面正常大气压、静息状态时,呼吸室内空气,动脉血氧分压(PaO_2)<60mmHg(8kPa)伴(或不伴)二氧化碳分压($PaCO_2$)>50mmHg(6.67kPa),为呼吸衰竭。

二、病因

呼吸系统疾病如严重呼吸系统感染、急性呼吸道阻塞性病变、重度或危重哮喘、各种原因引起的急性肺水肿、肺血管疾病、胸廓外伤或手术损伤、自发性气胸和急剧增加的胸腔积液,导致通气和(或)换气障碍;急性颅内感染、颅脑外伤、脑血管病变(脑出血、脑梗死)等直接或间接抑制呼吸中枢;脊髓灰质炎、重症肌无力、有机磷中毒及颈椎外伤等可损伤神经—肌肉传导系统,引起通气不足。上述各种原因均可造成急性呼吸衰竭。

三、临床表现

除引起呼吸衰竭的原发病的表现外,呼吸衰竭的临床表现以缺氧与二氧化碳潴留所致的多脏器功能紊乱的表现为主。

(一)呼吸困难

胸闷、憋气、呼吸费力、喘息等是患者最常见的主诉。呼吸频率、节律和幅度均可发生变化。上呼吸道梗阻呈现吸气性呼吸困难,伴"三凹征",同时伴有干咳及高调吸气相哮鸣音。慢性阻塞性肺疾病为呼气性呼吸困难,出现点头或提肩呼吸等伴有辅助呼吸肌参与呼吸运动的体征。肺实质炎症、胸廓运动受限时,表现为混合性呼吸困难,即吸气和呼气同样费力,呼吸浅快。严重者二氧化碳麻醉可引起呼吸停止。中枢性呼吸衰竭呈现潮式、间歇或抽泣样呼吸。

(二)发绀

以低氧血症为主,是呼吸衰竭的典型表现,因血中还原血红蛋白增加所致。SaO_2<85%可在血流丰富的口唇、指甲等处出现发绀。因通气不足或通气与血流比例失调所引起的发绀,吸氧数分钟后口唇可转红。影响发绀的因素有:①红细胞增多时发绀明显、贫血者不明显或不出现;②严重休克者即使PaO_2正常,也可出现发绀;③皮肤色素和心功能等。

(三)精神、神经症状

急性缺氧可出现精神错乱、躁狂、昏迷、抽搐等症状。慢性缺氧出现智力或定向障碍。轻度二氧化碳潴留表现为多汗、烦躁、白天嗜睡、夜间失眠等兴奋症状。随着二氧化碳潴留的加重导致二氧化碳麻醉发生肺性脑病,则表现神志淡漠,甚至谵妄、间歇抽搐、扑翼样震颤、视盘水肿、昏睡、昏迷等,重者可因肺水肿、脑疝、累及脑干时抑制呼吸而死亡。

(四)血液循环系统症状

早期心率增快、血压升高;因脑血管扩张产生搏动性头痛;晚期严重缺氧,酸中毒时,引起循环衰竭、血压下降、心率缓慢、心律失常、心脏停搏。二氧化碳潴留出现皮肤潮红、湿暖多汗;慢性缺氧和二氧化碳潴留引起肺动脉高压,可发生右心衰竭,出现体循环瘀血体征。

(五)其他器官、系统损害

严重呼吸衰竭对肝、肾功能和消化系统都有影响。如上消化道出血、黄疸、谷丙转氨酶(ALT)水平升高、蛋白尿、红细胞尿、尿素氮升高,上述症状随着缺氧和二氧化碳潴留的纠正可消失。

四、辅助检查

(一)动脉血气分析

呼吸衰竭的诊断标准是在海平面、标准大气压、静息状态、呼吸空气条件下,动脉血氧分压($PaO_2 < 60mmHg(8kPa)$,伴或不伴有二氧化碳分压($PaCO_2$)$> 50mmHg(667kPa)$。单纯的$PaO_2 < 60mmHg(8kPa)$为Ⅰ型呼吸衰竭;若伴$PaCO_2 > 50mmHg(6.67kPa)$,则为Ⅱ型呼吸衰竭。

(二)肺功能检测

肺功能有助于判断原发疾病的种类和严重程度。

(三)肺部影像学检查

包括X线胸片、肺部CT等有助于分析呼吸衰竭的原因。

五、治疗要点

(1)保持呼吸道通畅:是纠正缺氧和二氧化碳潴留的先决条件。①清除呼吸道分泌物。②使用支气管解痉剂,必要时使用糖皮质激素以缓解支气管痉挛。③病情危重者建立人工气道,以方便吸痰和做机械通气治疗。

(2)氧疗:急性呼吸衰竭患者应使PaO_2维持在接近正常范围;慢性缺氧患者使$PaO_2 > 60mmHg(8kPa)$或$SaO_2 > 90\%$,一般状态较差的患者尽量使$PaO_2 > 80mmHg(10.67kPa)$以上。常用的给氧方法为鼻导管、鼻塞、面罩、气管内机械给氧。对缺氧不伴二氧化碳潴留的氧疗为高浓度吸氧($> 35\%$)。缺氧伴明显二氧化碳潴留的氧疗原则为低浓度(35%)持续给氧。慢性呼吸衰竭患者由于高碳酸血症,其呼吸中枢化学感受器对二氧化碳反应性差,呼吸的维持主要靠低氧血症对颈动脉窦、主动脉体化学感受器的兴奋作用。低流量给氧,既可解除严重缺氧,而缺氧又未完全纠正,仍能刺激外周化学感受器,维持对通气的刺激作用。

(3)增加通气量、减少二氧化碳潴留:①呼吸兴奋剂的使用:包括尼可刹米、洛贝林等;②机械通气:对于严重呼衰患者,机械通气是抢救生命的主要治疗措施。

(4)纠正酸碱平衡失调和电解质紊乱。

(5)使用抗生素:通常使用有效的抗菌药物,以迅速控制感染。

(6)并发症的防治。

(7)营养支持。

六、护理评估

(一)致病因素

询问患者或家属是否有导致慢性呼吸系统疾病,如慢性阻塞性肺疾病、重症肺结核、肺间质纤维化等;是否有胸部的损伤;是否有神经或肌肉等病变。

(二)身体状况

1.呼吸困难

是最早、最突出的表现,表现为呼吸浅速,出现"三凹征",合并二氧化碳麻醉时,则出现浅慢呼吸或潮式呼吸。

2.发绀

是缺氧的主要表现。当动脉血氧饱和度<90%或氧分压<50mmHg(6.67kPa)时,可在口唇、指甲、舌等处出现发绀。

3.精神、神经症状

注意力不集中、定向力障碍、烦躁、精神错乱,后期表现躁动、抽搐、昏迷。慢性缺氧多表现为智力和定向力障碍。有二氧化碳潴留时常表现出兴奋状态,二氧化碳潴留严重者可发生肺性脑病。

4.血液循环系统

早期血压升高,心率加快;晚期血压下降,心率减慢、心律失常甚至心脏停搏。

5.其他

严重呼吸衰竭对肝、肾功能和消化系统都有影响,可有消化道出血,尿少,尿素氮水平升高,肌酐清除率下降,肾衰竭。

(三)心理-社会状况

呼吸衰竭患者常因呼吸困难产生焦虑或恐惧反应。由于治疗的需要,患者可能需要接受气管插管或气管切开,进行机械通气,患者因此加重焦虑情绪。他们可能害怕会永远依赖呼吸机。各种监测及治疗仪器也会加重患者的心理负担。

七、护理诊断

1.气体交换受损

与肺换气功能障碍有关。

2.清理呼吸道无效

与呼吸道分泌物黏稠、积聚有关。

3.有感染加重的危险

与长期使用呼吸机有关。

4.有皮肤完整性受损的危险

与长期卧床有关。

5.营养失调——低于机体需要量

与摄入不足有关。

6.语言沟通障碍

与人工气道建立影响患者说话有关。

7.恐惧

与病情危重有关。

8.低效型呼吸型态

与肺的顺应性降低、呼吸肌疲劳、气道阻力增加、不能维持自主呼吸,气道分泌物过多有关。

9.自理能力缺陷

与长期患病、反复急性发作致身体衰竭有关。

10.潜在并发症

肺性脑病、消化道出血、心力衰竭、休克等。

八、护理措施

(一)生活护理

(1)提供安静、整洁、舒适的环境。

(2)给予高蛋白、高热量、维生素丰富、易消化的饮食,少量多餐。

(3)控制探视人员,防止交叉感染。

(4)急性发作时,护理人员应保持镇静,减轻患者焦虑。缓解期患者进行活动,协助他们适应生活,根据身体情况,做到自我照顾和正常的社会活动。

(5)咳痰患者应加强口腔护理,保持口腔清洁。

(6)长期卧床患者预防压疮发生,及时更换体位及床单位,骨隆突部位予以按摩或以软枕垫起。

(二)呼吸困难护理

教会有效的咳嗽、咳痰方法,鼓励患者咳痰,每天饮水 1500～2000mL,雾化吸入。对年老体弱、咳痰费力的患者,采取翻身、拍背排痰的方法。对意识不清及咳痰无力的患者,可经口或经鼻吸痰。

(三)氧疗护理

不同的呼吸衰竭类型,给予不同的吸氧方式和氧浓度。Ⅰ型呼吸衰竭者,应提高氧浓度,一般可给予高浓度的氧($>35\%$),使动脉血氧分压$>60\text{mmHg}(8\text{kPa})$或血氧饱和度($SaO_2$)$>90\%$;Ⅱ型呼吸衰竭者,以低浓度持续给氧为原则,或以血气分析结果调节氧流量。吸氧方法可用鼻导管、鼻塞或面罩等。应严密观察吸氧效果,如果呼吸困难缓解,心率下降,发绀减轻,表示吸氧有效;如呼吸过缓,意识障碍加重,表示二氧化碳潴留加剧。应报告医师,并准备呼吸兴奋药和辅助呼吸等抢救物品。

(四)机械通气护理

1.机械通气治疗的准备

(1)备好清洁、功能完好的呼吸机、供氧设备。

(2)接模拟肺,按病情需要和医生的要求设置好通气参数。

(3)向意识清醒的患者解释用呼吸机的重要意义,指导患者如何配合。

2.机械通气治疗中的病情监测与护理

监测目的是了解机械通气的效果,预防并及时发现、处理可能发生的并发症。

(1)呼吸:监测有无自主呼吸,自主呼吸与呼吸机是否同步,呼吸的频率、节律、幅度、类型及两侧呼吸运动的对称性;开始应每隔 30～60 分钟听诊肺部,观察两侧呼吸音性质,有无啰音。

(2)心率、血压:机械通气开始 20～30 分钟可出现血压轻度下降,若通气压力过高或通气量过大,会出现血压明显或持续下降伴心率增快,应及时通知医生处理。

(3)意识状态:意识障碍程度减轻,表明通气状况改善;若有烦躁不安、自主呼吸与呼吸机不同步,多为通气不足。

(4)皮肤、黏膜及周围循环状况:注意皮肤的色泽、弹性、温度及完整性。皮肤潮红、多汗和浅表静脉充盈,提示仍有二氧化碳潴留;皮肤湿冷、苍白可能是低血压、休克;皮下气肿、颈静脉充盈,常与气胸、气管切开有关。

(5)腹部胀气及肠鸣音情况:面罩机械通气,人机配合欠佳,患者吞入过多的气体;气管插管或气管切开套管气囊漏气,气体反流入胃内,可引起腹胀;肠鸣音减弱还应警惕低钾血症。

(6)体温:发热常提示有感染。

(7)液体出入量:准确记录 24 小时出入量,尤其是尿量变化。呕吐咖啡色胃内容物,或出现黑便,要警惕应激性溃疡引起上消化道出血。

(8)痰液:仔细观察痰液的色、质、量和黏稠度。

3.气道的护理

(1)加强气道的湿化:①蒸气加温湿化,吸入气的温度在 35～37℃,不可超过 40℃。注意湿化罐内只能加无菌蒸馏水,禁用生理盐水或加入药物,因为溶质不蒸发,将在罐内形成沉淀。②直接向气管内滴入生理盐水或蒸馏水,每次注入液体量不超过 5mL,每 20～60 分钟一次,气道湿化液每天总量为 300～500mL。③雾化吸入。

(2)人工气道患者痰液的吸引:严重缺氧者在吸引前应适当增加氧浓度和通气量。吸引时应注意无菌操作,手法正确,避免产生肺部感染、支气管黏膜损伤以及支气管痉挛等不良后果。

4.预防感染与防止意外

(1)妥善固定气管插管或气管切开套管,防止移位、脱出和阻塞。

(2)气管套囊充气适当,应用最小压力充气技术,既不让导管四周漏气,又使气管黏膜表面所承受的压力最小,气囊压力不宜超过 15mmHg。气囊应定时放气,放气时,先抽吸气道内的分泌物,再缓慢抽吸囊内气体,尽量减轻套囊压力下降对气管黏膜产生的刺激。

(3)及时倾倒呼吸机管道中的积水,防止误吸入气管内。

(4)做好气管切开处的皮肤护理。

(5)定期进行翻身叩背,防止压疮,促进痰液引流。

(6)做好口腔护理和留置导尿、胃肠减压的护理。

5.改善营养状态

供给足够的热量,可采用鼻饲、全胃肠外营养方法。

6.心理-社会支持

给予精神鼓励,增强患者战胜疾病的信心和改善通气效果。

7.停机前后的护理

此阶段从准备停机开始,直到完全停机、拔除气管插管后的一段时间。

(1)帮助患者树立信心。

(2)按步骤有序撤机,注意循序渐进。抽取胸腔积液送检,明确其性质,协助诊断;排除胸腔内积液或积气,以缓解压迫症状,避免胸膜粘连增厚;胸腔内注射药物,协助治疗。

(五)酸碱失衡和电解质紊乱护理

呼吸性酸中毒为呼吸衰竭最基本和最常见的酸碱紊乱类型。以改善肺泡通气量为主,包括有效控制感染、祛痰平喘、合理用氧、正确使用呼吸兴奋药及机械通气来改善通气,促进二氧化碳排出。水和电解质紊乱以低钾、低钠、低氯最为常见。慢性呼吸衰竭因低盐饮食、水潴留、应用利尿药等造成低钠,应注意预防。

(六)用药护理

(1)按医嘱正确给药,并密切观察其不良反应:①茶碱类、$β_2$受体激动剂等药物,能松弛支气管平滑肌,改善通气功能,减少呼吸道阻力,缓解呼吸困难。指导、教会患者正确使用支气管解痉气雾剂,减轻支气管痉挛。②呼吸兴奋剂如尼可刹米,能改善通气,减轻二氧化碳潴留。使用此类药时应注意保持呼吸道通畅,原因是呼吸中枢兴奋剂在改善通气的同时增加呼吸功能,增加氧耗量和二氧化碳的产生量,所以,静滴时速度不宜过快,适当提高吸入氧浓度,及时观察神志以及呼吸频率、幅度的变化,若出现恶心、呕吐、烦躁、面色潮红、肌肉颤动、皮肤瘙痒等现象,应减慢滴速并及时通知医生减量,严重者应及时停药。③Ⅱ型呼吸衰竭患者常因呼吸困难,痰液稠且多等导致夜间失眠,缺氧或二氧化碳潴留引起烦躁不安,所以护士在执行医嘱时应结合临床表现给予判断,以防止导致呼吸抑制的严重后果。故Ⅱ型呼吸衰竭患者禁用对呼吸有抑制作用的药物,如吗啡等,慎用其他镇静剂,如地西泮等。

(2)按医嘱正确使用抗生素,以控制肺部感染。密切注意观察疗效与不良反应。

(七)心理护理

呼吸衰竭的患者由于病情的严重及经济上的困难往往容易产生焦虑、恐惧等消极心理,因此从护理上应该重视患者心理情绪的变化,积极采用语言及非语言的方式跟患者进行沟通,了解患者的心理及需求,提供必要的帮助。同时加强与患者家属之间的沟通,使家属能适应患者疾病带来的压力,能理解和支持患者,从而减轻患者的消极情绪,提高生命质量,延长生命时间。

(八)病情观察

(1)注意观察呼吸频率、节律、深度的变化。

(2)评估意识状况及神经精神症状,观察有无肺性脑病的表现。

(3)昏迷患者应评估瞳孔、肌张力、腱反射及病理反射。

(4)准确记录每小时出入量,尤其是尿量变化。合理安排输液速度。

九、健康指导

(1)讲解疾病的康复知识。

(2)鼓励进行呼吸运动锻炼,教会患者有效咳嗽、咳痰技术,如缩唇呼吸、腹式呼吸、体位引流、拍背等方法。

（3）遵医嘱正确用药,熟悉药物的用法、剂量和注意事项等。

（4）教会家庭氧疗的方法,告之注意事项。

（5）指导患者制订合理的活动与休息计划,教会其减少氧耗量的活动与休息方法。

（6）增强体质,避免各种引起呼吸衰竭的诱因:①鼓励患者进行耐寒锻炼和呼吸功能锻炼,如用冷水洗脸等,以提高呼吸道抗感染的能力;②指导患者合理安排膳食,加强营养,达到改善体质的目的;③避免吸入刺激性气体,劝告吸烟患者戒烟;④避免劳累、情绪激动等不良因素刺激;⑤嘱患者减少去人群拥挤的地方,尽量避免与呼吸道感染者接触,减少感染的机会。

第二节　肺　炎

一、肺炎球菌肺炎

(一)概念

肺炎球菌肺炎是由肺炎球菌或称肺炎链球菌引起的肺炎,约占院外感染肺炎的半数。

(二)病因及发病机制

肺炎球菌肺炎是最常见的肺炎,肺炎链球菌或称肺炎球菌在健康人鼻咽部可寄殖,但一般情况下不致病。高分子多糖体荚膜对组织的侵袭作用导致其具有致病力。整个病理变化过程经历充血期、红色肝变样期、灰色肝变样期和消散期四个时期。当全身抵抗力低下时,特别是上呼吸道感染后,呼吸道防御功能受损而发病。受寒、淋雨、过劳、酒醉、长期卧床等均可使全身免疫功能降低,而易致肺部感染。

(三)临床表现

1.症状

起病急骤,有寒战、高热呈稽留热、胸痛、呼吸困难、咳嗽、咳痰。一般初为刺激性干咳,咳少量黏液痰,典型者痰液可呈铁锈色。少数患者可出现恶心、呕吐、腹胀等,严重患者可出现神志模糊、烦躁、嗜睡、昏迷等神经精神症状。

2.体检

常见口唇"热性疱疹",患侧胸部呼吸运动减弱,语颤增强,叩诊浊音,听诊有典型实变者可闻及支气管呼吸音。重症可见发绀,血压可降至 $10.5/6.5kPa$ 以下。

3.体征

早期肺部无明显异常体征。肺实变时,触觉语颤增强,叩诊浊音,听诊闻及支气管肺泡呼吸音或管状呼吸音等实变体征。消散期可闻及湿啰音。心率增快,有时心律不齐。

4.并发症

严重败血症或毒血症者可并发感染性休克。胸膜炎、脓胸、心包炎、心肌炎等并发症已不多见。

(四)辅助检查

（1）血白细胞总数和中性粒细胞计数增高,常伴核左移或细胞质内有毒性颗粒。

(2)痰涂片或培养可见肺炎球菌。

(3)X线检查可见肺病变部呈大片均匀、致密阴影,局限于以叶或一肺段。

(五)治疗要点

1.抗菌药物治疗

一旦诊断应立即抗生素治疗。疗程一般为5～7天。首选药物为青霉素G,所用剂量和途径视病情严重程度及有无并发症而定。

2.支持治疗及对症治疗

(1)卧床休息,进食富有营养及维生素的流质或半流质饮食,多饮水。

(2)有低氧血症或发绀时应吸氧,若呼吸衰竭进行性加重,应给予呼吸机辅助通气。

(3)腹胀、鼓肠时可用腹部热敷和肛管排气。

(4)烦躁不安、谵妄者可用地西泮(安定)5mg肌内注射或水合氯醛1～1.5g保留灌肠,禁用抑制呼吸的镇静剂。

(5)有感染性休克者行抗休克治疗。

(6)如体温3天后不降或降而复升时,考虑并发症或其他疾病存在的可能。

(六)护理评估

1.健康史

了解患病及治疗经过,询问与本病发生相关的因素,有无淋雨、受寒、醉酒、劳累等诱因;生活环境是否拥挤;有无上呼吸道感染史;有无慢性基础疾病;是否吸烟及吸烟量等。目前病情与一般状况:确定患者现存的主要症状,有无寒战、高热、咳嗽、胸痛等;患病后日常活动与休息、饮食、排便情况。

2.身体状况

有无生命体征异常,如体温升高、血压下降、呼吸频率和节律等。注意观察患者意识状态,有无嗜睡、烦躁等。

3.心理-社会状况

本病起病急骤、高热,患者有无焦虑等情绪。评估患者及家属对疾病的认识程度。

(七)护理诊断

1.体温过高

与致病菌引起肺部感染有关。

2.清理呼吸道无效

与肺部炎症、痰液黏稠、疲乏有关。

3.潜在并发症

感染性休克。

(八)护理措施

1.休息

患者应卧床休息,以减少耗氧量,缓解头痛、肌肉酸痛等症状。

2.饮食

提供足够高热量、蛋白质和维生素的饮食,多饮水(2～3L/d)。

3.病情观察

监测患者、生命体征，并做好记录。

4.高热护理

高热时宜采用酒精擦浴等物理降温，以逐渐降温为宜。

5.用药护理

遵医嘱及时使用抗生素，观察疗效和不良反应。

6.排痰措施

鼓励患者有效咳嗽，清除呼吸道分泌物。对年老体弱、痰液黏稠者予翻身、拍背、雾化吸入、祛痰剂等协助排痰。

7.感染性休克的护理

(1)密切观察病情：发现患者神志模糊、烦躁、发绀、四肢厥冷、心动过速、尿量减少、血压降低等休克征象，应立即抢救并通知医生。

(2)感染性休克抢救配合：①体位和吸氧，取仰卧中凹位，抬高头胸部20°、抬高下肢约30°高流量吸氧，维持动脉血氧分压在60mmHg(8kPa)以上。②补充血容量，尽快建立两条静脉通道，遵医嘱给予低分子右旋糖酐或平衡盐液，以维持有效血容量。③血管活性药物，输入多巴胺、间羟胺应根据血压随时调整滴速，维持收缩压在90～100mmHg(12～13.3kPa)，保证重要器官的血液供应。④控制感染，联合使用广谱抗生素。⑤纠正水、电解质和酸碱失衡。

(九)健康指导

(1)疾病预防指导，避免淋雨、受寒、疲劳、醉酒、上呼吸道感染等诱因，避免生活上拥挤的环境中。加强体育锻炼，提高机体抵抗力，改善呼吸功能，减少呼吸系统疾病的发生。

(2)向患者及其家属讲解疾病相关知识，使其了解本病的病因和诱因。指导患者遵循医嘱用药，定期随访。

二、军团菌肺炎

(一)概念

军团菌肺炎是由革兰染色阴性嗜肺军团杆菌引起的一种以肺炎为主的全身性疾病，又称军团病。

(二)病因及发病机制

军团菌有多种，其中嗜肺军团杆菌是引起肺炎的重要菌种。该菌存在于水和土壤中，常经供水系统、空调和雾化吸入而被吸入，引起呼吸道感染，可呈小的暴发流行，但常侵及老年人、患有慢性病或免疫受损者。夏季或初秋为多发季节。

(三)临床表现

1.潜伏期

可流行或散在发病，可有2～10天的潜伏期。

2.表现

发热、寒战、咳嗽、肌痛、乏力或胸痛、恶心、呕吐、腹泻、神经精神症状，严重者可有肾衰竭。

3.体征

呼吸困难，相对缓脉，可出现肺部实变体征及两肺闻及干、湿啰音。累及胸膜时有胸腔积液体征。

(四)辅助检查

(1)白细胞总数多＞$10×10^9/L$,中性粒细胞核左移,红细胞沉降率(血沉)快。

(2)动脉血气分析可提示低氧血症。

(3)支气管抽吸物、胸液、支气管肺泡灌洗液做吉姆萨染色可以查见细胞内的军团杆菌,应用 PCR 技术扩增杆菌基因片段,能够快速诊断。

(4)血军团菌抗体检测,如恢复期较急性期增高 4 倍以上,达 1∶128 以上或一次达1∶256以上为阳性,有诊断意义。

(5)X 线显示肺炎早期为斑片状浸润阴影,继而肺实变,下叶较多见,单侧或双侧。严重者可伴有空洞、胸腔积液或肺脓肿。病变吸收较一般肺炎慢,有滞后于临床表现的特征,有效治疗 2 周后明显吸收,1～2 个月消散,甚至延迟至数月。

(五)治疗要点

治疗首选红霉素,每天 1～2g,分 4 次口服,重症以静脉给药,用药 2～3 周。必要时可加用利福平或多西环素疗程 3 周以上,否则易复发

(六)护理评估

1.病史评估

了解患病及治疗经过,有无上呼吸道感染史;有无慢性基础疾病;是否吸烟及吸烟量;是否长期使用激素、免疫抑制剂等。了解患者有无发热、寒战、咳嗽、咳痰等;有无腹痛、恶心、呕吐、腹泻等;患病后日常活动与休息、饮食、排便情况。

2.身体评估

评估患者生命体征,如体温、血压、呼吸频率和节律等。注意观察患者意识状态。

3.心理-社会状况评估

患者病程长,病情较重,缺乏相关疾病知识,心理压力大。评估患者及家属对疾病的认识程度,有无焦虑、抑郁等情绪。

(七)护理诊断

1.体温过高

与肺部感染有关。

2.清理呼吸道无效

与气道分泌物多、痰液黏稠、胸痛、咳嗽无力等有关。

3.潜在并发症

感染性休克。

(八)护理措施

1.一般护理措施

卧床休息,给予高热量、丰富维生素的流质或半流质饮食,鼓励患者多食新鲜水果,多饮水。

2.心理护理措施

军团菌肺炎患者病程长,病情较重,又缺乏疾病知识,因此患者心理压力大,护理人员应加

强心理护理,做好患者的入院介绍和疾病知识宣教,从而取得患者的信任和配合。

3.药物护理措施

红霉素是治疗军团菌肺炎的必备药物,其对血管刺激性大、胃肠道反应重,应加强用药护理:

(1)红霉素应先用注射用水稀释后再加入5%葡萄糖液中静脉滴注,以保证疗效。

(2)为减少刺激,药液不宜过浓,一般0.5~0.75g红霉素加入5%葡萄糖液500mL中静脉滴注,速度不宜过快(30滴/min)。

(3)选择大血管穿刺,每天更换注射部位,确保针头在血管内,一旦外渗立即停止滴注,采用50%硫酸镁或金黄散湿敷以避免局部坏死。

(4)静脉滴注红霉素前给予甲氧氯普胺(胃复安)以减轻症状,对于恶心、呕吐患者帮助其坐起或侧卧,头偏一侧以防误吸。

(5)及时做好环境清洁,减少不良刺激。

(6)合用利福平治疗时,应指导患者早餐前1小时服用,不宜与茶、牛奶、豆浆、米汤等同时服用。

(7)注意定期复查肝功能并加用保肝药物。

4.高热护理措施

密切观察患者体温变化,体温高于39℃时,给予物理降温,采用温水擦浴或酒精擦浴,同时头部置冰袋降温,也可用冰水灌肠。必要时用吲哚美辛(消炎痛)栓纳肛或药物降温。落实基础护理,保持患者舒适。

5.咳痰护理措施

(1)密切观察患者的咳嗽、咳痰情况,注意患者排痰的量、痰液颜色、黏稠度及排痰难易程度。

(2)向患儿及家长说明有效咳嗽排痰的重要性,指导患儿有效咳嗽。

(3)加强翻身拍背。

(4)对于痰液黏稠、咳嗽困难患者,遵医嘱给予雾化吸入和祛痰药液以稀释痰液,促进痰液排出和炎症吸收,确保呼吸道通畅。

(九)健康指导

(1)疾病预防指导,避免上呼吸道感染。加强体育锻炼,增加营养。长期卧床患者应注意经常改变体位、翻身、拍背、随时咳出气道内痰液。

(2)对患者及家属进行本病相关知识的教育,使其了解本病病因。指导患者遵医嘱用药及相关注意事项,定期随访,出现高热、心率增快、咳嗽、咳痰、胸痛等症状及时就诊。

三、革兰阴性杆菌肺炎

(一)概念

革兰阴性杆菌通常指由肠杆菌、假单胞菌和其他需氧、非需氧的革兰阴性杆菌引起的肺部炎症。包括铜绿假单胞菌(绿脓杆菌)、流感嗜血杆菌、大肠埃希菌等,均为需氧菌,也是医院内获得性肺炎的常见致病菌。肺部革兰阴性杆菌感染的共同点是肺实变或病变融合,易形成多发性脓肿,双侧肺叶均可受累。

（二）病因及发病机制

病理改变多为小叶性肺炎或小叶融合性肺炎，常发生在双侧。80％患者有基础病，并发症较多见，预后较差。发病可有以下方式：①吸入口咽部的定植菌或胃内容物；②吸入外源性含有病原菌的气溶胶；③经其他感染灶通过血源性播散至呼吸道。

（三）辅助检查

（1）X线表现为两肺多发的、小叶斑片状病灶，可融合呈大片状阴影，病变区可见小脓肿或空洞。

（2）白细胞计数可升高或正常，但中性粒细胞百分比增高及核左移。

（四）治疗要点

除营养支持、补充水分、痰液引流外，尽可能做细菌药物敏感试验，选用有效抗生素。应采用剂量大、疗程长的联合用药治疗，静脉滴注为主，雾化吸入为辅，支原体经口、鼻的分泌物在空气中传播，可引起散在的呼吸道感染或小流行。

（五）护理评估

1.健康史

了解患病及治疗经过，有无上呼吸道感染史；有无慢性阻塞性肺疾病、糖尿病等慢性基础疾病；是否吸烟及吸烟量；是否长期使用激素、免疫抑制剂等，患者有无发热、咳嗽、咳痰等。患病后日常活动与休息、饮食、排便情况。

2.身体状况

有无生命体征异常，如呼吸频率和节律、血压、体温等，判断患者意识状态，有无烦躁、嗜睡、表情淡漠等意识障碍。

3.心理-社会状况

本病好发于由基础疾病的患者，长期治病影响家庭生活。评估时应注意患者的心理状态，有无焦虑、抑郁、悲观等情绪。评估患者及家属对疾病的认识程度。

（六）护理诊断

1.体温过高

与肺部感染有关。

2.清理呼吸道无效

与气道分泌物多、痰液黏稠、咳嗽无力等有关。

3.潜在并发症

感染性休克。

（七）护理措施

1.一般护理

急性期患者应卧床休息，安置舒适卧位，常采用半卧位或头抬高 30～45°。鼓励患者进食高热量、含维生素丰富、易消化的食物，以增强机体抵抗力。

2.咳嗽排痰护理

采取叩背、翻身、引流和深呼吸相结合的方法，对于卧床患者，可采用物理治疗－体位引流。根据 X 线胸片证实的肺部感染区域决定需要引流的体位。通过深呼吸、自行咳嗽、体位引流和胸背部叩击等措施促使痰液排出。根据痰液细菌培养及药敏试验结果选用敏感抗生素，通过祛痰剂、平喘剂等雾化吸入，以稀化痰液促进痰液排出。

3.口腔护理

加强口腔护理以减少口腔内定植菌吸入。对于病情较轻者协助漱口，口腔护理时注意动作轻柔，防止损伤黏膜。及时处理口腔黏膜溃疡，并根据黏膜溃疡分泌物细菌培养结果选用合适的漱口液。

4.发热护理

密切观察体温热型变化。如体温超过 39℃，给予物理降温，必要时遵医嘱给予药物降温。注意观察患者面色、呼吸、脉搏、血压，防止体温骤降而引起的虚脱。降温后 30 分钟复测体温。鼓励患者多饮水。加强基础护理，确保患者舒适。

5.预防交叉感染

革兰阴性杆菌肺炎大多属于院内感染，故控制和预防院内交叉感染非常重要。应按照耐药菌感染管理要求严格落实床旁隔离。加强病房管理，尽量同病原菌的病员安置在同一病室。严格控制探视人员，严格执行无菌操作原则，落实手卫生制度，所有物品、医疗器械做到"一人一用一换"，落实终末消毒。加强病室通风换气，落实物品、仪器设备和地面等每 8 小时消毒液湿擦制度等。有条件者，住单间、负压病房，安排专门护士，可有效控制交叉感染发生。

6.心理护理

评估患者的心理状态，给予针对性心理护理，帮助其树立战胜疾病的信心，以最佳的心理状态配合治疗和护理。

(八)健康指导

(1)疾病预防指导，避免酗酒、过度劳累等。加强体育锻炼，提高机体抵抗力，改善呼吸功能，减少呼吸系统疾病的发生。

(2)疾病知识指导，向患者及家属讲解本病的相关知识，教会患者有效咳嗽，及时排除呼吸道分泌物。指导患有慢性基础疾病、年老体弱患者的家属经常为患者翻身、叩背，促进痰液排出。指导患者及家属遵医嘱用药，定期随访。

四、肺炎支原体肺炎

(一)概念

支原体肺炎是由肺炎支原体引起的呼吸道和肺组织的炎症。

(二)病因

支原体经口、鼻的分泌物在空气中传播，常于秋冬季节发病。患者中儿童和青年人居多，婴儿有间质性肺炎时应考虑支原体肺炎的可能性。健康人吸入后而感染，发病前 2～3 天至病愈数周，可在呼吸道分泌物中发现肺炎支原体，其致病性可能是患者对支原体或其代谢产物的变态反应(超敏反应)所致。感染潜伏期一般为 2～3 周。

(三)辅助检查

(1)白细胞计数多数正常或仅有 25% 增高，可有红细胞沉降率(血沉)增快。

(2)血清学检查是确诊肺炎支原体感染最常用的检测手段。目前应用单克隆抗体、聚合酶链反应(PCR)及 DNA 等，可以早期快速诊断。

(3)胸部 X 线呈多种形态的浸润影,节段性分布,以肺下野多见,有的从肺门附近向外伸展。

(四)治疗要点

早期使用适当的抗生素可以减轻症状,缩短疗程至 7～10 天。肺炎支原体肺炎可在 3～4 周自行消散。首选红霉素 0.3g,每天 4 次。红霉素静滴速度不宜过快,浓度不宜过高,以免引起疼痛及静脉炎。用药疗程不少于 10 天。本病预后一般较好。对剧烈呛咳者,应适当给子镇咳药。

(五)护理评估

1.健康史

了解患病及治疗经过,患者有无咽痛、咳嗽、发热、头痛、乏力、肌痛等症状;是否吸烟及吸烟量;患病后日常活动与休息、饮食、排便情况。

2.身体评估

有无生命体征异常,如体温升高、呼吸频率和节律异常等。

3.心理-社会状况

本病咳嗽逐渐加剧,是阵发性刺激性呛咳,咳嗽顽固而持久,评估患者有无焦虑等情绪,评估患者及家属对疾病的认识程度。

(六)护理诊断

1.体温过高

与肺部感染有关。

2.疼痛(胸痛)

与持续咳嗽有关。

(七)护理措施

1.一般护理

卧床休息,注意保暖,安置舒适体位,一般采用头高位或半卧位。给予易消化、营养丰富食物及足够液体,注意少食多餐。保持病房内空气流通。因支原体肺炎一般通过飞沫传播,传染源为患者及恢复期带菌者,注意将急性期与恢复期患者分开收治。

2.心理护理

支原体肺炎病程较长,应向患者及家属做好解释,最大限度地消除其恐惧和焦虑,使其保持良好的心理与情绪状态,接受并配合治疗。

3.保持呼吸道通畅

支原体肺炎患者多数咳嗽较重,初期干咳,继而咳白色黏痰。应加强口腔护理,及时协助患者清除口鼻腔分泌物,经常给予翻身拍背,鼓励患者自行咳嗽以促进分泌物排出。对于痰液黏稠不易咳出者,可遵医嘱给予雾化吸入、祛痰药等稀化痰液,促进肺部炎症吸收,必要时给予吸痰。对严重喘憋者给予支气管解痉剂。频繁、剧烈咳嗽者,遵医嘱适当给予镇静剂及镇咳药物。

4.高热护理

对持续高热患者,应警惕有无惊厥征象,及时给子降温处理。可给予物理降温(头部冷敷、酒精擦浴等)与药物降温方式为患者降温。应鼓励患者多饮水以补充体内水分。对体温不升者应给予保暖。

5.观察用药反应及护理

支原体肺炎首选红霉素治疗。由于红霉素对胃肠刺激较大,易引起胃部不适、恶心、呕吐、腹痛,故嘱患者多进食,补充维生素以减轻胃肠道反应,口服蒙脱石散(思密达)保护胃黏膜。腹痛者可以通过热敷或轻揉腹部减轻不适。加强静脉通路维护,注意缓慢滴注以防发生血栓性静脉炎,必要时给予局部热敷,保护血管,减少疼痛。如滴注过程中发生药物热和荨麻疹变态反应等变态反应(超敏反应),应立即给予对症处理。

6.病情观察

密切观察生命体征变化,观察患者的神志、尿量与肤色,警惕患者有无喘憋发绀等,一旦出现烦躁、嗜睡、反复惊厥、腹泻、呕吐等并发症,应及时通知医师配合处理。

(八)健康指导

向患者及其家属讲解疾病相关知识,指导其加强体育锻炼,提高自身体质,改善呼吸功能,以减少呼吸系统疾病的发生

第三节 肺 结 核

一、概念

肺结核是结核分枝杆菌引起的肺部慢性传染性疾病。结核分枝杆菌可侵及全身多个脏器,但以肺部最为常见。

二、概述

结核分枝杆菌因其涂片染色具有抗酸性,又称为抗酸杆菌。

(一)特点

结核菌为需氧菌,生长缓慢。结核分枝杆菌菌体成分复杂,主要是类脂质、蛋白质和多糖,其对外界理化因素的抵抗力较强。在阴湿环境下能生存 5 个月以上,但在阳光下暴晒 2 小时,紫外线照射 10～20 分钟即可被杀死。湿热对结核菌杀伤力强,煮沸 1 分钟即可杀死,所以煮沸消毒与高压消毒是最有效的消毒法。70％酒精接触 2 分钟亦可杀菌。将痰吐在纸上直接焚烧是最简易的灭菌方法。

(二)分型

结核菌分为人型、牛型、鼠型等种类。引起人类结核病的主要为人型结核菌和牛型结核菌。

三、临床表现

(一)类型

1.原发性肺结核

病灶通常位于肺上叶底部、中叶或下叶上部等肺通气较大部位,引起淋巴结炎及淋巴管

炎。肺部的原发病灶、淋巴管炎及局部淋巴结炎,统称肺原发综合征。

2.血行播散型肺结核

含急性血行播散型肺结核及亚急性、慢性血行播散型肺结核。

3.浸润型肺结核

是肺结核中最常见的一种类型,多见于成年患者。

4.慢性纤维空洞型肺结核

肺结核未及时发现或治疗不当,空洞长期不愈,空洞壁增厚,病灶出现广泛纤维化,成为慢性纤维空洞型肺结核。痰中常有结核菌,为结核病的重要传染源。

5.结核性胸膜炎

当机体处于高敏状态时,结核杆菌侵入胸膜腔可引起渗出性胸膜炎,除出现全身中毒症状外,有胸痛和呼吸困难。

(二)症状

1.呼吸系统

(1)咳嗽、咳痰:是肺结核最常见的症状。咳嗽较轻,干咳或少量黏液痰。有空洞形成时痰量增多。

(2)咯血:多为整口鲜血或痰中带血,大血管破裂或空洞内动脉瘤破裂时可有大咯血。

(3)胸痛:结核累及胸膜时可表现胸痛,随运动、呼吸加重。

(4)呼吸困难:多见于干酪样肺炎和大量胸腔积液患者。

2.全身症状

发热为最常见症状,多为午后潮热,部分患者有倦怠、乏力、盗汗、食欲减退和体重减轻等。

(三)体征

(1)早期轻微病变者可无阳性体征。

(2)在肺尖或肩胛间区可有阳性体征:听诊浊音、呼吸音降低、湿啰音。

(3)胸膜增厚、肺不张、胸腔积液时有相应体征。

四、感染途径

肺结核主要通过呼吸道传播。飞沫感染是最常见的方式。传染源主要是排菌的肺结核患者,尤其是痰涂片阳性、未经治疗者。经消化道和皮肤等途径传播现已罕见。感染后的结核病的发生、发展与转归取决于入侵结核菌的数量、毒力及人体免疫力、变态反应的强弱。

五、检查

(一)结核菌检查

结核菌检查是确诊肺结核病的特异依据。痰培养则更精确,且可鉴定菌型,做药物敏感试验。痰菌阳性表明其病灶是开放性的,具有传染性。

(二)影像学检查

(1)胸部 X 线检查是诊断、分型、指导治疗及了解病情变化的主要依据。

(2)胸部 CT 检查能发现微小或隐蔽性病变,了解病变范围及组成,为诊断提供依据,帮助鉴别肺病变。

(三)其他检查

急性活动性肺结核患者白细胞计数可在正常范围或轻度升高。严重病例可有贫血,红细胞沉降率(血沉)增快、白细胞减少或类白血病反应。纤维支气管镜对诊断和鉴别诊断有重要价值,浅表淋巴结活检也对结核病鉴别诊断有帮助。

(四)结核菌素试验

因旧结素是结核菌的代谢产物,主要成分为结核蛋白,故抗原不纯可引起非特异反应。目前多采用结素的纯蛋白衍生物(纯结素,PPD),常取 0.1mL 结素稀释液在前臂掌侧做皮内注射,注射后 48~72 小时测皮肤硬结直径,如直径<5mm 为阴性,直径 5~9mm 为弱阳性,直径 10~19mm 为阳性,直径>20mm 或局部有水疱、坏死为强阳性。

我国城市中成年居民的结核菌感染率高,用 5U 结素进行试验,阳性仅表示有结核菌感染,并不一定患病;用 1U 结素试验呈强阳性,常提示体内有活动性结核病灶。结素试验对婴幼儿的诊断价值比成人高,因年龄越小,自然感染率越低。

成人结素试验阳性反应仅表示接种过卡介苗或受过结核菌感染,并不表示一定患病;结素试验阴性说明机体没有结核菌感染,还见于:①初染结核菌 4~8 周内,机体内变态反应尚未完全建立;②严重结核病和危重患者,由于免疫力下降和变态反应暂时受抑制,结素试验可暂时呈阴性,待病情好转可转为阳性;③机体免疫功能低下或受抑制时,如应用糖皮质激素、免疫抑制剂者、肿瘤及营养不良和老年体弱者结素反应可暂时消失,亦可表现为阴性;老年人结素反应也常为阴性。

六、治疗

(一)化学治疗原则

早期、规律、全程、适量、联合。整个治疗方案分为强化和巩固两个阶段。

1.早期

对所有检出和确诊者应立即予以化学治疗,有利于迅速发挥药物的早期杀菌作用,促使病变吸收和减少传染性。

2.规律

严格按照医嘱要求规律用药,不漏服,不停服,以避免耐药性产生。

3.全程

保证完成规定的治疗期是提高治愈率和减少复发率的重要措施。

4.适量

药物剂量过低不能达到有效的血浓度,影响疗效和易产生耐药性,剂量过大易产生药物不良反应。

5.联合

同时采用多种抗结核药物治疗,提高疗效,又可以通过交叉杀菌作用减少或防止耐药性的产生。

(二)常用抗结核病药物

1.异烟肼

是单一抗结核药物中杀菌力,特别是早期杀菌力最强者。可以口服,不良反应少。口服后,吸收快,渗入组织,通过血－脑脊液屏障,杀灭细胞内外代谢活跃或静止的结核菌。成人剂量300mg、顿服。本药常规剂量很少发生不良反应,偶见周围神经炎、中枢神经系统中毒、肝脏损害等。

2.利福平

常与异烟肼联合应用。成人每天 1 次,空腹口服 450～600mg。本药不良反应轻微,除消化道不适、流感综合征外,偶有短暂性肝功能损害。

3.吡嗪酰胺

能杀灭吞噬细胞内、酸性环境中的结核菌。剂量:每天 1.5g,分 3 次口服。偶见高尿酸血症、关节痛、胃肠不适及肝功能损害等不良反应。

4.乙胺丁醇

对结核菌有抑菌作用,不良反应甚少为其优点,偶有胃肠不适。剂量过大时可引起球后神经炎、视力减退、视野缩小、中心盲点等,一旦停药多能恢复。

5.链霉素

对结核菌有杀菌作用,剂量:成人每天肌内注射 1g(50 岁以上或肾功能减退者可用 0.5～0.75g)。间歇疗法为每周 2 次,每次肌内注射 1g。链霉素主要不良反应为第Ⅷ对脑神经损害,表现为眩晕、耳鸣、耳聋,严重者应及时停药,肾功能严重受损者不宜使用。

(三)化疗方法

1.短程疗法

化疗疗程从常规 12～18 个月缩短至 6～9 个月(短程疗法),该方案要求包括异烟肼和利福平两种杀菌药物。

2.间歇疗法

结核菌与药物接触数小时后,常延缓数天生长,在结核菌重新生长繁殖前再次投以高剂量药物,可使细菌持续受抑制直至最终被消灭。在开始化疗的 1～3 个月内,每天用药(强化阶段),以后每周 3 次间歇用药(巩固阶段),也可全程间歇治疗。

3.化疗方案

分为初治和复治。

(1)初治方案:初治涂阳病例,不论其培养是否为阳性,均可用以异烟肼(H)、利福平(R)、吡嗪酰胺(Z)组合为基础的 6 个月短程化疗方案。痰菌常很快转阴,疗程短,便于随访管理。

(2)复治方案:初治化疗不合理,结核菌产生继发耐药,痰菌持续阳性,病变迁延反复。复治病例应选择联用敏感药物。

七、护理评估

(一)健康史

评估患者的生活条件、生活环境,与肺结核患者有无接触史。

(二)身体状况

评估患者体温、脉搏、呼吸和血压状况;评估患者有无咳嗽、咳痰、胸痛、咯血等症状;有无全身中毒症状,如乏力、午后低热、食欲减退、体重减轻和夜间盗汗等。大咯血时患者出现情绪紧张、面色灰暗、胸闷气促、咯血不畅,往往是窒息先兆,应引起警惕。咯血时注意患者呼吸次数、深度、节律、有无呼吸困难,两侧呼吸音有无改变。还要注意观察患者有无面色、脉搏、心律、神志等情况变化。

(三)心理-社会状况

咯血前患者情绪常不稳定,坐卧不安、胸闷等。一旦咯血,不论咯血多少,患者神情紧张,呼吸、心搏增快;反复咯血者常烦躁不安、焦虑,甚至恐慌,咯血一时不易终止,促使病情加重。

八、护理诊断

1.知识缺乏

缺乏肺结核疾病防治知识。

2.营养失调——低于机体需要量

与机体消耗增加、食欲减退有关。

3.潜在并发症

咯血。

九、护理措施

(一)一般护理措施

制订合理的休息与活动计划:

(1)肺结核活动期或咯血时,以卧床休息为主,可适当离床活动。

(2)大咯血患者绝对卧床休息。

(3)恢复期可适当增加户外活动,如散步、做保健操、打太极拳等,加强体质锻炼,提高机体的抗病能力。

(4)部分轻症患者在坚持化疗的同时,可进行正常工作,但应避免劳累和重体力劳动。

(5)保证充足的睡眠和休息,做到生活多样化,劳逸结合。

(6)保持环境安静、整洁、舒适,使患者心境愉悦。

(二)用药护理措施

(1)向患者强调坚持、规则、合理抗结核的重要性。

(2)督促患者按医嘱服药。

(3)观察抗结核药物的不良反应:肝、肾功能损害等。

(三)消毒隔离措施

(1)痰涂片阳性者住院治疗,进行呼吸道隔离。

(2)禁止随地吐痰,患者痰液须经灭菌处理。

(四)咯血护理措施

1.病情观察

观察患者咯血的量、颜色、性质及出血的速度。监测意识、生命体征变化、严密观察患者有无烦躁不安。

2.休息与卧位

小量咯血者应静卧休息;大量咯血者绝对卧床休息,取平卧位时头偏向一侧,或取患侧卧位,有利于健侧肺的通气功能。尽量少搬动患者,以减少肺活动度。

3.咯血时的护理

(1)守护并安慰患者,消除精神紧张。嘱患者轻轻将气管内的积血咯出。

(2)指导患者咯血时勿屏气,以免诱发喉头痉挛,血液引流不畅形成血块,导致窒息。

(3)密切观察有无窒息的征象:胸闷、气憋、唇甲发绀、面色苍白、冷汗淋漓、烦躁不安等。

如有窒息征象,立即取头低脚高体位,轻拍背部,迅速排出气道和口咽部的血块,必要时用机械吸引,并做好气管插管、气管切开等准备,以解除呼吸道阻塞。

(4)高浓度吸氧。

(5)对极度紧张、咳嗽剧烈者,遵医嘱给予小剂量镇静剂、镇咳剂。但对年老体弱、肺功能不全者慎用强镇咳药,以免抑制咳嗽反射和呼吸中枢。使血块不能咯出而发生窒息。

(6)咯血过多,应配血备用,做好抢救准备。

(7)咯血时要防治阻塞性肺不张、休克等并发症。

4.使用垂体后叶素的护理

垂体后叶素可收缩小动脉,减少肺血流量,从而减轻咯血。因引起子宫、肠管平滑肌和冠状动脉收缩,故冠心病、高血压患者及孕妇禁用。静脉滴注时速度勿过快,以免引起恶心、便意、心悸、面色苍白等不良反应。

5.饮食与排便的护理

(1)大量咯血者暂禁食,少量咯血者进少量流质饮食,多饮水。

(2)多食富含纤维素饮食,以保持排便通畅,避免排便时腹压增加而引起再度咯血。

6.饮食护理

(1)蛋白质的补充,成人每天蛋白质总量为90~120g。因蛋白质除产生热量外,还能增加机体的抗病能力及机体修复能力。

(2)每天摄入一定量的新鲜蔬菜和水果以补充维生素,食物中的维生素C有减轻血管渗透性的作用,可以保证渗出病灶的吸收;B族维生素对神经系统及胃肠神经有调节作用。

(3)为增加进食的兴趣及促进消化液的分泌,注意食物合理搭配,保证色、香、味俱佳,保证摄入足够的营养。

(4)创造一个整洁、安静、舒适的进餐环境,消除疼痛、焦虑等干扰因素,去除不良因素,使患者在轻松、愉快的气氛中享受进食的乐趣。必要时遵医嘱给予静脉补充足够的营养。

(5)患者如无心、肾功能障碍,应补充足够的水分,鼓励患者多饮水,每天1.5~2L,既保证机体代谢的需要,又有利于体内毒素的排泄。

7.心理护理

加强对患者及家属的心理咨询和卫生宣传,使之了解只有坚持合理、全程化疗,患者才可完全康复。帮助患者增进机体免疫功能,树立信心,尽快适应环境,消除焦虑、紧张心理,充分调动人体内在的自身康复能力,使患者积极配合治疗,处于接受治疗的最佳心理状态。

十、健康指导

(1)早期发现患者并登记管理,及时给予合理化疗和良好护理。让患者独居一室,进行呼吸道隔离,室内保持良好通风,每天用紫外线照射消毒,或用1‰过氧乙酸1~2mL加入空气清洁剂溶液内做空气喷雾消毒。

（2）加强结核病的预防与宣传，如注意个人卫生，不可面对他人打喷嚏或咳嗽，严禁随地吐痰。在打喷嚏或咳嗽时用双层纸巾遮住口鼻，纸巾用后焚烧，痰液须经灭菌处理。

（3）给未受过结核菌感染的新生儿、儿童及青少年接种卡介苗，使人体产生对结核菌的获得性免疫力，减轻感染后的发病与病情。

（4）为预防传染，餐具、痰杯应煮沸消毒或用消毒液浸泡消毒、同桌共餐时使用公筷。

（5）被褥、书籍在烈日下暴晒 6 小时以上。

（6）外出时应戴口罩。密切接触者应去医院进行有关检查。

第四节　肺　癌

一、概念

肺癌是世界上最常见且发病率呈持续增高的少数几种恶性肿瘤之一。世界范围其发病构成比占据全部恶性肿瘤的 16%，占全部癌死亡原因的 28%。在大城市及工业污染重的地区，肺癌已占恶性肿瘤发病率首位，严重威胁着人类健康。

二、病因

(一)吸烟

研究表明吸烟是肺癌最主要的危险因素，吸烟明显增加肺癌的发病危险，重度吸烟者的肺癌发病危险增加达 10 倍甚至 20 余倍以上，两者存在明显的量效关系。

(二)职业暴露

工作场所致癌物的暴露对肺癌发病率的增加亦有重要作用，据统计职业性接触所引起的肺癌占肺癌总数的 5%～20%。

(三)大气污染和环境污染

全球范围内肺癌发病率均呈上升趋势，除吸烟外，大气和环境污染也是重要原因之一。

(四)饮食营养

越来越多的研究报道认为，饮食营养因素与肺癌的发病相关。高脂、低蔬菜水果饮食增加了肺癌发病的危险性。

(五)遗传因素

个体基因的差异或缺陷决定了不同个体对致癌物的易感性不同。

三、病理学

肺癌绝大多数起源于支气管黏膜上皮，极少来自肺泡上皮，因而肺癌主要为支气管肺癌。肺癌的分布情况为右肺多于左肺，上叶多于下叶。

(一)肉眼分型

依据解剖学位置和形态常可分为中央型、周围型和弥漫型三种。

(二)组织学分型

临床上较常见的肺癌类型为鳞状细胞癌、小细胞癌、腺癌和大细胞癌四种。

1. 鳞状细胞癌

占肺癌 40% 以上,是最常见的类型。大多由近肺门处较大支气管黏膜上皮细胞经鳞状化生癌变而成。最常发生的部位是段支气管,其次为肺叶支气管,肉眼观多呈中央型。

2. 腺癌

占肺癌的 25%~30%。大多数腺癌是周围型,肿块直径多在 4cm 以上。腺癌可分为腺泡癌、乳头状癌、细支气管肺泡癌和有黏液形成的实体癌四种亚型,其中绝大多数是乳头状腺癌。

3. 大细胞癌

大细胞癌由多形性、胞质丰富的大细胞组成,约占肺癌的 15%。此癌好发于肺的周围部分或肺膜下,与支气管无关。部分大细胞肺癌具有神经内分泌功能。

4. 小细胞癌

小细胞肺癌来源于支气管黏膜的基底细胞或储备细胞,其特点是生长迅速和早期转移。小细胞肺癌是肺癌中恶性程度最高的一种,占肺癌的 10%~20%。世界卫生组织(WHO)将小细胞肺癌分为燕麦细胞型、中间型和混合型三种亚型。

四、症状

(一)原发灶引起的症状

1. 咳嗽

最常见的临床症状,主要是由于肿瘤侵袭支气管黏膜而引起的刺激性咳嗽,为一种保护性非自主反射,目的是为了清除呼吸道异物和分泌物。60% 的患者以咳嗽为首发症状,80% 患者有咳嗽症状。晚期由于支气管狭窄引起咳嗽加重,可带有金属音调。

2. 咯血或痰中带血

肺癌为第 2 常见症状,以此为首发症状者占 30% 左右。常表现为间断性或持续性、反复少量的痰中带血或少量咯血。持续时间不一,一般较短,仅数日。但也有达数月者。中央型肺癌咯血较常见,周围型肺癌在肿瘤较小时很少见咯血,但当肿瘤增大到一定程度后,由于肿瘤中心缺血坏死引起出血,也会出现咯血症状。

3. 胸痛

为肿瘤侵犯胸膜、肋骨、胸壁及其他组织所致。肺癌早期可有不定时的胸闷、胸部不规则的隐痛和钝痛,用力、体位改变、咳嗽和深呼吸时患侧胸痛症状将愈加明显。据统计,周围型肺癌中以胸痛、背痛、肩痛、上肢痛和肋间神经痛为首发症状而前来就诊者占 25% 左右。

4. 呼吸困难

文献报道,肺癌中 50%~60% 的患者存在呼吸困难,约 10% 以呼吸困难为首发症状。多见于中央型肺癌,尤其是肺功能较差者。呼吸困难程度因病情严重程度和耐受能力不同而异。

5. 发热

(1)癌性发热,肿瘤坏死组织被机体吸收所致,抗感染药物治疗无效,有效的抗肿瘤治疗后可以退热。

(2)炎性发热,某一段或叶支气管开口的阻塞或管腔受压迫,引起的相应段或叶的阻塞性肺炎或肺不张引起的发热,多在 38℃ 左右,抗感染治疗虽有效,但常反复发作。

6.喘鸣

常为管腔内肿瘤或异物阻塞,以及管壁被管外肿大的纵隔淋巴结或侵犯纵隔压迫引起的管腔狭窄。喘鸣一般为间歇性,不受咳嗽影响。

7.体重下降

肺癌晚期由于感染、疼痛等影响食欲及睡眠,肿瘤生长及其所产生的各种毒素引起身体消耗增加而导致患者体重下降,最终形成恶病质。

(二)局部扩展引起的症状

1.吞咽困难

多为下叶肿瘤,并且淋巴结可向前浸润气管、向后浸润食管形成气管－食管瘘,可反复发生吸入性肺炎。

2.声音嘶哑

由于肺癌纵隔淋巴结转移或癌肿直接侵犯该侧喉返神经,造成患侧声带麻痹。

3.膈肌麻痹

表现为胸闷、气促,患侧肺下界上移,呼气时膈肌出现矛盾运动(吸气时膈肌上升,呼气时膈肌下降)。

4.胸腔积液或心包积液

表现为胸部叩诊浊音,心脏浊音界扩大,穿刺抽液行细胞学检查可确诊。

5.上腔静脉综合征

表现为气促、上肢和头颈部水肿,颈静脉怒张,胸壁皮肤见红色或青紫色毛细血管扩张,阻塞发展迅速还可以导致脑水肿而出现头痛、嗜睡、意识障碍等。

6.霍纳综合征

表现为患侧颜面无汗和发红,患侧眼球内陷、眼睑下垂、眼裂狭窄、瞳孔缩小等。

7.Pancoast综合征

为肺尖发生的支气管肺癌并侵犯肺上沟部,引起肩部和上胸壁疼痛等一系列临床综合征。多为低度恶性鳞癌,生长缓慢,晚期才出现转移。

(三)远处转移引起的症状

1.中枢神经系统转移

脑、脑膜和脊髓转移,主要表现为颅内高压症状。

2.骨转移

易转移至肋骨、脊椎和骨盆,表现为局部疼痛,压痛、叩击痛,骨质破坏还可导致病理性骨折。

3.肝转移

可有厌食、肝区疼痛、肝大、黄疸和腹腔积液等,患者多于短期内死亡。

4.肾及肾上腺转移

肺癌胸外转移中肾转移占16%～23%,可出现血尿;肾上腺转移也较常见,导致艾迪生病。患者多于短期死亡。

五、检查

(一)痰脱落细胞学检查

可用于肺癌的诊断及早期筛查,方法简便无痛苦,阳性率达 80% 以上,可确定肿瘤的组织学类型。但由于该法假阴性率高(20%～60%),并有一定的假阳性率(约 2%),且不能定位,故在临床应用中有一定局限性。

(二)影像学检查

1.胸部 X 线

最基本、应用最广泛的影像学检查方法,包括透视、正侧位 X 线胸片等,可发现块影或可疑肿块阴影。

2.计算机体层摄影(CT)

目前已经作为手术和放疗前估计肿瘤大小和侵犯程度的常规方法。CT 图像清晰,能发现普通 X 线不易发现的较隐蔽的病灶,能清楚显示病变形态和累及范围,能检查有无淋巴结及远处转移,同时可行 CT 引导下穿刺活检。

3.磁共振成像(MRI)

利用生物组织对中等波长电磁波的吸收来成像,能从横截位、冠状位和矢状位等多个位置对病灶进行观察,可增加对胸部疾病诊断及对肺门区肿瘤和血管的区别能力。

4.正电子发射体层扫描(PET)

是目前唯一利用影像学方法进行体内组织功能、代谢和受体显像的技术。不仅能反映人体解剖结构改变,更可提供体内功能代谢信息,可从分子水平揭示疾病发病机制和治疗效应。通过 PET 可发现早期原发性肺癌和转移灶,并且可以判断手术是否达到根治以及术后是否有转移或者复发。在判断肿瘤分期及疗效方面,PET 优于现有的任何影像学检查。

(三)有创检查

1.纤维支气管镜检查

其管径细,可弯曲,易插入段支气管和亚段支气管,直接观察肿块,并且能够取得病理组织进行活检,还能直接对病灶进行处理,已成为确诊肺癌最重要的手段。

2.胸腔镜检查

适用于肺部肿块,经纤维支气管镜或经皮肺穿刺活检未能得到组织学诊断,且不能耐受开胸手术的患者。其优点在于直观、准确,并可做活检。

3.纵隔镜检查

是一种用于上纵隔探查和活检的方法,由于其具有高度的敏感性和特异性,在国外被广泛应用于肺癌的术前分期。

4.经胸壁穿刺活检

在 CT 引导下,用细针穿刺肺部,采取活检组织做病理学或细胞学检查。此方法用于周围型、>1cm 的肺部病灶以及不能耐受支气管镜检查或开胸活检的患者,阳性率可达 80%。

5.转移病灶活检

已有颈部、锁骨上、腋下及全身其他部位肿块或结节的患者,可行肿块切除活检,以明确病理类型及转移情况,为选择治疗方案提供依据。

六、治疗要点

根据患者的机体状况、肿瘤的病理类型、侵犯的范围和发展趋势来综合治疗。合理地、有计划地应用现有的治疗手段,最大限度地提高治愈率和患者的生活质量。

(一)化学药物治疗(化疗)

化疗是治疗小细胞肺癌的主要方法。

(二)手术治疗

非小细胞肺癌Ⅰ期和Ⅱ期患者应行以治愈为目标的手术切除治疗。

(三)放射治疗(放疗)

射线对癌细胞有杀伤作用,放疗可分为根治性和姑息性两种。

(四)其他局部治疗

经支气管动脉和(或)肋间动脉灌注加栓塞治疗。

七、护理评估

评估患者是否出现刺激性干咳、痰中带血、血痰、间断少量咯血;有无呼吸困难、发绀、杵状指(趾);有无肿瘤压迫、侵犯邻近器官组织引起与受累组织相关征象,如持续性、剧烈胸痛等。

八、护理诊断

1.气体交换功能受损

与继发于肺组织破坏的气体交换面积减少有关。

2.疼痛

与癌细胞浸润、肿瘤压迫或转移有关。

3.营养失调——低于机体需要量

与癌肿致机体过度消耗,压迫食管致吞咽困难,化疗反应致食欲下降、摄入量不足有关。

4.潜在并发症

化疗药物不良反应、放射性食管炎、放射性肺炎。

九、护理措施

(一)疼痛护理

1.采取各种护理措施减轻疼痛,减少可诱发和加重疼痛的因素

(1)提供舒适安静的环境,保证患者充分的休息。

(2)小心搬动患者,防止用力不当引起病变部位疼痛。

(3)指导、协助胸痛患者用手或枕头护住胸部以减轻疼痛。

2.药物镇痛

按医嘱用药,遵循用药原则,把握好用药的阶段,严格掌握用药剂量,密切观察病情和镇痛效果,警惕药物不良反应的出现。

3.物理治疗

如按摩、针灸、经皮肤电刺激止痛穴位或局部冷敷等,以降低疼痛的敏感性。

(二)营养失调护理

(1)有吞咽困难者应给予流质饮食,进食宜慢,取半卧位以免发生吸入性肺炎或呛咳,甚至窒息。病情危重者应采取喂食、鼻饲,或静脉输入脂肪乳剂、复方氨基酸和含电解质的液体。

(2)必要时酌情输血、血浆或清蛋白,增强机体抗病能力。

(三)皮肤护理措施

(1)在皮肤放射部位涂上的标志在照射后切勿擦去,皮肤照射部位忌贴胶布,忌用碘酊、红汞涂擦。洗澡时,不用肥皂或搓擦,亦不用化妆品涂擦,因其可加重放疗皮肤的反应。

(2)患者宜穿宽松柔软衣服,防止摩擦。避免阳光照射或冷热刺激。局部避免搔抓、压迫。如有渗出性皮炎可暴露,局部涂用具有收敛、保护作用的鱼肝油软膏。

(3)协助患者采取舒适体位,保持床单平整、洁净,经常变换体位,以防局部组织长期受压而致压疮或发生感染。

(四)用药护理措施

(1)化疗药物不仅杀伤癌细胞,对机体正常的白细胞也有杀伤抑制作用。应注意观察骨髓抑制情况,每周检查 $1\sim2$ 次血白细胞总数,白细胞总数降至 $3.5\times10^9/L$ 时应及时报告医生。白细胞总数降至 $1\times10^9/L$ 时,遵医嘱输白细胞及使用抗生素以预防感染,并做好保护性隔离。

(2)化疗期间饮食宜少量多餐,避免粗糙、过热、酸、辣刺激性食物,以防损伤胃肠黏膜。化疗前、后 2 小时避免进餐。

(3)化疗后患者常出现口干、口腔 pH 下降,易致牙周病和口腔真菌感染,需要进行口腔护理。不进硬食物,用软牙刷刷牙,并常用盐水或复方硼砂溶液漱口,以避免口腔黏膜损伤。

(4)因化疗药物刺激性强,疗程长,要注意保护和合理使用静脉血管。

(5)对由于药物不良作用使皮肤干燥、色素沉着、脱发和甲床变形者。应向患者做好解释和安慰,以消除其思想顾虑。

(五)心理护理

(1)多与患者交谈,耐心倾听患者述说,鼓励患者表达自己的感受,解答并提供有益的信息,调节患者的情绪,使患者以积极的心态面对疾病。

(2)确诊后根据患者的心理承受能力和家属的意见,决定是否告诉患者病情真实情况。

(3)确诊后,帮助患者正确估计所面临的情况,鼓励患者及家属积极参与治疗和护理计划的决策过程,让患者了解肺癌及将接受的治疗。

十、健康指导

(一)环境

保持休养环境的安静、舒适,室内保持适宜的温湿度,每天上、下午各开窗通风至少 0.5 小时,以保持空气新鲜。根据天气变化增减衣服,不要在空气污浊的场所停留,避免吸入二手烟,尽量避免感冒。

(二)饮食

只需维持正常饮食即可,饮食宜清淡、新鲜、富于营养、易于消化。不吃或少吃辛辣刺激的食物,禁烟酒。

(三)活动

术后保持适当活动,每天坚持进行低强度的有氧锻炼,如散步、打太极等,多做深呼吸运动,锻炼心肺功能。注意保持乐观开朗的心态,充分调动身体内部的抗病机制。

（四）其他

术后切口周围可能会出现的疼痛或麻木属于正常反应,随时间推移,症状会逐渐减轻或消失,不影响活动。出院后 3 个月复查。如有不适,随时就诊。

第五节　肝 硬 化

一、概念

肝硬化是一种或多种致病因素长期或反复作用于肝脏,造成肝细胞坏死、肝组织弥漫性纤维化、假小叶和再生结节形成为特征的慢性肝病。以门静脉高压和肝功能损害为主要临床表现。晚期可出现上消化道出血、肝性脑病、继发感染等严重并发症。

二、病因及发病机制

（一）病毒性肝炎

通常由慢性病毒性肝炎逐渐发展而来,主要见于乙型、丙型和丁型肝炎病毒重叠感染。而甲型、戊型病毒性肝炎不演变为肝硬化。

（二）酒精中毒

长期大量酗酒,酒精、乙醛(酒精中间代谢产物)的毒性作用引起酒精性肝炎,可逐渐发展为酒精性肝硬化。

（三）血吸虫病

长期或反复感染血吸虫,虫卵沉积在汇管区,引起纤维组织增生,导致肝纤维化和肝门静脉高压症。

（四）胆汁淤积

肝外胆管阻塞或肝内胆汁淤积持续存在时,可引起原发性或继发性胆汁性肝硬化。

（五）循环障碍

慢性充血性心力衰竭、缩窄性心包炎等可致肝长期瘀血,肝细胞缺氧、坏死和纤维组织增生,逐渐发展为肝硬化。

（六）其他

慢性炎性肠病、长期营养不良可引起肝细胞脂肪变性和坏死。

三、临床表现

（一）代偿期的临床表现

症状轻,缺乏特异性,早期以乏力、食欲不振较突出,经休息或治疗后稍缓解。肝脏轻度肿大,质偏硬,可有轻压痛,脾轻、中度肿大。肝功能正常或轻度异常。

（二）失代偿期肝功能减退的临床表现

1.全身表现

全身营养差,消瘦,乏力,精神不振,皮肤干燥,面色灰暗,可有低热及水肿。

2.消化道症状

食欲减退、畏食、上腹饱胀不适、恶心、呕吐等,对脂肪和蛋白耐受性差,可致腹泻。半数以上患者有黄疸。

3.出血倾向和贫血

轻者有鼻出血、牙龈出血、紫癜;重者可有胃肠道出血,常有不同程度贫血,与肝合成凝血因子减少、胃肠失血、脾功能亢进有关。

4.内分泌失调

主要有雌激素增多,雄激素减少。男性表现为乳房发育、毛发脱落、性欲减退、睾丸萎缩等;女性患者有月经失调、闭经、不孕等。部分患者出现肝掌、蜘蛛痣。

(三)失代偿期门静脉高压的临床表现

(1)脾大、脾功能亢进。

(2)侧支循环建立与开放:①食管和胃底静脉曲张;②腹壁静脉曲张;③痔静脉扩张。

(3)腹腔积液:是晚期肝硬化最突出的表现。轻者腹胀,大量腹腔积液时腹部隆起,状如蛙腹,可引起呼吸困难、心悸和脐疝。腹腔积液形成与下列因素有关:①门静脉高压;②血浆清蛋白降低;③肝淋巴液生成过多;④抗利尿激素及继发性醛固酮增多引起水钠重吸收增多;⑤有效循环血容量不足致肾血流量减少,肾小球滤过率降低。

四、辅助检查

(一)血常规

当脾功能亢进时,红细胞、白细胞、血小板均可减少。

(二)肝功能

失代偿期转氨酶水平升高,清蛋白水平降低,球蛋白水平升高,凝血酶原时间延长。

(三)腹腔积液检查

一般为漏出液。

(四)B超和CT检查

可显示脾静脉和门静脉增宽、肝脾大小和质地的改变以及腹腔积液情况。X线吞钡检查对诊断食管及胃底静脉曲张有价值。

(五)尿常规

并发肝肾综合征时可有管型尿、蛋白尿及血尿,黄疸时尿胆红素阳性。

(六)免疫学检查

免疫球蛋白IgG水平增高。

五、治疗要点

(一)休息

代偿期可适当减少活动,仍可参加工作;失代偿期以卧床休息为主,保证身心休息。

(二)饮食

给予高热量、高蛋白质、高维生素、易消化食物。肝功能损害显著者应限制蛋白质入量;腹腔积液者应限盐;避免进食粗糙、坚硬食物,忌酒,禁用损害肝脏药物。

(三)药物治疗

适当选用保肝药物,不能种类过多,以避免增加肝细胞负担,可用葡醛内酯、维生素及助消化药物。也可采用中西药联合治疗。

(四)腹腔积液治疗

(1)限制水、钠摄入。

(2)增加水、钠的排出。①利尿剂:利尿速度不宜过快,以每周体重减轻不超过 2kg 为宜,应小剂量、间歇用药。②导泻。③腹腔穿刺放液加补充清蛋白。

(3)提高血浆胶体渗透压。

(4)腹腔积液浓缩回输,用于难治性腹腔积液的治疗。

(5)减少腹腔积液生成和增加其去路:例如腹腔-颈静脉引流是通过装有单向阀门的硅管,利用腹—胸腔压差,将腹腔积液引入上腔静脉。

(五)手术治疗

各种分流、断流术和脾切除术等,可降低门脉系统压力和消除脾功能亢进。肝移植手术是最近开展的治疗晚期肝硬化的新方法。

六、护理评估

(一)健康史

询问本病的有关病因,如有无肝炎、输血史、心力衰竭、胆道疾病及家族遗传性疾病史;有无长期接触化学毒物、使用损肝药物、嗜酒,其用量和持续时间;有无慢性肠道感染、消化不良、黄疸、出血史。目前饮食及消化情况。有无食欲减退、恶心、呕吐、腹胀、腹痛,呕吐物和粪便的性状及颜色。患病后日常休息及活动量。

(二)身体状况

注意观察患者的精神状态。有无肝性脑病的前驱表现。是否消瘦,有无水肿。有无肝病面容,有无黄染、出血点、蜘蛛痣,有无肝掌、腹壁静脉显露或怒张。观察呼吸的频率和节律,有无呼吸困难和发绀。有无腹腔积液;有无腹膜刺激征等。有无尿量减少、尿色异常。

(三)心理-社会状况

本病为慢性经过,病情逐渐发展加重,长期治疗影响家庭生活,患者逐渐丧失工作能力。评估时注意患者的心理状态,有无行为改变,有无焦虑、抑郁、悲观等情绪。评估患者及家属对疾病的认识程度、家庭经济情况。

七、护理诊断

1.营养失调(低于机体需要量)

与严重肝功能损害、摄入量不足有关。

2.体液过多

与门静脉高压、血浆胶体渗透压下降有关。

八、护理措施

(一)基础护理

1.休息

代偿期应适当减少活动,可参加轻工作;失代偿期应以卧床休息为主。大量腹腔积液者可取半卧位,使膈肌下降,减轻呼吸困难。

2.饮食

给予高热量、高蛋白质、高维生素、易消化食物。肝功能损害显著或有肝性脑病先兆时,应限制或禁食蛋白质;腹腔积液者应限盐或无盐饮食;避免进食粗糙、坚硬食物,禁酒、禁用损害肝脏药物。

3.心理护理

肝硬化是一种慢性病,症状不易改善,出现腹腔积液后,一般预后较差,患者及家属易产生悲观情绪,护理人员应予以理解、同情和关心,鼓励患者倾诉并耐心解答所提出问题,向患者、家属说明治疗、护理有可能使病情趋于稳定,保持身心休息有利于治疗,教会其配合治疗的方法。

(二)疾病护理

1.病情观察

定时测量生命体征、监测尿量,有无呕血及黑便,性格行为有无异常。若出现异常,应及时报告医师,以便及时处理。

2.皮肤护理

每天可用温水轻轻擦浴,保持皮肤清洁,衣着宜宽大柔软,经常更换体位,骨隆突处可用棉垫或气圈垫起,以防发生压疮。

3.避免腹压突然增加

剧烈咳嗽、用力排便可使腹腔压力增加,易诱发曲张静脉破裂出血,同时便秘可诱发肝性脑病,应积极治疗咳嗽及便秘。

4.腹腔穿刺放腹腔积液的护理

术前向患者解释治疗目的、操作过程及配合方法,测体重、腹围、生命体征,排空膀胱以免误伤;术中及术后监测血压、脉搏、呼吸,了解患者有无不适。术后用无菌敷料覆盖穿刺部位,缚紧腹带,以防止腹穿后腹内压骤降;记录抽出腹腔积液的量、颜色浑浊或清亮,将标本及时送化验室检查。

九、健康指导

(1)宣传酗酒的危害,教育病毒性肝炎患者积极治疗、避免发生肝硬化。

(2)讲解疾病的知识、自我护理方法,依病情安排休息和活动、合理的营养,保持愉快的心情,生活起居有规律,做好个人卫生,预防感染。

(3)定期门诊复查,坚持治疗,按医师处方用药,避免随意加用药物,以免加重肝脏负担。

(4)教会患者及家属识别肝硬化常见并发症,例如当患者出现性格、行为改变等可能为肝性脑病的前驱症状,有呕血、黑粪时可能为上消化道出血,应及时就诊。

第六节　原发性肝癌

一、概念

原发性肝癌是我国常见的恶性肿瘤之一，尤以东南沿海地区为多见。发病年龄30～50岁为多见，男性多于女性。根据恶性肿瘤死亡率调查，原发性肝癌分别为男性和女性恶性肿瘤的第3位和第4位。

二、病因

原发性肝癌的病因和发病机制至今尚未确定。目前认为与肝炎病毒、黄曲霉素、饮水污染、嗜酒、遗传等因素有关。

(一)病毒性肝炎

乙型肝炎病毒与肝癌的发病有关。近年来发现，丙型病毒性肝炎亦与肝癌的发病有关。

(二)肝硬化

原发性肝癌合并肝硬化者占50%～90%，病理检查发现肝癌合并肝硬化多为乙型病毒性肝炎后大结节性肝硬化，肝细胞恶化在肝细胞再生过程中发生，丙型病毒性肝炎发展成肝硬化的比例并不低于乙型病毒性肝炎。

(三)黄曲霉素

黄曲霉素代谢产物黄曲霉素 B_1 有很强的致癌作用，流行病学调查发现粮油、食品受黄曲霉素 B_1 污染严重的地区，肝癌发病率也相应增高，提示黄曲霉素可能是某些地区肝癌发病率高的原因。

(四)饮用水污染

肝癌高发区的启东，饮池塘水的居民比饮井水的居民肝癌发病率、死亡率高。

(五)其他因素

某些化学物质如亚硝胺类、偶氮芥类、有机氯农药等均是可疑的致癌物，硒缺乏、遗传因素、嗜酒也是肝癌的重要危险因素，华支睾吸虫感染可引起胆管细胞癌。

三、临床表现

(一)症状

1.肝区疼痛

为最常见的首发症状。

2.胃肠道及全身症状

食欲减退、腹胀、乏力、消瘦、发热等。

3.转移灶症状

肝癌可向肺、骨、胸腔等处转移。肺或胸腔转移以咯血、气短为主。骨转移局部有压痛或神经受压症状。脑转移则有头痛、呕吐和神经定位性体征。

4.其他症状

由于癌肿本身代谢异常，可引起低血糖、红细胞增多症、高血钙、高血脂等，称伴癌综合征。

对肝大伴有以上表现者,应警惕肝癌的存在。

(二)体征

1.肝大

为最常见的体征,肝呈进行性肿大。

2.黄疸

晚期可出现,因肝细胞损害、癌肿压迫或侵袭肝门附近的胆管,或癌组织和血块脱落引起的胆道梗阻所致。

3.肝硬化表现

转移灶体征、浅表淋巴结肿大、胸腔积液等。

四、辅助检查

(一)甲胎蛋白(AFP)测定

AFP 对肝细胞癌的诊断特异性较高,若 AFP>400μg/L,持续 4 周以上或 AFP>200μg/L,持续 8 周以上并能够排除妊娠、活动性肝病以及生殖腺来源肿瘤,肝癌诊断即可成立。

(二)血液酶学检查

肝癌患者血清中 γ-谷氨酰转肽酶、碱性磷酸酶和乳酸脱氢酶同工酶等可高于正常。

(三)B 型超声检查

可显示肿瘤的大小、形态、所在部位,是目前有较好定位价值的非侵入性检查方法。

(四)CT 扫描

分辨率高,可检出直径 1cm 左右的早期肝癌。

(五)磁共振成像

诊断价值与 CT 相仿,但费用昂贵。

五、治疗要点

随着诊疗技术的提高,高危人群的普查和随访,早期肝癌和小肝癌的检出率和手术根治切除率逐年提高,加上手术方法的改进以及多种治疗措施的综合应用,肝癌的治疗效果有了一定提高。

(一)手术治疗

手术切除是目前治疗原发性肝癌的最好方法。诊断明确者应及早手术,术中如发现肿瘤已不适合手术者,术中选择肝动脉插管进行局部化疗或肝血管阻断术,也可采用瘤内局部无水酒精注射、氩氮刀、射频、微波凝固等,手术结扎肝动脉和加插管局部化疗效果较好。

(二)肝动脉化疗栓塞治疗(TACE)

对肝癌有较好疗效,可提高患者 3 年生存率,是肝癌非手术治疗的首选方法。

(三)放射治疗

原发性肝癌对放射治疗不甚敏感,近年来由于定位方法和放射能源的改进疗效有所提高。

(四)全身化疗

适用于有肝外转移者或肝内播散严重者。肝动脉内插管局部化疗优于全身化疗。

(五)生物和免疫治疗

在上述治疗的基础上,应用生物和免疫治疗可起巩固和增强疗效的作用。

(六)中医治疗

采用辨证施治、攻补兼施的方法,治则为活血化瘀、软坚散结、清热解毒等。中药与其他治疗相结合,以扶正、健脾、滋阴为主,改善症状,调动机体免疫功能,减少不良反应,提高疗效。

六、护理评估

(一)健康史及相关因素

包括家族中有无肝癌发病者,初步判断肝癌的发生时间,有无对生活质量的影响,发病特点。

1.一般情况

患者的年龄、性别、职业、婚姻状况、营养状况等,尤其注意与现患疾病相关的病史和药物应用情况及过敏史、手术史、家族史、遗传病史和女性患者生育史等。

2.发病特点

患者有无上腹部疼痛、疼痛程度、食欲减退及消瘦。

3.相关因素

家族中有无肝癌发病者,是否有病毒性肝炎。

(二)身体状况

1.局部

肿块位置、大小,肿块有无触痛、活动度情况。

2.全身

重要脏器功能状况,有无转移灶的表现及恶病质。

3.辅助检查

心、肺、肾功能检查;肝功能储备检查;肝胆影像学检查。

七、护理诊断

1.疼痛

肝区疼痛与肝癌增长致肝包膜张力增大,肝癌转移至其他组织有关。

2.体液过多

腹腔积液,与肝癌所致的门脉高压、低蛋白血症、水钠潴留有关。

3.潜在并发症

肝性脑病、上消化道出血、继发感染。

4.营养失调——低于机体需要量

与肝癌所致的食欲减退、恶心、呕吐及腹胀有关。

八、护理措施

(一)术前护理措施

1.心理护理

绝大多数肝癌患者发现即为晚期、多有乙肝病史和腹腔积液体征等,因而有不同程度的恐惧、愤怒、抑郁、焦虑、孤独等心理障碍,对健康极为不利。因此,实行全面的身心护理意义大。护士应掌握心理护理有关知识和基本方法,从整体护理观念出发护理患者,多与患者接触,了解病情及各种心理变化,进行针对性指导,给患者精神、心理上的支持,使尽快解脱心理负担,树立战胜疾病的信心,维持机体的正常功能状态,提高自身免疫功能,增进治疗所取得的效果。

2.提高患者对手术的耐受能力

在确定诊断和手术适应证的同时,要全面了解患者的各项检查结果。由于多数患者合并肝硬化,可伴有低蛋白血症或凝血功能障碍。补充蛋白质及改善凝血功能,提高机体对手术的耐受力,预防并发症,加快手术后的康复。同时术前应给予抗生素,预防或控制感染。

3.呼吸道准备

术后患者常因切口疼痛不敢咳嗽,使呼吸道分泌物难以咳出,术前戒烟可减少呼吸道刺激和分泌物形成;训练患者做深呼吸和有效咳嗽,即深呼吸后再咳嗽,将痰液咳出,以改善或增加肺通气。

4.皮肤准备

术前备皮是清除手术区域皮肤的毛发和污垢,避免切口感染的重要措施。术前一日进行手术区域的皮肤准备,操作应仔细,切勿制伤皮肤,并注意清洁脐部,必要时用松节油除去油脂性污垢。

5.胃肠道准备

术前一日进流质饮食,当晚8时开始禁食,术前4~6小时禁饮水,术前日晚进行灌肠。

(二)术后护理措施

(1)一般护理:①密切观察有无出血情况。②安置体位和协助患者活动。③密切观察有无感染征象。④对肝功能不良伴腹腔积液者,积极保肝治疗,严格控制水和钠盐的摄入量,准确记录24小时出入量。每天观察、记录体重及腹围。

(2)患者术后清醒返回病房后,给予去枕平卧位,头偏向一侧;麻醉完全清醒后若病情允许,可取半卧位,以降低切口张力,以利于呼吸和引流。为防止术后肝断面出血,一般不鼓励患者早期活动。术后24小时内应平卧休息,避免剧烈咳嗽。

(3)术后给予持续低流量吸氧1~2天,接受半肝以上切除者,间歇给氧3~4天。

(4)病情观察:密切观察患者的心、肺、肾、肝等重要器官的功能变化,生命体征和血清学指标变化。

(5)密切观察伤口有无渗血,一旦发现,应观察出血量、速度、血压、脉搏;如有休克征象,应及时报告医师,及时进行处理。除药物止血外,必要时准备手术止血。

(6)引流管的护理:术后患者留置腹腔引流管、胃管、尿管,活动、翻身时要避免引流管打折、受压、扭曲、脱出等。保持引流管通畅,定时挤压引流管,避免因引流不畅而造成感染,腹腔引流管引流的血性液应每天更换引流袋以防感染。

(7)引流液的观察:术后引流液的观察是重点,每天记录和观察引流液的颜色、性质和量,如在短时间内引流出大量血性液体,应警惕发生继发性大出血的可能,同时密切监测血压和脉搏的变化,发现异常及时报告医师给予处理。若引流液含有胆汁,应考虑胆漏。

(8)体液平衡的护理:准确记录24小时出入量。监测水、电解质,保持内环境稳定。

(9)术后并发症护理。

腹腔内出血:术后密切监测血压、脉搏及腹腔引流液的性质及量,做好记录,发现异常立即报告医师,按医嘱正确使用止血药物,必要时输血。

低蛋白血症:密切注意血浆清蛋白水平,隔日查清蛋白及总蛋白含量。注意监测患者腹围及体重。大量输入清蛋白时,注意患者有无不良反应。

肝功能衰竭:观察患者神志情况,如有嗜睡、烦躁不安等肝性脑病前驱症状,并严密观察其血氨的变化。

胆瘘:观察腹腔引流液的性质,术后早期可有少量胆汁自肝断面渗出,沿腹腔引流管或腹壁伤口溢出胆汁样液体。胆汁瘘多发生于术后 5～10 天,表现为发热、右上腹痛、腹肌紧张及腹膜刺激征。护理:保持引流管引流通畅,做好观察和记录,胆汁渗漏量较少,可在 2 周左右停止,发生胆漏,应配合医生给予充分引流、防治感染和营养支持。

膈下脓肿:术后注意观察患者体温、脉搏、血象和腹部情况。如手术后 3 天体温持续不降、白细胞增多、腹胀,应考虑为膈下感染,立即报告医师进行处理。遵医嘱进行抗生素治疗并给予营养支持,以增强其机体的抵抗力。

九、健康指导

(1)出院前向患者及家属详细介绍出院后有关事项,并将有关资料交给患者或家属,告知患者出院定期复诊,建议每 3 个月至少复查 1 次。

(2)告诫患者术后注意劳逸结合,避免过度劳累,适当进行户外活动及轻度体育锻炼,如散步、下棋、打太极拳等户外活动,以增强体质,预防感冒,忌烟酒,尽量避免到人多的公共场所。

(3)保持心情舒畅和充足的睡眠,每晚持续睡眠应达到 6～8 小时。

(4)告诫患者如有异常情况应及时来院就诊。

(5)饮食指导:鼓励患者进食高热量、高维生素、低脂肪、易消化的食品,少吃动物脂肪、动物内脏、油炸、辛辣食品。进食方式:饮食规律,注意食物搭配,合理营养。

(6)亲属指导:患者亲属要关心患者,经常陪伴患者参加户外活动。多交流了解患者的思想状况,让患者及时了解外面发生的事情。应让患者保持良好的心境,忌生气。

第七节　慢　性　胃　炎

一、概念

慢性胃炎指各种病因所致胃黏膜的慢性非特异性炎症。慢性胃炎的分类方法很多,我国采用的是国际上新悉尼系统的分类方法,根据病理组织学改变和病变在胃的部位,结合可能病因,将慢性胃炎分为浅表性、萎缩性和特殊类型三大类。慢性浅表性胃炎是指不伴有黏膜萎缩、病变仅局限于黏膜层,以淋巴细胞和浆细胞的黏膜浸润为主,幽门螺杆菌感染是这类慢性胃炎的主要病因。慢性萎缩性胃炎是指胃黏膜发生萎缩性改变,伴有肠上皮化生。慢性萎缩性胃炎又可再分为多灶萎缩性胃炎和自身免疫性胃炎两大类,前者以胃窦为主,相当于以往命名的 B 型胃炎,多由幽门螺杆菌感染引起慢性浅表性胃炎发展而来;后者病变主要位于胃体部,相当于以往命名的 A 型胃炎,由自身免疫引起。

二、病因

(一)幽门螺杆菌感染

目前认为幽门螺杆菌感染是慢性胃炎主要的病因。

(二)饮食和环境因素

长期幽门螺杆菌感染增加了胃黏膜对环境因素损害的易感性;饮食中高盐和缺乏新鲜蔬菜及水果可导致胃黏膜萎缩、肠化生以及胃癌的发生。

(三)自身免疫

胃体萎缩为主的慢性胃炎患者血清中常能检测出壁细胞抗体和内因子抗体,尤其是伴有恶性贫血的患者检出率相当高。

(四)其他因素

机械性、温度性、化学性、放射性和生物性因子,如长期摄食粗糙与刺激性食物、酗酒、咸食、长期服用非甾体类抗炎药或其他损伤胃黏膜的药物、鼻咽部存在慢性感染灶等。

三、临床表现

(一)症状

大多数慢性胃炎患者无任何症状。有症状者主要表现为非特异性消化不良症状,如上腹部隐痛、进食后上腹部饱胀、食欲缺乏、反酸、嗳气、呕吐等。少数患者有呕血与黑便,自身免疫胃炎可出现明显厌食和体重减轻,常伴贫血。

(二)体征

本病多无明显体征,有时可有上腹部轻压痛,胃体胃炎严重时可有舌炎和贫血的相应体征。

四、辅助检查

(一)胃镜及活组织检查

为最可靠的确诊方法。

(二)胃液分析

B 型胃炎患者大致正常,A 型胃炎患者胃酸明显减少或缺乏。

(三)血清学检查

A 型胃炎患者血清抗壁细胞抗体和内因子抗体呈阳性,血清胃泌素水平多升高;B 型胃炎患者血清抗壁细胞抗体多呈阴性,血清胃泌素水平下降。

(四)幽门螺杆菌检查

常用方法有涂片、培养、尿素酶测定等。

五、治疗要点

(一)消除或削弱攻击因子

(1)根除幽门螺杆菌治疗:适用于幽门螺杆菌感染的慢性胃炎。常采用三联疗法为主的治疗,枸橼酸铋钾(CBS)与甲硝唑、阿莫西林联合应用,效果显著。

(2)抑酸或抗酸治疗:适用于有胃黏膜糜烂或以胃烧灼感、反酸、上腹饥饿痛等症状为主者,根据病情或症状严重程度,选用抗酸药。

(3)针对胆汁反流、服用非甾体类抗炎药等做相关治疗处理。

(二)增强胃黏膜防御

适用于有胃黏膜糜烂出血或症状明显者,药物包括兼有杀菌作用的胶体铋,兼有抗酸和胆盐吸收的硫糖铝等。

(三)动力促进药

可加速胃排空,适用于上腹饱胀、早饱等症状为主者。

(四)中医中药

辨证施治,可与西药联合应用。

(五)其他

应用抗抑郁药、镇静药。适用于睡眠差、有精神因素者。

六、护理评估

(一)健康史

(1)评估既往疾病史、既往手术史、用药史、饮食习惯、烟酒嗜好、营养状况、最近劳累程度等。

(2)评估此次发病的原因、心理状况、家庭支持情况及家族史。

(3)评估常见消化性溃疡的病因:幽门螺杆菌感染,使用非甾体类抗炎药,胃酸、胃蛋白酶自身消化,遗传因素,胃及十二指肠运动异常,应激紧张,烟酒嗜好等。

(二)身体状况

(1)评估面色、有无休克征象:急性大量出血一般表现为头晕、心悸、乏力,突然起立发生晕厥、口渴、肢体湿冷、心率加快、血压偏低等。休克时表现为烦躁不安或意识不清、面色苍白、四肢湿冷、口唇发绀、呼吸急促等,血压下降、脉压变小、心率加快、尿量减少等。

(2)鉴别胃炎疼痛与溃疡疼痛,询问疼痛的性质、程度及部位。

七、护理诊断

1.疼痛

腹痛,与胃黏膜慢性炎症有关。

2.营养失调——低于机体需要量

与食欲不振、消化吸收不良有关。

3.活动无耐力

与自身免疫性胃炎致恶性贫血有关。

4.知识缺乏

缺乏对慢性胃炎病因和防治知识的了解。

八、护理措施

(一)休息

慢性胃炎急性发作时患者需卧床休息,恢复期患者生活要有规律,避免过度劳累,要注意劳逸结合。

(二)饮食护理

给予患者易消化的软食,并通过少食多餐减轻胃部不适;避免食用过凉、过热、刺激性食物,以免增加上腹部疼痛;对食欲减退的患者要指导患者及家属改善烹饪技术,使食物色、香、味俱全,增加患者的食欲;胃酸缺乏者应将食物完全煮熟后食用,有利于消化吸收。

(三)疼痛的护理

减轻患者的紧张情绪、分散注意力可减轻疼痛;用热水袋热敷上腹部,以解除痉挛,缓解疼痛;借助中医针灸疗法缓解疼痛。

(四)协助医师进行病因治疗

按医嘱准确给予灭菌药物,并注意观察药物的不良反应。

九、健康指导

(1)劳逸结合,适当锻炼身体,保持情绪乐观,提高免疫功能和增强抗病能力。

(2)饮食规律,少食多餐,软食为主;应细嚼慢咽,忌暴饮暴食;避免刺激性食物,忌烟戒酒、少饮浓茶咖啡及进食辛辣、过热和粗糙食物;胃酸过低和有胆汁反流者,宜多吃瘦肉、禽肉、鱼、奶类等高蛋白低脂肪饮食。

(3)避免服用对胃有刺激性的药物(如水杨酸钠、吲哚美辛、保泰松和阿司匹林等)。

(4)嗜烟酒者与患者、家属一起制订戒烟酒的计划并督促执行。

(5)经胃镜检查肠上皮化生和不典型增生者,应定期门诊随访,积极治疗。

第八节　冠状动脉粥样硬化性心脏病

一、心绞痛

(一)概念

心绞痛是在冠状动脉狭窄的基础上,由于心肌急剧的、暂时的缺血与缺氧所引起的,以发作性胸痛或胸部不适为主要表现的临床综合征。患者多 40 岁以上,男性多于女性。情绪激动、劳累、饱餐、受凉等为发作诱因。

(二)病因及发病机制

最基本的原因是冠状动脉粥样硬化引起管腔狭窄和(或)痉挛,限制了血流通过量的增加,当心脏负荷突然增加,或冠状动脉自发性痉挛时,心肌供血不足,引起心绞痛发作。

(三)临床症状

阵发性胸痛或心前区不适是典型心绞痛的特点。

1.疼痛部位

胸骨体中上段、胸骨后可波及心前区,甚至整个前胸,边界表达不清。可放射至左肩、左臂内侧,甚至可达左手环指和小指,也可向上放射至颈、咽部和下颌部,也可放射至上腹部,甚至下腹部。

2.疼痛性质

常为压迫、发闷、紧缩感,也可为烧灼感,偶可伴有濒死、恐惧感。患者可因疼痛而被迫停止原来的活动,直至症状缓解。

3.持续时间

1～5分钟,一般不超过15分钟。

4.缓解方式

休息或含服硝酸甘油后几分钟内缓解。

5.发作频率

发作频率不固定,可数天或数周发作1次,也可1天内多次发作。

6.诱发因素

常因体力劳动或情绪激动而诱发,也可在饱餐、寒冷、吸烟、心动过速时发病。疼痛发生在体力劳动或激动时。典型的心绞痛常常在诱发条件相似的情况下发生。

(四)临床体征

平时一般无异常体征。发作时可有心率增快,暂时血压升高,面色苍白、表情焦虑、皮肤冷或出汗。有时出现第四或第三心音奔马律。也可有心尖部暂时性收缩期杂音,出现交替脉。

(五)检查

1.心电图检查

静息心电图约有半数患者为正常,也可能有陈旧性心肌梗死的改变。亦可出现非特异性ST段和T波异常。心绞痛发作时常可出现暂时性心肌缺血性ST段压低,有时出现T波倒置,偶见ST段抬高。运动负荷试验、24小时动态心电图检查以及心电图连续监测可明显提高缺血性心电图的检出率,日前已作为常规的检查项目。

2.超声心动图检查

缓解期可无异常表现,心绞痛发作时可发现节段性室壁运动异常,可有一过性心室收缩、舒张功能障碍的表现。

超声心动图负荷试验是诊断冠心病的方法之一,敏感性和特异性高于心电图负荷试验,可以识别心肌缺血的范围和程度。

3.冠状动脉造影

选择性冠状动脉造影可使左、右冠状动脉及其主要分支得到清楚的显影,发现各支动脉狭窄性病变的部位并估计其程度。一般认为,管腔直径减少70%～75%以上会严重影响冠脉血供,50%～70%也具有一定临床意义。本检查具有确诊价值,并对选择治疗方案及判断预后极为重要。目前已成为确诊冠心病的主要检查手段。

4.放射性核素检查

放射性铊心肌显像所示灌注缺损提示心肌血流供血不足或消失区域,对心肌缺血诊断极有价值。如同时兼做运动负荷试验,则能大大提高诊断的阳性率;放射性核素99m锝心腔内血池显影,可测定左心室射血分数,显示室壁局部运动障碍;正电子发射断层心肌显像除可判断心肌的血流灌注情况外,还可了解心肌的代谢情况,并可通过对心肌血流灌注与代谢显像的匹配分析准确评估心肌的活力。

(六)治疗要点

1.心绞痛发作期治疗

即刻休息,硝酸酯类药物是最有效、作用最快终止心绞痛发作的药物。

2.缓解期治疗

去除诱因,使用硝酸酯制剂、β受体阻滞剂,可减慢心率、降低心肌收缩力、减少耗氧量而预防心绞痛的发作。钙离子通道阻滞剂抑制钙离子进入心肌细胞,扩张冠脉和周围血管。预防发作:用抑制血小板聚集的药物。

3.其他治疗

经皮腔内冠状动脉成形术(PTCA)、主动脉－冠状动脉旁路移植手术(CABG)。

(七)护理评估

1.病史

了解患者是否摄入过多热量、脂类,是否吸烟、情绪激动,是否有高血压、糖尿病、高脂血症及家族史等。

2.主要临床表现

以发作性胸痛为主要的临床表现,是护士对患者进行评估的重点,应详细了解患者疼痛的部位、性质、诱发因素、持续时间及缓解方式。

3.心理－社会评估

由于心绞痛发作时患者有濒死感,尤其是病情反复、频繁发作者,易产生焦虑,甚至恐惧的心理反应。

4.护理体检

多数患者常无阳性体征。心绞痛发作时可见心率加快、血压升高、面色苍白、出冷汗。心脏听诊可有第三或第四心音奔马律。

(八)护理诊断

1.疼痛

心前区痛与心肌缺血有关。

2.活动无耐力

与心绞痛的发作影响活动有关。

3.知识缺乏

缺乏有关冠心病的知识。

(九)护理措施

1.一般护理

发作时应立即休息,同时舌下含服硝酸甘油。缓解期可适当活动,避免剧烈运动,保持情绪稳定。秋、冬季外出应注意保暖。对吸烟患者应鼓励戒烟,以免加重心肌缺氧。

2.病情观察

了解患者发生心绞痛的诱因,发作时疼痛的部位、性质、持续时间、缓解方式、伴随症状等。发作时应尽可能描记心电图,以明确心肌供血情况。如症状变化应警惕急性心肌梗死的发生。

3.用药护理

应用硝酸甘油时,嘱咐患者舌下含服,或嚼碎后含服,应在舌下保留一些唾液,以利于药物迅速溶解而吸收。含药后应平卧,以防低血压的发生。服用硝酸酯类药物后常有头胀、面红、头晕、心悸等血管扩张的表现,一般持续用药数天后可自行好转。对于心绞痛发作频繁或含服硝酸甘油效果不好的患者,可静脉滴注硝酸甘油,但注意滴速,需监测血压、心率变化,以免造成血压降低。青光眼、低血压者禁忌。

4.饮食护理

给予低热量、低脂肪、低胆固醇、少糖、少盐、适量蛋白质、丰富的维生素饮食,宜少食多餐,不饮浓茶、咖啡,避免辛辣刺激性食物。

(十)健康指导

1.饮食指导

告诉患者宜摄入低热量、低动物脂肪、低胆固醇、少糖、少盐、适量蛋白质食物,饮食中应有适量的纤维素和丰富的维生素,宜少食多餐,不宜过饱,不饮浓茶,咖啡,避免辛辣刺激性食物。肥胖者控制体重。

2.预防疼痛

寒冷可使冠状动脉收缩,加重心肌缺血,故冬季外出应注意保暖。告诉患者洗澡不要在饱餐或饥饿时进行,洗澡水温不要过冷或过热,时间不宜过长,不要锁门,以防意外。有吸烟习惯的患者应戒烟,因为吸烟产生的一氧化碳影响氧合,加重心肌缺氧,引发心绞痛。

3.活动与休息

合理安排活动和休息缓解期可适当活动,但应避免剧烈运动(如快速登楼、追赶汽车),保持情绪稳定,避免过劳。

4.定期复查

定期检查心电图、血脂、血糖情况,积极治疗高血压、控制血糖和血脂。如出现不适疼痛加重,用药效果不好,应到医院就诊。

5.按医嘱服药

平时要随身携带保健药盒(内有保存在深色瓶中的硝酸甘油等药物)以备急用,并注意定期更换。学会自我监测药物的不良反应,自测脉率、血压,密切观察心率血压变化,如发现心动过缓应到医院调整药物。

二、急性心肌梗死

(一)概念

急性心肌梗死是在冠状动脉硬化的基础上,冠状动脉血供应急剧减少或中断,使相应的心肌发生严重持久的缺血导致心肌坏死。临床表现为持久的胸前区疼痛、发热、血白细胞计数增多、血清心肌坏死标志物增多和心电图进行变化,还可发生心律失常、休克或心力衰竭三大并发症,亦属于急性冠状动脉综合征的严重类型。

(二)病因与发病机制

最基本的病因是冠状动脉粥样硬化。一旦管腔狭窄部位斑块增大、破裂出血、血栓形成或出现冠状动脉持续痉挛,使管腔完全闭塞,且侧支循环未充分建立,心肌严重缺血超过1小时即可发生心肌梗死。

(三)表现

1.先兆表现

50%以上的患者发病数日或数周前有胸闷、心悸、乏力、恶心、大汗、烦躁、血压波动、心律失常、心绞痛等前驱症状。以新发生的心绞痛,或原有心绞痛发作频繁且程度加重、持续时间长、服用硝酸甘油效果不好为常见。

2.症状表现

(1)疼痛:为最早出现、最突出的症状,其性质和部位与心绞痛相似,但程度更剧烈,难以忍受,伴有烦躁、大汗、恐惧、濒死感,多无明显的诱因,疼痛可持续数小时或数天,经休息和含服硝酸甘油无效。

(2)全身症状:有发热,由于坏死组织吸收引起,多在1周内恢复正常。

(3)胃肠道症状:疼痛剧烈时常伴有恶心、呕吐和上腹胀痛。

(4)心律失常:发生于75%~95%的患者,是急性心肌梗死患者死亡的主要原因。

(5)休克:主要为心源性休克,常于心肌梗死后数小时至1周内发生。

(6)心力衰竭:主要为急性左心衰竭,右心室心肌梗死者可一开始即出现右心衰竭表现,伴血压下降。

(四)体征

1.心脏体征

心脏浊音界可正常或轻中度增大;心率多增快,也可减慢;心尖部第一心音减弱,可闻及第四心音奔马律;部分患者在心尖部可闻及粗糙的收缩期杂音或喀喇音,为二尖瓣乳头肌功能失调或断裂所致;10%~20%的患者在起病2~3天出现心包摩擦音,为反应性纤维性心包炎所致。

2.血压

除急性心肌梗死早期血压可一过性增高外,几乎所有患者都有明显的血压降低。原有高血压患者,血压可降至正常以下。

3.其他

当伴有心律失常、休克或心力衰竭时可出现相应的体征。

(五)并发症

1.乳头肌功能失调或断裂

二尖瓣乳头肌因缺血、坏死等使收缩功能发生障碍,造成二尖瓣脱垂及关闭不全。轻者可以恢复,重者可严重损害左心功能而发生急性肺水肿在数日内死亡。

2.心室壁瘤

主要见于左心室,较大的室壁瘤体检时可有左侧心界扩大,心脏搏动较广泛。X线透视、超声心动图、左心室造影可见心室局部搏动减弱或有反常搏动,心电图示ST段持续抬高。室壁瘤可导致左心衰竭、心律失常、栓塞等。

3.栓塞

见于起病后1~2周,如为左心室附壁血栓脱落所致,则引起脑、肾、脾或四肢等动脉栓塞。由下肢静脉血栓脱落所致,则产生肺动脉栓塞。

4.心脏破裂

少见,常在起病一周内出现,多为心室游离壁破裂造成心包积血引起急性心脏压塞而猝死,偶有室间隔破裂造成穿孔引起心力衰竭或休克而在数日内死亡。

5.心肌梗死后综合征

于心肌梗死后数周至数月内发生,表现为心包炎、胸膜炎或肺炎,有发热、胸痛等症状,可能是机体对坏死物质的变态反应。

(六)辅助检查

1.心电图

(1)特征性改变:病理性的 Q 波,ST 段呈弓背向上明显抬高及 T 波倒置。

(2)动态性改变:抬高的 ST 段可在数日至 2 周内逐渐回到基线水平;T 波倒置加深呈冠状 T,此后逐渐变浅、平坦,部分可恢复直立;Q 波大多永久存在。

2.实验室检查

(1)血液检查:常见白细胞总数增高,红细胞沉降率增快,可持续 1～3 周。

(2)血清心肌酶学:肌酸磷酸激酶、肌酸磷酸激酶同工酶、乳酸脱氢酶等水平升高。

(3)心肌肌钙蛋白 I 或 T 的出现和增高被认为是反映急性心肌梗死更具敏感性和特异性的生化指标。

3.超声心电图

M 型超声可了解心室壁的运动和左心室功能,诊断室壁瘤和乳头肌功能失调,为临床治疗及判断预后提供重要依据。

(七)治疗要点

保护心脏功能,挽救濒死心肌,防止梗死扩大,及时处理各种并发症。

1.一般治疗

休息、吸氧和持续心电、血压、呼吸监测。

2.解除疼痛

吗啡、哌替啶(杜冷丁)注射,硝酸甘油含服,建立静脉通路后持续静脉点滴。

3.再灌注心肌

(1)溶栓疗法:在起病 6 小时内使用纤溶酶原激活剂溶解冠状动脉内的血栓,使闭塞的冠状动脉再通,使心肌得到再灌注。常用的药物有尿激酶、链激酶和重组组织型纤溶酶原激活剂。

(2)急诊 PTCA 或支架植入术。

4.消除心律失常

心肌梗死后的恶性心律失常易引起猝死,一旦发现必须及时处理。

5.控制休克

补充血容量,应用升压药和血管扩张剂,纠正酸中毒和保护肾功能;主动脉内气囊反搏术,急诊 PTCA 或主动脉－冠状动脉旁路移植手术。

6.治疗心力衰竭

应用吗啡、利尿剂、血管扩张剂减轻左心室前、后负荷。急性心肌梗死发生后 24 小时内应尽量避免使用洋地黄制剂。

7.其他治疗

抗凝疗法、β受体阻滞剂和极化液疗法。

(八)护理评估

1.病史

评估患者有无冠心病的易患因素。此次胸痛的特征,与以往心绞痛发作相比有无变化,尤其是程度,部位,持续时间等,有无消化道症状、心律失常、休克、心力衰竭等。由于剧烈的疼痛可使患者产生濒死感、入院后的监护及限制活动等均可使患者产生恐惧和焦虑,因此要做好心理评估。

2.身体评估

主要检查生命体征、心律、心率、心音变化、有无奔马律、心脏杂音及肺部啰音等。

(九)护理诊断

1.疼痛

与心肌缺血坏死有关。

2.恐惧

与剧烈疼痛造成的濒死感有关。

3.活动无耐力

与心功能下降有关。

4.有便秘的危险

与长时间卧床和排便习惯改变有关。

5.潜在并发症

心律失常、心源性休克、猝死。

(十)护理措施

1.镇痛治疗的护理

遵医嘱给予吗啡或哌替啶(杜冷丁)止痛,给予硝酸甘油或异山梨酯舌下含化,烦躁不安者可肌内注射地西泮,并及时询问患者疼痛及其伴随症状的变化情况,注意有无呼吸抑制、脉搏加快等不良反应,随时监测血压的变化。

2.休息

包括精神和体力的休息。疼痛时应绝对卧床休息,保持环境安静,限制探视,减少干扰。

3.给氧

间断或持续吸氧。

4.心理护理

允许患者表达自己的感受,尊重、倾听患者,帮助患者树立战胜疾病的勇气,理解并鼓励患者表达恐惧。

5.改善活动耐力

保证身心休息,减少心肌耗氧。急性期绝对卧床休息,第1～3天绝对卧床休息;第4～7天卧床休息;但做深呼吸及伸屈腿几次,如无并发症,可坐起;第二周床边活动;第三周陪同离床活动。预防给药,保证睡眠。

6.防止便秘

摄水量为 1500mL/d,多食富含纤维素的食物,必要时给予缓泻剂。强调预防便秘的重要性。

7.病情观察

观察心率、心律和血压的变化,发现心律失常、猝死和休克的征兆,及时通知医师处理。

(九)健康指导

1.养成良好生活习惯

调整生活方式,缓解压力,克服不良情绪,避免饱餐、寒冷刺激。洗澡时应注意:不在饱餐和饥饿时洗,水温和体温相当,时间不要过长,卫生间不上锁,必要时有人陪同。

2.积极治疗危险因素

积极治疗高血压、高血脂、糖尿病、控制体重于正常范围,戒除烟酒。自觉落实二级预防措施。

3.按时服药

了解所服药物作用、不良反应,随身带药物和保健卡。按时服药、定期复查,终身随诊。

4.合理饮食

食用低热量、低脂、低胆固醇,总热量不宜过高的饮食,以维持正常体重为度。清淡饮食,少量多餐。避免大量刺激性食品。多食含纤维素和果胶的食物。

第九节　原发性高血压

一、概述

高血压是指动脉收缩压和(或)舒张压持续升高。高血压分为原发性高血压和继发性高血压两种类型。病因不明的高血压,称为原发性高血压,简称高血压。血压升高是继发某些疾病基础上的症状,称为继发性高血压。

原发性高血压是以血压升高为主要临床表现,伴有或不伴有多种心血管疾病危险因素的综合征。高血压是心、脑、血管疾病的主要病因和危险因素,影响心、脑、肾的结构和功能,最终导致其功能衰竭,是心血管疾病死亡的主要原因之一。

二、病因

(一)体重超重和肥胖或腹型肥胖

中国成人正常体质指数(BMI)为 19~24,体质指数≥24 为超重,≥28 为肥胖。人群体质指数的差别对人群的血压水平和高血压患病率有显著影响。男性腰围≥85cm、女性腰围≥80cm 者高血压的危险为腰围低于此界限者的 3.5 倍。

(二)饮酒

男性持续饮酒者比不饮酒者 4 年内高血压发生危险增加 40%。

(三)膳食高钠盐

大量研究表明,我国北方人群食盐摄入量每人每天 12～18g,南方为 7～8g,膳食钠摄入量与血压有显著相关性,北方人群血压水平高于南方。

(四)年龄与性别

高血压患病率随年龄增长而上升,35 岁以后上升幅度较大。性别差异不大,虽然青年时期男性患病率高于女性,但女性绝经期后患病率又稍高于男性。

(五)遗传

父母均为高血压者其子女患高血压的概率明显高于父母均为正常血压者。

(六)职业

脑力劳动者患病率高于体力劳动者,城市居民高于农村居民。

三、发病机制

(一)反复过度紧张与精神刺激

引起交感神经兴奋、儿茶酚胺分泌增加,使心排出量和外周血管阻力增加。

(二)肾功能异常

导致水、钠潴留和血容量增加,肾素-血管紧张素-醛固酮系统失调。

(三)内分泌因素

肾上腺髓质分泌去甲肾上腺素增多,引起外周小血管收缩;肾上腺素增多增加心排出量,均可使血压升高。

(四)血管内皮功能异常

正常情况下,血管舒张物质和收缩物质保持平衡。

(五)胰岛素抵抗

X 综合征(胰岛素抵抗综合征):高血压常与向心性肥胖、血脂异常、葡萄糖耐量异常并存。

四、临床表现

(一)一般表现

头晕、头痛、耳鸣、视物模糊、乏力、失眠等,有时有心悸和心前区不适感。

(二)并发症

血压持续性升高,造成脑、心、肾、眼底等损伤,出现相应表现。①脑血管意外;②心力衰竭;③肾衰竭;④视网膜改变;⑤血管疾病。

(三)高血压急症

原发性高血压进展缓慢,是一个慢性进行性的过程。但有些患者在某些情况下会出现短期内血压急剧增高的情况,称为高血压急症。包括恶性高血压、高血压危象和高血压脑病。

(四)高血压的分级和危险度分层

高血压的分级根据血压高低可分为 1、2、3 级。危险度分层根据靶器官的损害和血压水平可分为低危、中危、高危和极高危。

五、辅助检查

相关检查有助于发现相关的危险因素、病情程度和靶器官损害。①检查尿常规;②血生化检查,如血糖、血脂、肾功能、血尿酸、血电解质;③检查眼底;④心电图;⑤超声心电图。

六、治疗要点

治疗的目的是使血压下降、接近或达到正常范围;预防或延缓并发症的发生。

(一)非药物治疗

限制钠盐摄入、减轻体重、运动、休息或其他生物行为方法。

(二)药物治疗

(1)利尿剂。

(2)β受体阻滞剂。

(3)钙离子通道阻滞剂。

(4)血管紧张素转换酶抑制剂。

(5)血管紧张素Ⅱ受体阻滞剂。

(6)α_1受体阻滞剂。

七、护理评估

(一)病史评估

询问发现血压升高的时间、血压水平及治疗情况;了解有无家族病史及家庭饮食习惯;了解有无其他并发症,如糖尿病、高脂血症、冠心病等;评估心、脑、肾等重要脏器受损情况。

(二)身体状况

注意生命体征、意识及精神状况,评估有无血压骤高、骤低或持续升高、头痛头晕、晕厥等伴随症状及体征;了解有无夜尿增多、视力减退、活动乏力等症状。

(三)心理-社会状况评估

评估有无工作压力重,精神紧张,家庭、社会压力大,人际关系、经济负担,心理、精神长期紧张等因素存在。

八、护理诊断

1.疼痛

头痛与高血压脑血管痉挛有关。

2.活动无耐力

与并发心力衰竭有关。

3.有受伤的危险

与头晕和视物模糊有关。

4.潜在并发症

心力衰竭、脑血管意外、肾衰竭。

九、护理措施

(一)休息

轻度高血压可通过调整生活节奏、保证休息和睡眠而恢复正常。故高血压初期可不限制一般的体力活动,避免重体力活动,保证足够的睡眠。血压较高症状较多或有并发症的患者应卧床休息。

(二)控制体重

应限制每天摄入总热量,以达到控制和减轻体重的目的。

(三)运动要求

增强运动如跑步、行走、游泳等。运动量指标为收缩压升高、心率增快,但舒张压不升高,一段时间后,血压下降,心率增加的幅度下降。

(四)避免诱因

应指导患者控制情绪,避免寒冷,注意保暖。避免蒸汽浴和过热的水洗浴。保持排便通畅,避免剧烈运动和用力。避免突然改变体位和禁止长时间站立。

(五)用药护理本病需长期服药

(1)提高患者用药依从性,不得自行增减和撤换药物。

(2)某些降压药物可有直立性低血压不良反应,指导患者在改变体位时要动作缓慢,当出现头晕、视物模糊时,立即平卧。

(3)用药一般从小剂量开始,可联合数种药物,以增强疗效,减少不良反应,应根据血压的变化,遵医嘱调整剂量。

(4)降压不宜过快、过低,尤其老年人,可因血压过低而影响脑部供血。

(5)应用硝普钠需注意避光使用,调节速度需在严密监测血压情况下进行,连续使用一般不超过 5 天,以免引起硫氰酸中毒。注意要防止药物外渗引起局部组织反应。

(6)并发症护理:高血压脑血管意外患者应半卧位,避免活动、安定情绪、遵医嘱给予镇静药。建立静脉通路,血压高时首选硝普钠静脉滴注治疗。

发生心力衰竭时应给予吸氧,4~6L/min;急性肺水肿时 20%~30%酒精湿化吸氧,6~8L/min。

十、健康指导

(一)限制钠摄入

钠摄入<6g/d,可减少水钠潴留、减轻心脏负荷,降低外周阻力达到降低血压,改善心功能的目的。

(二)减轻体重

血压与体质指数呈正相关,特别是向心性肥胖,可使血容量增加,内分泌失调,是高血压的重要危险因素,应限制患者每天摄入总热量,以达到控制和减轻体重的目的。

(三)运动

运动时(如跑步、行走、游泳)收缩压升高,伴心排出量和心率的增高,但舒张压不升高,一段时间后,静息血压下降,心排出量和心率增加的幅度下降。

(四)坚持合理服药

因人而异确定服药时间、提供药物说明书,注意药物不良反应,并教会患者自己观察用药后的反应。

(五)避免诱因

(1)避免情绪激动、精神紧张、劳累、精神创伤等可使交感神经兴奋,血压上升,故指导患者自己控制情绪调整生活节奏。

(2)寒冷可使血管收缩,血压升高,冬天外出时注意保暖,室温不宜过低。

(3)保持排便通畅,避免剧烈运动和用力咳嗽,以防回心血骤增而发生脑血管意外。

(4)生活环境应安静,避免噪声刺激和引起精神过度兴奋的活动。

(六)行为安全

需要注意的安全事项,避免突然改变体位,不用过热的水洗澡和蒸汽浴,禁止长时间站立。

(七)指导患者学会观察技能

自测血压,每天定时、定位测量血压,定期随诊复查,病情变化如胸痛、水肿、鼻出血、血压突然升高、心悸、剧烈头痛、视物模糊、恶心、呕吐、肢体麻木、偏瘫、嗜睡、昏迷等症状立即就医。

第十节　心力衰竭

一、慢性心力衰竭

(一)概念

慢性心力衰竭是大多数心血管疾病最终归宿,也是患者最主要的死亡原因。随着世界人口的老龄化及引起心力衰竭的基础心脏病呈明显上升态势,其发生率、死亡率也在逐年上升。

(二)基本病因

1.原发性心肌损害

包括缺血性心肌损害等。

2.心脏负荷过重

包括心脏前负荷(容量负荷)和后负荷(压力负荷)过重。

3.心室舒张受限

见于缩窄性心包炎、肥厚型心肌病。

(三)基本诱因

(1)感染:以呼吸系统感染多见。

(2)心律失常:心房颤动等快速心律失常多见。

(3)生理或心理压力过大。

(4)妊娠和分娩。

(5)血容量增加。

(6)其他:如洋地黄治疗不当,或合并甲状腺功能亢进、贫血等疾病。

(四)发病机制

慢性心力衰竭的发病机制十分复杂,当心功能因心脏病变受损时,机体首先发生多种代偿机制,这些机制可使心功能在一定时间内维持在相对正常的水平,但也有其负性效应从而发生失代偿。其主要机制可归纳为以下4种:①Frank-Sarling机制;②神经体液代偿机制;③体液因子改变;④心肌损害与心室重构。

(五)症状和体征

1.左心衰竭

(1)症状。①呼吸困难:心力衰竭的基本表现。最早出现的是劳力行呼吸困难,经休息后缓解;最典型的是阵发性夜间呼吸困难,严重者可发生急性肺水肿;晚期出现端坐呼吸。②咳嗽、咳痰和咯血：咳嗽于早期即可发生，常发生在夜间，痰呈白色泡沫样，如发生急性肺水肿，则咳大量粉红色泡沫样痰，为肺泡和支气管瘀血所致。③低心排量症状：由于心排血量降低，患者常感倦怠、乏力，脑缺氧导致头昏、失眠、嗜睡、烦躁等精神症状。

（2）体征。①肺部湿啰音：由于肺毛细血管内压增高，液体可渗到肺泡出现湿啰音，随着病情由轻到重，啰音可从局限于肺底至全肺。特点为啰音位于患者身体的低垂部位。②心脏体征：除原发心脏病固有体征外，慢性左心衰竭的患者一般会有心脏扩大、肺动脉瓣听诊区第二心音亢进及舒张期奔马律。

2.右心衰竭

（1）症状。①消化道症状：腹胀、食欲减退、恶心、呕吐是右心衰竭最常见的表现，系因胃肠道及肝脏瘀血所致。②劳力性呼吸困难：右心衰竭有明显的体循环瘀血时可出现呼吸困难。

（2）体征。①水肿：首先出现于身体的低垂部位，常为可压陷性及对称性，严重者可出现胸腔积液，均由体静脉压升高所致。②颈静脉征：充盈、怒张是右心衰竭的最主要体征，肝颈静脉反流征阳性则更具特征性。③肝大：肝大一般发生在皮下水肿之前，肝脏因瘀血而肿大，伴压痛，持续慢性右心衰竭可致心源性肝硬化，晚期可发生黄疸、大量腹腔积液及肝功能受损。④心脏体征：除原有心脏病的固有体征外，右心衰竭可因右心室扩大而出现三尖瓣关闭不全的反流性杂音。

3.全心衰竭

右心衰竭继发于左心衰竭而形成全心衰竭，但右心衰竭后，肺瘀血的临床表现减轻。扩张型心肌病等表现左、右心同时衰竭者，肺瘀血症状都不严重，左心衰竭的表现主要是心排出量减少的相关症状和体征。

（六）辅助检查

1.X线检查

（1）心影的大小、形态可为病因诊断提供重要依据，根据心脏扩大的程度和动态改变，间接反映心功能状态。

（2）肺门血管影增强是早期肺静脉压增高的主要表现；肺动脉压力增高可见右下肺动脉增宽；肺间质水肿可使肺野模糊；Kerley B线是在肺野外侧清晰可见的水平线状影，是肺小叶间隔内积液的表现，是慢性肺瘀血的特征性表现。

2.超声心动图

超声心动图比X线检查更能准确地提供各心腔大小变化及心瓣膜结构情况。左心室射血分数（LVEF）可反映心脏收缩功能，正常左心室射血分数＞50％，左心室射血分数≤40％为收缩期心力衰竭诊断标准。

应用多普勒超声是临床上最实用的判断心室舒张功能的方法，E峰是心动周期的心室舒张早期心室充盈速度的最大值，A峰是心室舒张末期心室充盈的最大值，正常人E/A的比值不小于1.2，中青年应更大。

3.有创性血流动力学检查

常用于重症心力衰竭患者，可直接反映左心功能。

4.放射性核素检查

帮助判断心室腔大小,反映左心室射血分数值和左心室最大充盈速率。

(七)措施

1.减轻心脏负担的措施

(1)休息:限制体力和心理活动,减轻心脏负荷,是心力衰竭时对患者的基本治疗方法。

(2)饮食:控制饮食中钠盐的摄入量,如使用利尿剂可不必过严,控制在<5g/d为宜。水肿明显时应限制水的摄入量。

(3)吸氧:给予持续氧气吸入,流量2~4L/min,增加血氧饱和度,改善呼吸困难。

(4)利尿剂应用:利尿剂可排除体内潴留的体液,减轻心脏前负荷,改善心功能。常用的利尿剂有排钾利尿剂和保钾利尿剂。

(5)扩血管药物应用:通过扩张小动脉,减轻心脏后负荷;通过扩张小静脉,减轻心脏前负荷。

2.增强心肌收缩力的措施

强心药物具有正性肌力作用,适于治疗以收缩功能异常为特征的心力衰竭,对由于心腔扩大引起的低心排血量心力衰竭,尤其伴快速心律失常的患者作用最佳。

(1)洋地黄类药物:本类药物具有正性肌力作用和减慢心率作用,在增加心肌收缩力的同时,不增加心肌耗氧量,是临床最常用的强心药物。

洋地黄类药物的适应证:充血性心力衰竭,尤其对伴有心房颤动和心室率增快的心力衰竭,对室上性心动过速、心房颤动和心房扑动有效。

洋地黄类药物的禁忌证:洋地黄中毒或过量为绝对禁忌证,急性心肌梗死24小时内、严重房室传导阻滞、肥厚型梗阻性心肌病患者不宜使用。

洋地黄类制剂:地高辛、毛花苷C(西地兰)、毒毛花苷K、洋地黄毒苷。

洋地黄类药物不良反应:洋地黄类药物的治疗剂量和中毒剂量接近,易发生中毒。

主要有以下几类:急性心肌梗死、急性心肌炎引起的心肌损害、低血钾、严重缺氧、肾衰竭、老年人等情况,易导致洋地黄中毒。常见不良反应有①胃肠道反应:食欲下降、恶心、呕吐等。②心血管系统反应:是洋地黄类药物较严重的不良反应,常出现各种心律失常,以室性期前收缩二联律最常见,尚有室上性心动过速伴房室传导阻滞、房室传导阻滞、窦性心动过缓等,长期心房颤动患者使用洋地黄后心律变得规则,心电图ST段出现鱼钩样改变,应注意有发生洋地黄中毒的危险。③神经系统反应:头痛、头晕、视物模糊、黄绿色视等。

洋地黄类药物不良反应的处理:①停用洋地黄类药;②停用排钾利尿剂;③补充钾盐;④纠正心律失常;⑤对缓慢心律失常,可使用阿托品0.5~1.0mg治疗。

(2)非洋地黄类正性肌力药物:①肾上腺能受体激动剂:如多巴胺及多巴酚丁胺;②磷酸二酯酶抑制剂:如氨力农及米力农。

(3)β受体阻滞剂的应用。

(4)抗肾素-血管紧张素系统相关药物的应用:如血管紧张素转换酶抑制剂及抗醛固酮制剂。

(八)病因治疗

1.基本病因治疗

对有损心肌的疾病应早期进行有效治疗,如高血压、冠心病、糖尿病、代谢综合征等;心血管畸形、心瓣膜病力争在发生心力衰竭之前进行介入或外科手术治疗;对于一些病因不明的疾病亦应早期干预,如原发性扩张型心肌病,以延缓心室重构。

2.诱因治疗

积极消除诱因,最常见的诱因是感染,特别是呼吸道感染,积极应用有针对性抗生素控制感染。心律失常特别是心房颤动是引起心力衰竭的常见诱因,对于心房颤动伴快速心室率要积极控制心室率,及时复律。纠正贫血、控制高血压等均可防止心力衰竭发生和(或)加重。

(九)护理评估

1.病史评估

详细询问患者起病情况,了解有无感染、过度劳累、情绪激动等诱因;有无活动后心悸、气促或休息状态下的呼吸困难,若有劳力性呼吸困难,还需了解患者产生呼吸困难的活动类型和轻重程度,如步行、爬楼、洗澡等,以帮助判断患者的心功能;询问患者有无咳嗽、咳痰,有无夜间阵发性呼吸困难。对于右心衰竭的患者,应注意了解患者是否有恶心、呕吐、食欲不佳、腹胀、体重增加及身体低垂部位水肿等情况。了解患者既往的健康状况,评估有无引起心力衰竭的基础疾病,如冠心病、风湿性心脏病、心肌病等。

2.身体评估

(1)左心衰竭:评估患者有无活动后心悸、气促,有无夜间阵发性呼吸困难,有无咳嗽、咳痰、咯血等症状;了解患者有无心脏扩大及心脏杂音。应注意患者的心理反应,了解心理压力的原因。

(2)右心衰竭:了解患者有无上腹部不适和食欲不振等右心衰竭的早期表现;评估有无肝大、水肿、腹腔积液、颈静脉怒张等特征。

(3)全心衰竭:了解患者有无左心衰竭和右心衰竭的症状、体征;评估心力衰竭的基础疾病、扩张型心肌病及各种心脏病的晚期往往出现全心力衰竭表现。

3.日常生活型态评估

了解患者的饮食习惯,是否喜爱咸食、腊制品及发酵食品,是否吸烟、嗜酒、爱喝浓茶、咖啡等;了解患者的睡眠情况及排便情况,是否有便秘;评估患者的日常活动情况,是否为活动过度导致的心力衰竭。

4.心理一社会评估

长期的疾病折磨和心力衰竭的反复出现,使患者生活能力降低,生活上需有他人照顾,反复住院治疗造成的经济负担,常使患者陷于焦虑不安、内疚、恐惧、绝望之中;家属和亲人也可因长期照顾患者而身心俱疲。

(十)护理诊断

1.气体交换受损

与左心衰竭致肺循环瘀血有关。

2.体液过多

与右心衰竭致体循环瘀血、水钠潴留、低蛋白血症有关。

3.活动无耐力

与心排血量下降有关。

4.潜在并发症

洋地黄中毒。

(十一)护理措施

1.病情观察

注意监测患者心力衰竭的症状、体征变化,准确记录24小时入量,并将其重要性告诉患者及家属以取得配合。

2.休息

休息的方式和时间应根据患者心功能的情况安排。心功能Ⅰ级者应避免重体力劳动;Ⅱ级者休息应充分。可增加午睡时间及夜间睡眠时间;Ⅲ级者以卧床休息为主,但允许患者慢慢下床进行排尿、排便等活动Ⅳ级者则需绝对卧床休息。对于长期卧床的患者应鼓励其经常变换体位。进行深呼吸和四肢主动、被动活动以防止并发症。

3.吸氧

遵医嘱给予持续低流量吸氧。

4.饮食

应少量多餐,进食清淡、易消化的食物以免加重消化道水肿。告诉患者及家属低盐饮食的重要性。

5.药物护理

(1)利尿剂:准确记录尿量,定期测体重,监测电解质变化。

(2)洋地黄制剂:嘱患者按时、按量服药,给药前数心率,心率<60次/min不能给药;询问患者不适主诉,观察患者心电图变化及血药浓度,发现洋地黄中毒表现及时通知医生处理。

(3)血管扩张剂:使用时监测患者血压,防止因对血管扩张药过度敏感而使血压突然降低。

(4)尽量避免或减少静脉给药:输液时注意控制输液量及速度,防止加重心力衰竭。

(十二)健康指导

1.治疗病因、预防诱因

指导患者积极治疗原发心血管疾病,注意避免各种诱发心力衰竭的因素,如呼吸道感染、过度劳累和情绪激动、钠盐摄入过多、输液过多过快等。育龄妇女注意避孕,要在医师的指导下妊娠和分娩。

2.饮食要求

饮食要清淡、易消化、富营养,避免饮食过饱,少食多餐。戒烟、酒,多食蔬菜、水果,防止便秘。

3.合理安排活动与休息

根据心功能的情况,安排适当体力活动,以利于提高心脏储备力,提高活动耐力,同时也帮助改善心理状态和生活质量。但避免重体力劳动,建议患者进行散步、打太极拳等运动,掌握活动量,以不出现心悸、气促为度,保证充分睡眠。

4.服药要求

指导患者遵照医嘱按时服药,不要随意增减药物,帮助患者认识所服药物的注意事项,如出现不良反应及时就医。

5.坚持诊治

慢性心力衰竭治疗过程是终身治疗,应嘱患者定期门诊复诊,防止病情发展。

6.家属教育

帮助家属认识疾病和目前治疗方法、帮助患者的护理措施和心理支持的技巧,教育其要给予患者积极心理支持和生活帮助,使患者树立战胜疾病信心,保持情绪稳定。

二、急性心力衰竭

(一)概念

急性心力衰竭系指急性心脏病变引起心排血量急剧、显著地降低,导致组织器官灌注不足和急性瘀血的综合征。急性右心衰竭即急性肺源性心脏病,较少见,主要为大块肺梗死引起。

急性左心衰竭在临床比较常见,以急性肺水肿或心源性休克为主要表现,属临床急危重症。

(二)病因与发病机制

急性广泛心肌梗死、高血压急症、严重心律失常、输液过多过快等原因,使心脏收缩力突然严重减弱,心排出量急剧减少或左心室瓣膜性急性反流,左心室舒张末压迅速升高,肺静脉回流不畅,导致肺静脉压快速升高,肺毛细血管压随之升高,使血管内液体渗入到肺间质和肺泡内,形成急性肺水肿。

(三)临床表现

突发严重呼吸困难为特征表现,呼吸频率达30~40次/min,患者被迫采取坐位,两腿下垂,双臂支撑以助呼吸,极度烦躁不安、大汗淋漓、口唇发绀、面色苍白。同时频繁咳嗽。咳大量粉红色泡沫痰。病情极重者可以出现意识模糊。

早期血压可以升高,随病情不缓解血压可降低直至休克;听诊可见心音较弱,心率增快,心尖部可闻及舒张期奔马律;两肺满布湿啰音和哮鸣音。

(四)辅助检查

漂浮导管床边血流动力学监测:根据动脉血压及肺小动脉楔压(PCWP)的变化判断病情,调整用药。

(五)治疗要点

1.体位

减少静脉回流,置患者于两腿下垂坐位或半坐位。

2.吸氧

高流量(6~8L/min)吸氧,酒精(20%~30%)湿化,降低肺泡内泡沫的表面张力,使泡沫破裂,改善通气。

3.镇静

吗啡具有镇静作用和扩张静脉及小动脉作用,皮下注射或静推吗啡3~5mg,可减轻患者烦躁不安,减轻心脏负担。

4.强心剂

以毛花苷 C(西地兰)0.4mg 或毒毛花苷 K 0.25mg 缓慢静脉注射,应注意洋地黄中毒。

5.利尿剂

静脉注射呋塞米 20～40mg。

6.血管扩张剂

可选用硝酸甘油或硝普钠静脉点滴。

7.平喘

静脉推注氨茶碱 0.25g,可缓解支气管痉挛,并有一定的正性肌力及扩张血管、利尿作用。

(六)护理评估

1.病史

评估急性发作的诱因,了解患者的既往健康状况;评估有无引起心力衰竭的基础疾病,如冠心病、风湿性心脏病、心肌病。

2.身体

评估有无急性肺水肿的体征:了解呼吸困难,端坐呼吸,频繁咳嗽,咳大量粉红色泡沫样痰是否为突发严重;有无面色青灰,口唇发绀,大汗淋漓,皮肤湿冷;患者有无心源性休克和意识障碍。

3.心理-社会状况

评估因急性发作后而有窒息感,导致患者极度烦躁不安、恐惧,应注重患者的心理反应,了解心理压力的原因;患者亲属可因患者病情急性加重的恐惧、慌乱、不理解,也可因为长期照顾患者而身心疲惫,失落感增强。

(七)护理诊断

1.气体交换受损

与肺水肿有关。

2.焦虑

与病程长,丧失劳动能力有关。

3.清理呼吸道无效

与肺瘀血、呼吸道内有大量泡沫有关。

4.潜在并发症

心源性休克、呼吸道感染、下肢静脉血栓形成。

(八)护理措施

1.保证休息

立即协助患者取半卧位或坐位休息,双腿下垂,以减少回心血量,减轻心脏前负荷。注意加强皮肤护理,防止因被迫体位而发生的皮肤损伤。

2.吸氧

一般吸氧流量为 6～8L/min,加入 20％～30％酒精湿化,使肺泡内的泡沫表面张力降低破裂,增加气体交换的面积,改善通气。要观察呼吸情况,随时评估呼吸困难改善的程度。

3.饮食

给予高营养、高热量、少盐、易消化清淡饮食,少量多餐,避免食用产气食物。

4.病情观察

(1)病情早期观察:注意早期心力衰竭表现,一旦出现劳力性呼吸困难或夜间阵发性呼吸困难,心率增快、失眠、烦躁、尿量减少等症状,应及时与医师联系,并加强观察。如迅速发生极度烦躁不安、大汗淋漓、口唇发绀等表现,同时胸闷、咳嗽、呼吸困难、发绀、咳大量白色或粉红色泡沫痰,应警惕急性肺水肿发生,立即配合抢救。

(2)保持呼吸道通畅:严密观察患者呼吸频率、深度,观察患者的咳嗽情况,痰液的性质和量,协助患者咳嗽、排痰,保持呼吸道通畅。

(3)防止心源性休克:观察患者意识、精神状态,观察患者血压、心率的变化及皮肤颜色、温度变化。

(4)防止病情发展:观察肺部啰音的变化,监测血气分析结果。控制静脉输液速度,一般为每分钟 20～30 滴。准确记录液体出入量。

5.心理护理

患者常伴有濒死感,焦虑和恐惧,应加强床旁监护,给予安慰及心理支持,以增加战胜疾病信心。医护人员抢救时要保持镇静,表现出忙而不乱,操作熟练,以增加患者的信任和安全感。避免在患者面前议论病情,以免引起误会,加剧患者的恐惧。必要时可留亲属陪伴患者。

6.用药护理

应用吗啡时注意有无呼吸抑制、心动过缓;用利尿药要准确记录尿量,注意水、电解质和酸碱平衡情况;用血管扩张药要注意输液速度、监测血压变化;用硝普钠应现用现配,避光滴注,有条件者可用输液泵控制滴速;洋地黄制剂静脉使用时要稀释,推注速度宜缓慢,同时观察心电图变化。

(九)健康指导

(1)采取低热量、易消化饮食,少食多餐,晚餐不宜过饱,以免发生夜间左心功能不全。适当限制水分,以免增加循环血量,加重心脏负担。服用利尿剂尿量多时多吃红枣、橘子、香蕉、韭菜等含钾高的食物,适当补钾。

(2)保证充足的睡眠,协助日常生活,根据心功能情况指导活动,避免长期卧床发生静脉血栓、直立性低血压。

(3)继续治疗,合理安排工作、生活,尽量避免诱因。

第十一节　心律失常

一、心房颤动
(一)概述

当自发性异位搏动的频率超过心动过速的范围时,形成扑动或颤动。根据异位搏动起源的部位不同可分为心房扑动与颤动。心房颤动是仅次于期前收缩的常见心律失常,远较心房扑动多见。

(二)病因

常发生于器质性心脏病患者,如风湿性心瓣膜病、冠心病、高血压性心脏病、甲状腺功能亢进、心力衰竭、心肌病等。也可发生于健康人情绪激动、手术后、急性酒精中毒、运动后。

(三)临床表现

临床症状取决于心室率的快慢,如心室率不快者可无任何症状,心室率快者则可有心悸、胸闷、头晕、乏力、心绞痛等症状。心房颤动者体检第一心音强弱变化不定,心律绝对不规则,心室率快时有脉搏短绌发生。另外,心房颤动是心力衰竭的最常见诱因之一,还易引起心房内附壁血栓的形成,部分血栓脱落可引起体循环动脉栓塞,常见脑栓塞、肢体动脉栓塞、视网膜动脉栓塞等。

(四)心电图检查

(1)P波消失,代之以 350~600 次/min、小而不规则的基线波动,间隔不均匀,形态、振幅均变化不定的 F 波。

(2)QRS 波间隔绝对不规则,心室率通常在 100~160 次/min。

(3)QRS 波形态一般正常,伴有室内差异性传导或原有束支传导阻滞者 QRS 波可增宽、变形。

(五)治疗要点

积极查出心房颤动的原发病及诱发原因,并给予相应的处理。急性期应首选电复律治疗。心室率不快,发作时间短暂者无须特殊治疗,如心率快,且发作时间长,可用洋地黄减慢心室率,维拉帕米、地尔硫䓬等药物终止心房颤动。对持续性心房颤动患者,如有恢复正常窦性心律指征时,可用同步直流电复律或药物复律。也可应用经导管射频消融进行治疗。

(六)护理诊断

1.活动无耐力

与心律失常导致心排血量减少有关。

2.有受伤的危险

与心律失常引起晕厥有关。

3.焦虑

与心律失常反复发作、疗效欠佳有关。

4.合作性问题

①潜在并发症:心力衰竭。②潜在并发症:猝死。

(七)护理措施

1.休息与体位

嘱严重心律失常的患者卧床休息,以减少心肌耗氧量和对交感神经的刺激,当心律失常发作导致患者胸闷、心悸、头晕等不适时采取高卧位、半卧位或其他舒适体位,尽量避免左侧卧位,因左侧卧位时患者常能感觉到心脏搏动而使不适感加重。卧床期间加强生活护理。做好心理护理,保持情绪稳定。

2.吸氧

伴有呼吸困难、发绀等缺氧表现时,给予氧气吸入。

3.心电监护

严密监测心率、心律变化。发现频发(每分钟在5次以上)、多源性、成对的或呈R-on-T现象的室性期前收缩、二度Ⅰ型房室传导阻滞、三度房室传导阻滞、室性心动过速等,应立即报告医师,协助采取积极的处理措施。安放监护电极前注意清洁皮肤,电极放置部位应避开胸骨右缘及心前区,以免影响做心电图和紧急电复律;定期更换电极,观察有无局部皮肤发红、发痒等变态反应,必要时给予抗过敏药物。

4.做好抢救准备

建立静脉通道,备齐治疗心律失常的药物及其他抢救药品、除颤器、临时起搏器等。

5.病情监测与处理

监测电解质及酸碱平衡状况,密切观察患者的意识状态、脉率、心率、呼吸、血压、皮肤黏膜状况等;一旦发生猝死的表现如意识突然丧失、抽搐、大动脉搏动消失、呼吸停止、血压测不到等应立即进行抢救,如心脏按压、人工呼吸、电复律或安装临时起搏器等。

6.用药护理

严格按医嘱给予抗心律失常药物,纠正因心律失常引起的心排出量减少,改善机体缺氧状况,提高活动耐力。口服药应按时按量服用,静脉注射药物(如普罗帕酮、维拉帕米)时速度应缓慢,静滴速度严格按医嘱执行。必要时监测心电图,注意用药过程中及用药后的心率、心律、血压、脉搏、呼吸、意识,判断疗效和有无不良反应。

(八)健康指导

(1)向患者及家属讲明心律失常的病因、诱因和防治知识。

(2)注意休息,劳逸结合,防止增加心脏负担。无器质性心脏病的患者应积极参加体育运动,改善自主神经功能;器质性心脏病患者可根据心功能适当活动和休息。

(3)积极治疗原发病,避免诱因如发热、寒冷、睡眠不足等。

(4)按医嘱服用抗心律失常药物,不可自行增减和撤换药物,注意药物不良反应,如有不良反应及时就医。

(5)饮食应选择低脂、易消化、富营养,少量多餐。应避免吸烟、酗酒、饱食、刺激性饮食、含咖啡因饮料以免引起心律失常。

(6)教会患者及家属测量脉率和心率的方法,每天至少1次,每次至少1分钟。对于反复发生严重心律失常的患者家属,要教会其心肺复苏术以备急救。

(7)对于有晕厥史的患者要避免从事驾驶、高空作业等危险工作,当出现头晕、黑蒙时,立即平卧,以免晕厥发作时摔倒。

(8)定期门诊复诊,复查心电图。

二、阵发性室上性心动过速

(一)概念

阵发性心动过速是指阵发性、快速而规则的异位心律,由3个以上包括3个连续发生的期前收缩形成。根据异位起搏点部位的不同,可分为房性、交界区性和室性3种,房性与交界区性心动过速有时难以区别,故统称为室上性心动过速,简称室上速。

(二)病因

室上性心动过速常见于无明显器质性心脏病的正常人,也可见于风湿性心脏病、冠心病、甲状腺功能亢进、慢性肺部疾病、洋地黄中毒等患者。

(三)临床表现

室上性心动过速的临床特点为突然发作、突然终止,可持续数秒、数小时甚至数日,发作时患者可感心悸、头晕、胸闷、心绞痛,甚至发生心力衰竭、休克。症状轻重取决于发作时的心率及持续时间。听诊心室率可达 150～250 次/min,大多心律绝对规则,心尖部第一心音强度恒定。

(四)心电图检查

连续 3 次或以上快而规则的房性或交界区性期前收缩(QRS 波形态正常),频率为 150～250 次/min,P 波为逆行性(Ⅱ、Ⅲ、aVF 导联倒置),常埋藏于 QRS 波内或位于其终末部分,与 QRS 波保持恒定关系,但不易分辨。

(五)治疗要点

阵发性室上性心动过速发作时间短暂,可自行停止者,不需特殊治疗。如持续发作几分钟以上或原有心脏病患者应采取以下措施:

(1)采取兴奋迷走神经的方法:刺激咽部引起呕吐反射、屏气法、按压颈动脉窦、按压眼球(易造成视网膜脱位,已不常用)、将面部浸没于水中等。

(2)如上述方法无效则可选用药物治疗,如升压药物(常用间羟胺、去甲肾上腺素)、三磷腺苷、维拉帕米、β受体阻滞剂等,胆碱能药物、洋地黄目前已少用,但对于合并心力衰竭的患者,洋地黄可作首选。抗心律失常药物、胆碱能药物的使用等。

(3)以上方法无效可采用同步直流电复律术。

(六)护理诊断

1.活动无耐力

与心律失常导致心排血量减少有关。

2.有受伤的危险

与心律失常引起晕厥有关。

3.焦虑

与心律失常反复发作、疗效欠佳有关。

4.合作性问题

①潜在并发症:心力衰竭。②潜在并发症:猝死。

(七)护理措施

1.休息与体位

嘱严重心律失常的患者卧床休息,以减少心肌耗氧量和对交感神经的刺激,当心律失常发作导致患者胸闷、心悸、头晕等不适时采取高卧位、半卧位或其他舒适体位,尽量避免左侧卧位,因左侧卧位时患者常能感觉到心脏的搏动而使不适感加重。卧床期间加强生活护理。做好心理护理,保持情绪稳定。

2.吸氧

伴有呼吸困难、发绀等缺氧表现时,给予氧气吸入。

3.心电监护

严密监测心率、心律变化。发现频发(每分钟在 5 次以上)、多源性、成对的或呈 R on T 现象的室性期前收缩、二度Ⅰ型房室传导阻滞、三度房室传导阻滞、室性心动过速等,应立即报告医师,采取处理措施。安放监护电极前注意清洁皮肤,电极放置部位应避开胸骨右缘及心前区,以免影响做心电图和紧急电复律;定期更换电极,观察有无局部变态反应,必要时给予抗过敏药物。

4.做好抢救准备

建立静脉通道,备齐治疗心律失常的药物及其他抢救药品、除颤器、临时起搏器等。

5.病情监测与处理

监测电解质及酸碱平衡状况,密切观察患者的意识状态、脉率、心率、呼吸、血压、皮肤钻膜状况等;一旦发生猝死的表现如意识突然丧失、抽搐、大动脉搏动消失、呼吸停止、血压测不到等应立即进行抢救,如心脏按压、人工呼吸、电复律或安装临时起搏器等。

6.用药护理

严格按医嘱给予抗心律失常药物,纠正因心律失常引起的心排血量减少,改善机体缺氧状况,提高活动耐力。口服药应按时按量服用,静脉注射药物(如普罗帕酮、维拉帕米)时速度应缓慢,静滴速度严格按医嘱执行。必要时监测心电图,注意用药过程中及用药后的心率、心律、血压、脉搏、呼吸、意识,判断疗效和有无不良反应。

(八)健康指导

(1)向患者及家属讲明心律失常的病因、诱因和防治知识。积极治疗原发病,避免诱因如发热、寒冷、睡眠不足等。定期门诊复诊,复查心电图。

(2)注意休息,劳逸结合,防止增加心脏负担。无器质性心脏病的患者应积极参加体育运动,改善自主神经功能。

(3)按医嘱服用抗心律失常药物,不可自行增减和撤换药物,注意药物不良反应,如有不良反应及时就医。

(4)饮食应选择低脂、易消化、富营养,少量多餐。应避免吸烟、酗酒、饱食、刺激性饮食、含咖啡因饮料以免引起心律失常。

(5)教会患者及家属测量脉率和心率的方法,每天至少 1 次,每次至少 1 分钟。对于反复发生严重心律失常的患者家属,要教会其心肺复苏术以备急救。

(6)对于有晕厥史的患者要避免从事驾驶、高空作业等危险工作,当出现头晕、黑蒙时,立即平卧,以免晕厥发作时摔倒。

第十二节　病毒性心肌炎

一、概念

病毒性心肌炎是病毒感染引起的心肌局限性或弥漫性炎症性病变。

二、病因及发病机制

病因以引起肠道和呼吸道感染的各种病毒最常见,如柯萨奇病毒 A 和 B、埃可病毒、脊髓灰质炎病毒、流感和疱疹病毒,尤其是柯萨奇病毒 B。急性期以病毒直接侵犯心肌为主,慢性期免疫反应可能是发病的主要机制。

三、临床表现

(一)症状

病前 1～3 周患者常有发热、疲倦、呕吐、腹泻等呼吸道或肠道感染病史。轻者可无症状,多数患者可有疲乏、胸闷、心悸、心前区隐痛等心肌受累的表现。重症者可发生严重心律失常、心力衰竭、心源性休克,甚至猝死。

(二)体征

可有与体温不成比例的心动过速、各种心律失常。听诊可闻第一心音低钝,心尖区可闻及舒张期奔马律,有交替脉。也可有水肿、颈静脉怒张、可闻及肺部湿啰音、心脏扩大。

四、辅助检查

(一)实验室检查

血清学检查肌酸激酶(CK)、天门冬氨酸转氨酶(AST)、乳酸脱氢酶(LDH)增高,白细胞增多,红细胞沉降率加快,C 反应蛋白水平增加。血清病毒中和抗体、血凝抑制抗体或补体结合抗体需反复测定,发病后 3 周间的 2 次血清抗体效价呈 4 倍增高。

(二)X 线检查

心影扩大或正常。

(三)心电图

多有 ST-T 改变,R 波降低,病理性 Q 波以及各种心律失常,特别是房室传导阻滞、室性期前收缩。

(四)超声心动图检查

可示左心室壁弥漫性(或局限性)收缩幅度减低,左心室增大等。

五、治疗要点

(一)一般治疗

急性期卧床休息,注意补充蛋白质、维生素等营养食物。

(二)药物治疗

使用改善心肌营养与代谢的药物如大剂量维生素 C、ATP、辅酶 A、极化液、复方丹参等。

(三)对症治疗

主要是针对心力衰竭、心律失常等情况,进行治疗。如心力衰竭可使用利尿药、血管紧张素转换酶抑制剂、血管扩张药等;频发期前收缩或快速心律失常可使用抗心律失常药物;高度房室传导阻滞、快速室性心律失常或是窦房结功能损害,并出现晕厥、低血压时可安装临时心脏起搏器。

六、护理诊断

1.活动无耐力

与心肌细胞受损有关。

2.心前区疼痛

与心肌受损有关。

3.潜在并发症

心律失常、心力衰竭。

七、护理措施

(1)创造良好的休养环境:保持环境安静,限制探视,减少不必要的干扰,保证患者充分的休息和睡眠。

(2)休息与活动:应反复向患者解释急性期卧床休息可减轻心脏负荷,减少心肌耗氧,有利于心功能的恢复,防止病情恶化或转为慢性病程。急性期需绝对卧床休息3天,第4天可进行关节主动运动,坐位洗漱,进餐;第2周可扶床站立,室内走动;第3周可楼道内走动,上下一层楼。

(3)活动中监测:病情稳定后,与患者及家属一起制定并实施每天活动计划,严密监测活动时心率、心律、血压变化,若活动后出现胸闷、心悸、呼吸困难、心律失常等,应停止活动,以此作为限制最大活动量的指征。

(4)饮食护理:为患者准备易消化、富含蛋白质和维生素的食物,多吃新鲜蔬菜和水果。禁烟、酒,禁饮浓茶、咖啡。当患者出现心功能不全时,给予低热量饮食和低盐饮食。

(5)病毒性心肌炎患者可发生心力衰竭,应指导患者尽量避免呼吸道感染、剧烈运动、情绪激动、饱餐、妊娠、寒冷、用力排便等诱发因素。

(6)病毒性心肌炎患者半数以上可出现各种类型的心律失常,故急性期应心电监护,注意心率、心律、心电图变化,同时准备好抢救仪器及药物,一旦发生严重心律失常,立即遵医嘱给予抗心律失常药物,或配合临时起搏、电复律等。

八、健康指导

(1)注意休息,一年内避免重体力劳动。

(2)指导患者尽量避免呼吸道感染,剧烈运动、情绪激动、饱餐、妊娠、寒冷、用力排便等诱因。

(3)要食用高蛋白质、富含维生素和易消化的饮食,多食新鲜蔬菜、水果等高维生素C的食物。

(4)坚持药物治疗,定期随访。

第十三节　糖　尿　病

一、概念

糖尿病(DM)是多种病因引起的胰岛素分泌缺陷和(或)作用缺陷所致的以慢性高血糖为特征的代谢综合征,同时伴有脂肪、蛋白质、水、电解质等代谢紊乱。

二、分型

(一)胰岛素依赖型糖尿病(1型糖尿病)

是指由于胰岛 B 细胞破坏导致的胰岛素分泌绝对不足。分为免疫介导性和特发性。

(二)非胰岛素依赖型糖尿病(2型糖尿病)

由于胰岛素分泌相对不足和胰岛素抵抗引起。

(三)其他特殊类型糖尿病

指病因已明确的和各种继发性糖尿病。

(四)妊娠期糖尿病

指妊娠过程中初次发现的糖尿病。一般在妊娠后期发生,分娩后大部分可恢复正常。

三、病因

(一)遗传因素

不论 1 型或 2 型糖尿病,目前认为均与遗传因素有关,有家族性。1 型糖尿病与某些特殊 HLA 类型有关。2 型糖尿病具有更强的遗传倾向,目前一致认为是多基因疾病。

(二)病毒感染

病毒感染是最重要的因素之一,病毒感染可直接损伤胰岛组织引起糖尿病,也可损伤胰岛组织后,诱发自身免疫反应,进一步损伤胰岛组织引起糖尿病。与 1 型糖尿病发病有关的病毒有脑炎、心肌炎病毒,腮腺炎病毒,风疹病毒,柯萨奇 B 病毒,巨细胞病毒等。

(三)自身免疫

细胞免疫和体液免疫在Ⅰ型糖尿病发病中起重要作用。目前发现 80% 新发病的Ⅰ型糖尿病患者循环血液中有多种胰岛细胞自身抗体。

四、典型症状及体征

(一)典型症状

出现糖、蛋白质、脂肪代谢紊乱综合征,以"三多一少"(多饮、多食、多尿和体重减轻)为其特征性表现。

1.多尿、多饮

由于血糖升高引起渗透性利尿作用,患者每天尿量常在 2～3L 或以上,继而因口渴而多饮。

2.多食

因失糖、糖分未能充分利用,机体能量缺乏,食欲常亢进,易有饥饿感。

3.体重下降

由于机体不能利用葡萄糖,蛋白质和脂肪消耗增加,引起体重减轻、消瘦、疲乏。

4.其他症状

有四肢酸痛无力、麻木、腰痛、性欲减退、阳痿不育、月经失调、外阴瘙痒、精神萎靡等。

(二)体征

应评估患者的精神神志、体重、面色、心率、心律、呼吸的变化,并注意观察视力有无减弱、有无水肿和高血压、足部有无感染或溃疡、有无肢端感觉异常、肌张力及肌力有无减弱等。

五、急慢性并发症

(一)急性并发症

1.糖尿病酮症酸中毒(DKA)

是指在各种诱因影响下胰岛素严重不足,引起糖、脂肪、蛋白质及水、电解质和酸碱平衡失调,以高血糖、高血酮和代谢性酸中毒为主要表现的临床综合征。

2.高渗性昏迷

高渗性非酮症糖尿病昏迷(HNC)是因高血糖引起的以血浆渗透压增高、严重脱水和进行性意识障碍为主要表现的临床综合征。多见于老年人,好发年龄 50～70 岁,约 2/3 的患者无糖尿病病史或仅有轻度症状。本病病情重,病死率高。

3.感染

糖尿病患者常反复发生疖、痈等皮肤化脓性感染,严重时可致败血症或脓毒败血症。

(二)慢性并发症

1.心血管病变

其中冠心病、脑血管意外是糖尿病患者的主要死亡原因。

2.肾脏病变

1 型糖尿病患者的首位死因则是肾衰竭。

3.神经病变

以周围神经病变为常见,后期累及运动神经。

4.眼部病变

糖尿病性视网膜病变是糖尿病患者失明的主要原因之一。

六、辅助检查

(一)尿糖测定

尿糖阳性可为糖尿病判断提供重要线索。

(二)血糖测定

空腹及餐后 2 小时血糖升高是诊断糖尿病的主要依据。餐后 2 小时血糖≥11.1mmoL/L 和(或)空腹血糖≥7.0mmoL/L 即可诊断为糖尿病。

(三)口服葡萄糖耐量试验(OGTT)

适用于有糖尿病可疑而空腹或餐后血糖未达到糖尿病诊断标准者。试验于清晨进行,禁食至少 10 小时。试验日晨空腹取血后成人口服葡萄糖水(75g 葡萄糖粉溶于 250mL 水中),在 5 分钟内服下。服后 30、60、120 和 180 分钟时取静脉血测血糖。

（四）糖化血红蛋白测定

糖化血红蛋白测定可反映糖尿病患者近2～3个月内血糖总的水平,也为糖尿病患者近期病情监测的指标。

（五）血浆胰岛素和C肽测定

有助于了解胰岛B细胞储备功能。

七、治疗要点

早期、长期综合、个体化治疗的原则。治疗目标不仅是纠正代谢紊乱,消除症状,防止或延缓并发症,维持健康与劳动(学习)能力,保障儿童生长发育,延长寿命,降低病死率。

（一）饮食治疗

是糖尿病的一项基础治疗,必须严格执行并长期坚持。饮食治疗对1型糖尿病患者有利于控制高血糖、防止低血糖发生,保证未成年人的正常生长发育。对2型糖尿病患者有利于减轻体重,改善高血糖、高血压和脂代谢紊乱,延缓并发症的发生,减少降血糖药的使用剂量。

（二）运动治疗

适当的运动可以使糖尿病患者减轻体重,增加胰岛素敏感性,促进糖的利用,改善血糖、血脂水平。

（三）口服药物治疗

1.磺胺类

通过作用于胰岛B细胞表面的受体促进胰岛素释放。

2.双胍类

增加肌肉等外周组织对葡萄糖的摄取和利用。

3.α葡萄糖苷酶抑制剂

通过抑制小肠α葡萄糖苷酶来延迟各种多糖在肠道的吸收,可降低餐后高血糖。常用药物为阿卡波糖(拜糖平)。

（四）胰岛素治疗

注意低血糖反应和低血糖后的反应性高血糖。

（五）酮症酸中毒的治疗

大量补液。补充小剂量胰岛素,注意补钾,慎重补碱。

八、护理评估

（一）健康史

评估患者的患病与治疗经过,详细询问有无糖尿病家族史、巨大胎儿史及血糖检测等;评估患者起病的时间、主要症状的特点及演变;评估患者有无糖尿病神经、血管受损的表现;评估患者起病后的血糖检测及目前用药或胰岛素使用情况等。

（二）身体状况

评估患者是否有代谢紊乱综合征。在对患者进行评估时,患者多有多食、多饮、多尿、体重减轻、伤口愈合不良、经常感染等主诉,应详细询问其生活方式、饮食习惯、食量,有无糖尿病家族史,体重,妊娠次数。有糖尿病慢性并发症者心血管、神经系统等体检可见异常。酮症酸中毒者呼吸深大伴脱水体征和意识改变。另外,1型糖尿病与2型糖尿病的病因不同,在进行评估时应予区别。患者还可出现皮肤瘙痒,尤其是外阴瘙痒。高血糖还可使眼房水、晶体渗透压改变,引起屈光改变。

(三)心理-社会状况

由于本病为终身性疾病,漫长的病程及多器官、多组织结构和功能障碍对患者身心产生的压力易使患者产生焦虑、抑郁等情绪,对疾病缺乏信心,或对疾病抱无所谓的态度而不予重视,以致不能有效地应对慢性疾病。社会环境如患者的亲属、同事等对患者的反应和支持是关系到患者能否适应慢性疾病的重要影响因素,应予以评估。

九、护理诊断

1.营养失调——低于(高于)机体需要量

与糖尿病患者胰岛素分泌或作用缺陷引起糖、蛋白质、脂肪代谢紊乱有关。

2.有感染的危险

与血糖增高、脂代谢紊乱、营养不良、微循环障碍等因素有关。

3.潜在并发症

酮症酸中毒、高渗性昏迷。

十、护理措施

(一)饮食护理

(1)计算标准体重[理想体重(kg)=身高(cm)-105],制定总热量,合理分配。

(2)定时进食,控制总热量,限制甜食。

(3)监测体重。

(4)保持排便通畅。

(二)运动治疗的护理

(1)运动锻炼方式首选有氧运动。

(2)运动量适中,运动时要避免恶劣天气,随身携带糖果。

(3)餐后1小时运动较好,不易发生低血糖。

(4)选择合适的运动鞋和袜。

(5)运动后仔细检查双脚,发现红肿、水疱、感染等要及时处理。

(6)运动减轻体重应缓慢进行,以每周400g为宜。

(三)药物的护理

(1)口服降糖药物治疗时,应告知患者要按时按剂量服药,不可随意增量或减量;可通过观察血糖、糖化血红蛋白等评价药物疗效;应观察有无低血糖反应。

(2)胰岛素治疗的护理:准确执行医嘱;掌握注射时间、注射部位和方法;注意观察和处理胰岛素不良反应,主要是低血糖反应(进食含糖食物,静脉推注50%葡萄糖);定期监测尿糖、血糖变化。

(四)预防感染

注意皮肤护理、口腔护理和足部护理。

十一、健康指导

(1)介绍糖尿病防治的基本知识,指导高危人群积极预防和控制危险因素,如改变不健康的生活方式、不吸烟饮酒、少吃盐、合理膳食、积极参加适当的运动锻炼、减少肥胖等,均可降低

2 型糖尿病的发生。

（2）介绍糖尿病饮食配制的具体要求和措施，指导患者自己烹调。介绍运动锻炼的方式和注意事项。指导患者平时注意个人卫生，生活规律，学会足部护理的方法。

（3）通过教育，使患者及家属认识到糖尿病是终身疾病，治疗需持之以恒。指导家属应关心和帮助患者，协助患者遵守饮食计划，并给予精神支持和生活照顾。指导患者学会尿糖测定，以及便携式血糖计的使用，并能正确地判断检查结果，告之血糖控制的标准。使用胰岛素的患者应学会消毒方法、注射方法、胰岛素剂量计算方法和保存方法。

（4）介绍口服降糖药的不良反应和低血糖反应的症状，指导患者及家属尽早识别病情变化及其并发症的发生，如发生低血糖反应立即进食糖类食物或饮料，并休息 10～15 分钟，如低血糖反应持续发作，应及时就诊，并定期门诊复查。

（5）随身携带患者识别卡，以便患者发生病情变化时及时得到救治。

第十四节　甲状腺功能亢进症

一、概念

甲状腺功能亢进症（甲亢），是各种原因引起甲状腺激素（TH）分泌过多所致的一组临床综合征。临床上以高代谢综合征（多食、消瘦、心悸等）、甲状腺肿大、眼征和自主神经系统失常为其特征性表现。各种病因引起的甲亢中，以毒性弥漫性甲状腺肿（格雷夫斯病）最多见。

二、病因

（一）遗传因素

本病有明显的遗传倾向，并与一定的人类白细胞抗原（HLA）类型有关。

（二）免疫因素

患者血清中可检出甲状腺特异性抗体，即促甲状腺激素（TSH）受体抗体（TRAb）以及其他自身抗体；患者的外周血及甲状腺内 T 淋巴细胞增多，均证实本病为自身免疫性疾病，并与细胞免疫有关。

（三）环境因素

当感染、创伤、精神刺激等应激因素破坏机体免疫稳定性，使有遗传性免疫监护和调节功能缺陷者发病。

三、临床表现

（一）甲状腺激素分泌过多综合征

高代谢综合征，有精神神经系统、心血管系统、消化系统、运动系统症状。

（二）甲状腺肿

甲状腺弥漫性、对称性肿大，质软、无压痛，可有血管杂音或震颤。

（三）眼征

（1）非浸润性突眼。

(2)浸润性突眼。

四、辅助检查

(一)血清甲状腺素测定

甲亢时血清总 T_3、总 T_4 及游离 T_3 游离 T_4 水平均增高。游离 T_3,游离 T_4 是临床诊断甲亢的首选指标。

(二)促甲状腺素测定

垂体 TSH 的分泌由于 T_3、T_4 水平的增高而受到抑制,明显降低。

(三)甲状腺摄[131]I 率

增高且高峰前移。

(四)甲状腺自身抗体测定

甲状腺自身抗体甲状腺受体抗体(TRAb)或甲状腺兴奋性抗体(TSAb)阳性有助于格雷夫斯病的早期诊断、判断病情活动和复发,还可作为治疗停药的重要指标。

(五)T_3 抑制试验

先测基础摄[131]I率,后口服一定剂量 T_3 后再做摄[131]I率,甲亢时不受抑制,而单纯性甲状腺肿者受抑制。此试验可作为甲亢与单纯性甲状腺肿的鉴别。

五、治疗要点

(一)一般治疗

适当休息和各种支持疗法。

(二)甲状腺功能亢进症的治疗

(1)抗甲状腺药物治疗:常用药物包括硫脲类(甲硫氧嘧啶及丙硫氧嘧啶)和咪唑类(甲巯咪唑及卡比马唑)。主要适用于病情轻,甲状腺轻、中度肿大以及孕妇或合并严重心、肝、肾病等不宜手术者等。

(2)其他药物治疗:复方碘(仅用于术前准备和甲状腺危象)、β受体阻滞剂。

(3)放射性[131]I治疗。

(4)手术治疗。

(三)甲状腺危象的防治

(1)抑制 TH 合成。

(2)抑制 TH 释放。

(3)抑制 T_4 转换为 T_3。

(4)降低 TH 浓度。

(5)对症支持治疗。

(四)浸润性突眼的防治

(1)保护眼睛,防治角膜炎和结膜炎。适量使用利尿剂减轻球后水肿。

(2)早期选用免疫抑制剂。

(3)应用甲状腺制剂可与抗甲状腺药物同服。

(4)球后放射或手术治疗。

(5)使用抗甲状腺药物控制高代谢综合征。

六、护理评估

(一)健康史

询问患者患病的起始时间,主要症状及其特点,如有无疲乏无力、怕热、多汗、低热、多食、消瘦、急躁易怒、排便次数增多,以及心悸、胸闷、气短等表现;有无精神刺激、感染、创伤等诱发因素存在;患病后的检查治疗经过,用药情况。了解有无家族史。女性患者应了解月经史、生育史。

(二)身体状况

1.一般状态

①生命体征:观察有无体温升高、脉搏增快、脉压增加等表现。②意识精神状态:观察患者有无兴奋易怒、失眠不安等。③营养状况:评估患者有无消瘦、体重下降、贫血等营养状况改变。

2.皮肤、黏膜

观察皮肤是否湿润、多汗,以手掌明显。

3.眼征

观察和测量突眼度,评估有无眼球突出、睑裂增宽等表现,有无视力疲劳、畏光、复视、视力减退、视野变小。角膜有无溃疡。

4.甲状腺

了解甲状腺肿大程度,是否呈弥漫性、对称性肿大,有无震颤和血管杂音。

5.心脏、血管

有无心尖搏动位置变化、搏动增强、心率增快、心尖部收缩期杂音、心律失常等。有无周围血管征。

6.骨骼肌肉

是否有肌无力、肌萎缩和杵状指等。

(三)心理-社会状况

评估患者患病后对日常生活的影响,是否有睡眠、活动量及活动耐力的改变。甲亢患者因神经过敏、急躁易怒,易与家人或同事发生争执,导致人际关系紧张。评估患者的心理状态,有无焦虑、恐惧、多疑等心理变化。注意患者及家属对疾病知识的了解程度。患者所在社区的医疗保健服务情况。

七、护理诊断

1.营养失调——低于机体需要量

与基础代谢率增高导致代谢需求大于摄入有关。

2.活动无耐力

与蛋白质代谢呈负平衡有关。

3.个人应对无效

与性格及情绪改变有关。

4.自我形象紊乱

与甲状腺肿大、突眼等症状有关。

5.潜在并发症

甲状腺危象。

八、护理措施

(一)病情观察

密切观察患者的高代谢症状群、甲状腺肿和眼征的动态变化,尤其要观察有否甲亢危象的征兆。

(二)避免各种刺激

避免强光和噪声等刺激,保持病室安静,注意休息。

(三)饮食护理

给予高热量、高蛋白、高维生素饮食,并注意补充失去的水分,忌浓茶、咖啡等。

(四)症状护理

保持皮肤清洁舒适。有突眼者,应加强眼部护理。

(五)药物护理

遵医嘱用药,并注意观察药物的疗效及其副作用,警惕粒细胞缺乏,定期复查血象。需长期用药,嘱患者不要任意间断、变更药物剂量或停药。

(六)预防甲亢危象

预防感染、创伤、精神刺激等诱因。

(七)浸润性突眼的护理

(1)眼部护理:经常点眼药,防止干燥、外伤及感染,外出戴墨镜或用眼罩,以避免强光、风沙及灰尘的刺激。睡前涂抗生素眼膏,并覆盖纱布或眼罩。

(2)高枕卧位和限制钠盐摄入可减轻球后水肿,改善眼部症状。

(3)定期眼科角膜检查以防角膜溃疡造成失明。

九、健康指导

(1)指导患者保持身心愉快,避免精神刺激和过度劳累。

(2)指导患者每天清晨卧床时自测脉搏,定期测量体重,脉搏减慢、体重增加是治疗有效的重要标志。

(3)告知患者有关甲亢的疾病、用药知识,指导患者学会自我护理。指导患者上衣领不宜过紧,避免压迫肿大的甲状腺,严禁用手挤压甲状腺以免甲状腺激素分泌过多,加重病情。

(4)向患者解释长期服用药的重要性,指导患者按时服药,定期到医院复查,如服用抗甲状腺药物者应每周查血常规 1 次,每隔 1～2 个月进行甲状腺功能测定。讲解使用甲状腺素抑制药的注意事项,如需定期检查甲状腺的大小、基础代谢率、体重、脉压、脉率,密切注意体温的变化,观察咽部有无感染如出现高热、恶心、呕吐、腹泻、突眼加重等应及时就诊。

(5)妊娠期甲亢患者,在妊娠期间及产后力争在对母亲及胎儿无影响的情况下,使甲状腺恢复正常,妊娠期不宜用放射性[131]I 和手术治疗,抗甲状腺药物的剂量也不宜过大,由于甲状腺药物可从乳汁分泌,产后如需继续服用,则不宜哺乳。

第十五节　系统性红斑狼疮

一、概念

系统性红斑狼疮(SLE)是一种自身免疫性结缔组织病,由于体内有大量致病性自身抗体和免疫复合物,造成组织损伤,临床可以出现多个系统和脏器损害的症状,以青年女性多见。

二、病因及发病机制

确切原因尚不清楚,可能与遗传、性激素、环境等多种因素互相综合作用引起机体免疫调节功能紊乱有关。

(一)遗传因素

SLE 是一种多基因遗传性疾病。SLE 的遗传至少需要 4 个基因的参与。不同基因有缺陷的共同作用,导致明显的特异反应堆,产生各种病理过程和不同的临床表现。

(二)内分泌因素

可能与下列性激素异常有关:

(1)雌激素水平及其代谢异常。

(2)雌激素受体的含量。

(3)催乳素和生长激素的含量。

(三)感染

SLE 患者的血清病毒抗体效价高于健康人;SLE 患者体内存在的内源性抗反转录病毒,产生大量的自身抗体,引发 SLE。

(四)物理因素

紫外线照射可诱发皮肤损害或使原有的皮损加剧,并能使某些局限性盘状红斑狼疮发展为系统型;日常饮食成分对 SLE 诱发有不可忽视的作用,如无鳞鱼、干咸海产品及烟熏食物、苜蓿等。

(五)药物

引起药物性狼疮的药品按化学结构可分成 4 类。

1.芳香胺类

普鲁卡因胺、磺胺嘧啶和 β 受体阻滞剂等。

2.肼类

肼苯达嗪和异烟肼等。

3.巯基化合物

青霉胺、甲状腺药物等。

4.苯类

苯妥英钠等抗惊厥药物等。

(六)免疫异常

具有 SLE 遗传素质的人,在上述各种因素作用下使机体正常的自身免疫机制破坏,产生多种免疫异常。常见①B细胞功能亢进;②T细胞失平衡;③细胞因子表达异常;④淋巴细胞凋亡异常。

三、临床表现

(一)全身症状

活动期患者大多有全身症状。大部分患者在病程中有各种热型的发热。此外,全身不适、乏力、食欲不振、体重减轻等亦常见。

(二)皮肤损害

80%的患者可见。典型者鼻面部有蝶形红斑,表面光滑,有时可见鳞屑,病情缓解期红斑可消退,留有棕黑色色素沉着;手掌大、小鱼际,指(趾)端周围有红斑、斑丘疹及紫斑等;可见脱发。黏膜损害通常与SLE活动有关,可累及全身各处的黏膜,但多发生在口腔及唇部,可见白斑、糜烂或溃疡。

(三)关节肌肉疼痛

90%的患者在病程中伴有关节痛,多为对称性、游走性,一般不引起关节畸形,最受累的关节为近端指间关节、腕、膝及踝关节,部分病例可发生无菌性缺血性骨坏死,股骨头最常累及,其次为肱骨头、胫骨头等。少数患者可有肌痛、肌炎。

(四)内脏损害

几乎所有患者肾脏受累,表现为肾炎或肾病综合征。晚期发生肾衰竭,是SLE死亡的常见原因。大多数SLE患者可出现呼吸系统、心血管系统、消化系统、神经系统的损害,如胸膜炎、心包炎、血栓性静脉炎、急腹症、慢性贫血、眼底出血、蛛网膜下隙出血、偏瘫、昏迷等。

四、辅助检查

(一)一般检查

红细胞沉降率(血沉)增快;血清清蛋白水平降低;活动期免疫球蛋白水平增高。

(二)狼疮(LE)细胞

从外周血中找LE细胞。

(三)抗核抗体

抗核抗体是指一组对细胞核或细胞质内核酸和核蛋白的自身抗体。是目前最佳的SLE筛选试验,本试验已代替了狼疮细胞检查。

(四)皮肤狼疮带试验

SLE患者呈阳性反应。

(五)血清补体测定

SLE患者血清补体C3减少。

(六)毛细血管镜检查

SLE患者手指甲皱和舌尖微循环中可见多种微循环障碍。

五、治疗要点

(一)一般治疗

(1)活动期患者卧床休息。

(2)积极控制感染。

（3）避免日晒。

(二)非甾体类抗炎药

均为口服药,主要用于发热、关节和肌肉酸痛而无明显血液病变的轻症患者,常用的有阿司匹林、吲哚美辛、布洛芬等。

(三)抗疟药

氯喹,主治红斑狼疮的皮肤损害,若体内蓄积可影响视网膜,需要定期做眼底检查。

(四)肾上腺皮质激素

是治疗 SLE 的主要药物,适用于急性暴发性狼疮、明显的脏器损害、溶血性贫血等,待病情控制后逐渐减量,多数患者需长期服用维持量。

(五)免疫抑制剂

病情反复、重症患者等宜加用免疫抑制剂。如环磷酰胺、硫唑嘌呤等。

(六)大剂量静脉输注免疫球蛋白

是一项强有力的辅助治疗措施,适用于狼疮危象、激素或免疫治疗无效、合并全身严重感染的患者,有急救作用,赢得抢救时间。

(七)血浆置换疗法

其原理是除去特异性自身抗体、免疫复合物、非特异性炎症介质,如补体、纤维蛋白原等。

(八)中草药

雷公藤对狼疮肾炎有一定疗效。

六、护理评估

(一)健康史

询问与本病有关的病因及诱因,如有无病毒感染、妊娠、日光过敏、药物、精神刺激等,家族遗传性疾病史。了解患者发病时间、病程及病情变化,有无发热、乏力、体重下降等;有无食欲不振、呕吐、腹痛、腹泻等;有无颜面水肿、肉眼血尿及尿量减少;有无头痛、意识障碍及神经系统损害;有无咳嗽、呼吸困难;患者皮疹出现的时间及变化情况,有无关节和肌肉疼痛等。

(二)身体状况

患者生命体征有无异常,观察患者精神状态,有无面部蝶形红斑及其他皮疹、口腔溃疡;有无关节畸形及功能障碍;有无水肿、高血压、尿量减少等。

(三)心理-社会状况

本病反复发作,并因关节疼痛、活动受限和脏器功能受损而影响患者正常的生活、工作,长期治疗造成沉重的经济负担。注意患者的心理状态,有无焦虑、抑郁等情绪。了解患者及家属对疾病的认识程度及家庭经济状况。

七、护理诊断

1.皮肤完整性受损

与疾病所致的血管炎性反应有关。

2.疼痛

慢性关节疼痛与自身免疫有关。

3.口腔黏膜改变

与自身免疫反应、长期使用激素等因素有关。

4.潜在并发症

慢性肾衰竭。

5.焦虑

与病情反复发作、迁延不愈、面容毁损及多脏器功能损害等有关。

八、护理措施

(一)避免诱发因素

避免紫外线照射和日光浴、刺激性物质接触皮肤,如碱性肥皂、染发烫发剂、发定型剂等,避免食用可诱发或加重本病的药物和食物。

(二)休息

合理安排休息与活动,急性活动期需卧床休息。

(三)营养

根据病情变化调整营养,一般情况给予高蛋白、高营养、富含维生素、少刺激的食物。忌食含有补骨脂素的食物,如芹菜、香菜、无花果等。

(四)皮肤黏膜护理

嘱患者皮肤瘙痒、疼痛时切勿抓挠,必要时予以涂敷止痒剂。对破溃皮肤进行伤口护理。加强口腔护理,保持口腔清洁,有口腔溃疡者局部涂以碘甘油等。

(五)关节的护理

嘱咐患者切勿热敷红肿疼痛的关节。关节疼痛剧烈时减少活动。

(六)严密观察病情,保护脏器功能

①一般观察:注意皮肤的温度和颜色,检查有无结节、红斑出现,以观察有无血栓性血管炎或坏死性血管炎发生。②严密观察各系统功能损害情况,发现问题及时对症处理。

(七)药物不良反应的观察及护理

1.糖皮质激素

长期应用者副作用较多,可引起高血压、水肿、药物性糖尿病、低血钾、继发感染、骨质疏松、精神兴奋及烦躁、失眠。针对以上副作用,应采取以下护理措施:①于饭后服用药物,遵医嘱同时服用保护胃黏膜的药物。②用药期间给予低盐、高蛋白、含钾丰富的食物。长期用药者应补充钙剂及维生素D,防止骨质疏松及股骨头无菌性坏死。③观察血糖、尿糖,及早发现药物性糖尿病。④观察精神情绪变化,并注意区分是药物不良反应还是疾病本身的症状。⑤预防感染。⑥按时按量服用,嘱患者不要擅自更改剂量及突然停药。

2.免疫抑制剂

主要不良反应有骨髓抑制。针对性护理措施包括:①定期监测血常规。②仔细观察皮肤、口腔黏膜情况,及时处理皮疹及口腔溃疡。③遵医嘱给予辅助药物(如镇静镇吐药),以减轻胃肠道不良反应。治疗间歇期及时补充营养。④对脱发患者,耐心解释脱发与用药的关系,应说明脱发不是永久的,可让其选择假发套或戴帽以增强自尊。

九、健康指导

系统性红斑狼疮患者早期诊断及有效治疗可使预后得到改善,并发感染、肾衰竭及中枢神经系统病变,是导致患者死亡的主要原因,因此对患者加强健康宣教及随访非常重要。

(1)指导患者要避免一切可能诱发疾病的因素。告诉患者控制疾病的基本知识,本病虽不易根治,但若能注意避免诱因,认真配合治疗,可延长缓解期,达到长期控制。

(2)指导患者提高生活质量,缓解期应适当锻炼,增强体质,可参加较轻工作,儿童尽可能复学。

(3)指导生育。青年女性在病情平稳、心肾功能正常下可结婚、生育,但应尽可能减少妊娠次数,且不宜服用雌激素类避孕药。妊娠患者应加强随访,停用除肾上腺糖皮质激素外的一切药物,加强围生期母亲和胎儿的观察。哺乳期不宜用大量激素,可选用非甾体类抗炎药治疗。

(4)患者需长期用药、定期随访,不可擅自改变药物剂量或突然停药,避免使用肾毒性药物。

第十六节　肾盂肾炎

一、概念

肾盂肾炎是尿路感染中的一种重要临床类型,是细菌(极少数为真菌、病毒、原虫等)直接引起的肾盂、肾盏和肾实质的感染性炎症。本病好发于女性。临床上将本病分为急性或慢性两型。

二、病因

肾盂肾炎为细菌直接引起的感染性肾脏病变,致病菌以肠道细菌最多,大肠埃希菌占$60\%\sim80\%$,其次依次是副大肠埃希菌、变形杆菌、葡萄球菌、粪链球菌、产碱杆菌、铜绿假单胞菌等,偶见厌氧菌、真菌、病毒和原虫感染。

三、发病机制

(一)感染途径

1.上行感染

最常见。

2.血行感染

较少见。细菌由体内慢性感染病灶(如慢性扁桃体炎、鼻窦炎、龋齿、皮肤感染等)侵入血流,到达肾引起肾盂肾炎,称为血行感染。

3.淋巴管感染

更少见。

4.直接感染

外伤或肾周器官发生感染时,该处细菌偶可直接侵入引起感染。

(二)易感因素

正常情况下,尿道口周围有细菌寄居或侵入肾脏,但并不引起肾盂肾炎。这与机体的自卫

能力有关,主要表现为:

(1)经常性的排尿可将细菌冲出体外。

(2)尿路黏膜分泌有机酸、IgG、IgA,吞噬细胞的作用,男性排泄前列腺液于后尿道,均有杀菌作用。

(3)尿液 pH 低,含有高浓度尿酸及有机酸。尿液呈低张或高张,不利于细菌生长。

(4)尿路上皮细胞可分泌黏蛋白,涂布于尿路黏膜表面,构成防止细菌入侵的保护层。

四、临床表现

(1)急性肾盂肾炎起病急,常有畏寒、高热、乏力、腰痛、全身不适等。有尿频、尿急、尿痛等膀胱刺激征,尿浑浊。体检有上输尿管点、肋腰点压痛,肾区叩击痛。急性肾盂肾炎如及时治疗,1～3 天内症状可消失,逐渐痊愈。

(2)慢性肾盂肾炎多数因急性肾盂肾炎治疗不彻底发展而来。临床表现多不典型,有些仅有低热、易疲乏等症状,仍有肾区叩痛、肋腰点压痛等,多次尿细菌培养阳性。当炎症广泛损害肾实质时,可发生水肿、高血压,甚至引起尿毒症。

五、辅助检查

(一)尿常规和细胞计数

镜检尿白细胞明显增多,见白细胞管型。红细胞增多,可有肉眼血尿。白细胞计数≥8×10^6/L 为白细胞尿(脓尿)。尿蛋白常为阴性或微量,一般<2.0g/d。

(二)血常规

急性肾盂肾炎血白细胞和中性粒细胞增多,并有中性粒细胞核左移。红细胞沉降率可增快。慢性期红细胞计数和血红蛋白水平可轻度降低。

(三)尿细菌学检查

临床意义为尿含菌量≥10^5/mL,即为有意义的细菌尿。膀胱穿刺尿定性培养有细菌生长也提示菌尿。

(四)尿沉渣镜检细菌

清洁中段尿的未染色的沉渣用高倍镜找细菌,如平均每视野≥20 个细菌,即为有意义的细菌尿。

(五)影像学检查

影像学检查如 B 超、腹部 X 线片、静脉肾盂造影(IVP)、排尿期膀胱输尿管反流造影、逆行性肾盂造影等,目的是为了解尿路情况,及时发现有无尿路结石、梗阻、反流、畸形等导致尿路感染反复发作的因素。尿路感染急性期不宜做静脉肾盂造影,可做 B 超检查。

六、治疗要点

(一)急性肾盂肾炎

首选喹诺酮类,其他可选磺胺、氨基苷类、头孢类。疗程通常 2 周。

(二)慢性肾盂肾炎

多采用联合抗菌治疗,或选用敏感药物,不用氨基苷类药。疗程为 2～4 周。中间停药3～5天,开始下一组药物治疗,直至尿检正常,总疗程 2～4 个月。

七、护理

(一)护理评估

1.健康史

询问疾病的起始时间、急缓和主要症状。如有无寒战、高热、全身酸痛等,有无尿频、尿急、尿痛等膀胱刺激症状,有无腰痛或肾区不适。患病后日常休息、饮食等情况。

2.身体状况

有无生命体征异常,如体温升高、血压下降等;有无肋脊角压痛和(或)叩击痛;有无脓尿和血尿等。

3.心理-社会状况

了解患者的情绪和精神状态,有无紧张、焦虑等负性情绪。了解患者及家属对疾病相关知识的认识程度。

(二)护理诊断

1.疼痛腰痛

与肾脏炎症致肾包膜牵拉有关。

2.体温过高发热

与细菌感染有关。

3.排尿异常——尿频、尿急、尿痛

与膀胱炎症刺激有关。

4.知识缺乏

缺乏疾病防治知识。

(三)护理措施

1.饮食护理

轻症者进清淡、富营养饮食。发热、全身症状明显者,应予流质或半流质饮食,消化道症状严重者可静脉补液,同时注意口腔护理,必要时遵医嘱用镇吐剂。尽量多饮水,每天入量>2500mL。

2.保证休息和睡眠

急性发作期第1周应卧床休息,给患者提供安静、舒适的休息环境,尽量集中完成各项治疗、操作,避免过多干扰患者。加强生活护理,及时更换汗湿衣被。慢性肾盂肾炎一般不宜从事重体力活动。

3.密切观察病情

监测体温变化并做好记录,高热者可用冷敷,温水、酒精擦浴等,注意观察和记录降温效果。如高热持续不退或体温更加升高且腰痛加剧应考虑发生肾周脓肿、肾乳头坏死等并发症,应及时报告医生并协助处理。

4.遵医嘱使用抗生素

向患者解释有关药物的作用、用法、疗程、注意事项等。口服磺胺类药物要多饮水和同服碳酸氢钠等碱化药,增强疗效,减少磺胺结晶所致结石等。

5.尿细菌学检查的护理

向患者解释检查的意义和方法。尿细菌定量培养注意：①在使用抗生素之前或停用抗生素5天后留取标本；②留取标本时严格无菌操作，充分清洁外阴(男性包皮)，消毒尿道口；③留取清晨第一次的中段尿(尿液在膀胱6～8小时)，在1小时内送做细菌培养，或冷藏保存；④尿标本中勿混入消毒药液和(或)患者的分泌物(如女性白带)等。

七、健康指导

1.注意个人清洁卫生

尤其会阴部及肛周皮肤的清洁，特别是女性月经期、产褥期、女婴尿布卫生。不穿紧身裤，环境保持居室空气新鲜，不到人群密集的场所，避免受凉、感冒、劳累和剧烈活动。

2.避免诱因

注意劳逸结合，坚持体育运动，增强机体的抵抗力。

3.心理疏导

应保持豁达开朗的心态，对疾病治疗的信心。

4.饮食护理

鼓励患者进食高热量、高维生素、适量优质蛋白质和脂肪的低盐饮食。

5.多饮水、勤排尿

是最简便而有效的预防尿路感染的措施。

6.定期门诊随访

了解尿液检查的内容、方法和注意事项。

第十七节 慢性粒细胞白血病

一、概念

慢性粒细胞白血病(CML)简称慢粒，是一种发生在多能造血干细胞的恶性骨髓增生性肿瘤(获得性造血干细胞恶性克隆性疾病)，主要涉及髓系。其特点为病程发展缓慢，外周血粒细胞显著增多并有不成熟性，脾脏明显肿大。在受累的细胞系中，可找到Ph染色体和(或)BCR-ABL融合基因。CML分为慢性期(CP)、加速期(AP)和最终急变期(BP/BC)。本病各年龄组均可发病，以中年最多见。

二、病因

(一)健康史

评估患者是否有不明原因的持续性白细胞数增高。

(二)身体状况

评估患者是否有乏力、低热、多汗或盗汗、体重减轻等代谢亢进的症状；评估患者是否有进行性体重下降、骨骼疼痛；评估患者贫血和出血情况。

(三)心理-社会状况

评估时应注意患者对自己所患疾病的了解程度及其心理承受能力,以往的住院经验,所获得的心理支持;家庭成员及亲友对疾病的认识、对患者的态度;家庭应对能力,以及家庭经济情况,有无医疗保障等。

三、临床表现

(一)慢性期

起病缓慢,一般持续1～4年,早期常无自觉症状。随着病情的发展,患者可出现乏力、低热、多汗或盗汗、体重减轻等代谢亢进的症状,由于脾大而自觉有左上腹坠胀感。常以脾脏肿大为最显著体征,往往就医时已达脐或脐以下,质地坚实,平滑,无压痛。如果发生脾梗死,则脾区压痛明显,并有摩擦音。肝脏明显肿大较少见。部分患者胸骨中下段压痛。当白细胞显著增多时,可有眼底充血及出血。白细胞极度增多时,可发生"白细胞淤滞症"。

(二)加速期

发病后1～4年约有80%的慢粒白血病患者可进入加速期,主要表现为不明原因高热、体重下降、虚弱、脾迅速肿大,骨、关节痛以及逐渐出现的贫血、出血。白血病细胞对原来有效的药物产生耐药。

(三)急变期

加速期从几个月到1～2年即进入急变期,多数为急性粒细胞变,20%～30%淋巴细胞变。

四、辅助检查

(一)外周血常规

可见各阶段的中性粒细胞,以中幼粒、晚幼粒和杆状粒细胞为主,常 $>20×10^9/L$,晚期最高可达 $100×10^9/L$ 。嗜酸性粒细胞和嗜碱性粒细胞增多,血小板减少和贫血时病情恶化。

(二)骨髓常规

增生明显或极度活跃。以粒细胞为主,其中中性中幼粒、晚幼粒和杆状粒细胞明显增多;原粒细胞 $<10%$ 。巨核细胞正常或增多,随病情进展而减少。

(三)染色体检查

Ph染色体,t(9;22)(q34;q11)是慢性白血病的特征性标志。

五、治疗要点

(一)化学药物治疗

羟基脲为慢粒初始治疗的基础药物。白消安现基本作为干细胞移植前预处理用药。

(二)干扰素治疗

可使部分患者达到细胞遗传学反应。在伊马替尼问世前是慢粒的一线治疗,现在无条件使用伊马替尼的患者仍可使用。

(三)伊马替尼治疗

为酪氨酸激酶抑制剂,现是慢粒各期药物治疗首选药物。伊马替尼治疗已经显示出其卓越的疗效。

(四)异基因造血干细胞移植

是目前普遍认可的根治性标准治疗。骨髓移植应在慢粒,慢性期,待血象及体征控制后尽早进行。常规移植患者年龄以 45 岁以下为宜,HLA 相合同胞间移植后患者 3～5 年无病存活率为 60%～80%。无血缘关系供者移植长期无病存活率为 35%～57%。此类移植风险大,主要原因为移植物抗宿主病(CVHD)和相关感染。自从伊马替尼问世后,国际骨髓移植登记组数据显示慢粒干细胞移植数量明显下降。

六、护理评估

(一)健康史

评估患者是否有不明原因的持续性白细胞数增高。

(二)身体状况

评估患者是否有乏力、低热、多汗或盗汗、体重减轻等代谢亢进的症状;评估患者是否有进行性体重下降、骨骼疼痛;评估患者贫血和出血情况。

(三)心理-社会状况

评估时应注意患者对自己所患疾病的了解程度及其心理承受能力,以往的住院经验,所获得的心理支持;家庭成员及亲友对疾病的认识,对患者的态度;家庭应对能力,以及家庭经济情况,有无医疗保障等。

七、护理诊断

1.预感性悲哀

与担心疾病恶性程度及预后有关。

2.体温异常——体温过高

与机体抵抗力下降、合并感染,或者与本病进展有关。

3.照顾者角色困难

与疾病致家庭意见冲突及经济条件等有关。

4.舒适的改变

与本病引起骨痛、脾肿大、脾栓塞引起的疼痛、淋巴结肿大压迫等因素有关。

5.活动无耐力

头晕、乏力、面色苍白与贫血、组织缺氧有关。

6.潜在并发症

出血、感染、贫血、本病浸润。

7.低效性呼吸型态

与抵抗力降低引起肺部感染及肿大淋巴结压迫有关。

8.知识缺乏

缺乏与疾病相关的知识。

9.营养失调——低于机体需要量

与放、化疗致恶心、呕吐、食欲差及疾病导致高消耗状态等因素有关。

八、护理措施

(一)疼痛的护理

(1)脾肿大引起腹胀腹痛时,应指导患者卧床休息,减少活动,可取左侧卧位,以使疼痛部位局限,注意保护脾区安全,防止脾破裂发生。

(2)指导患者少食多餐,饮水也分少量多次进行,以减轻腹胀。

(3)患者突然出现剧烈腹痛、腹肌紧张,甚至出现面色苍白、高热、脉搏细速、血压低等休克症状时,应立即建立静脉输液通道,通知医师,进行抗休克治疗及应用抗生素进行抗感染治疗。

(二)贫血的护理

(1)保证充足的休息及睡眠,减少活动。贫血严重的患者改变体位,如坐起或起立时动作应缓慢,由人扶持协助,防止突然体位改变发生晕厥而摔伤。

(2)严重贫血、血红蛋白<60g/L时应尽量卧床休息,必要时予氧气吸入,并做好生活护理,遵医嘱输注红细胞悬液。

(3)老年患者、耐受力较差的患者或贫血较重需要长期输血治疗的患者,有时患者血红蛋白>60g/L,但已出现明显的心悸、气促、头昏、耳鸣、面色苍白等贫血症状,也应积极采取输血治疗,以提高患者的生活质量。

(三)出血的护理

观察患者有无皮肤黏膜出血加重及头痛、意识障碍、瞳孔不等大及颅内出血表现。观察穿刺部位止血情况。明显消化道、泌尿生殖道及呼吸道出血时估计出血量,发生咯血时避免发生窒息。当血小板计数<20×10⁹/L时,应指导患者绝对卧床休息,并做好生活护理。

(四)感染的护理

(1)病室保持整洁,空气流通。定时空气和地面消毒,维持环境清洁,调节适宜的温度和湿度,定时开窗通风换气。避免或减少探视。定期进行室内空气及患者常用器具的细菌培养,监测环境的洁净度。定时洗澡更衣及更换床上罩单,重症患者进行床上擦浴,保持皮肤清洁,必要外出检查时,戴口罩预防呼吸道感染。对于接受超大剂量化疗、免疫抑制剂治疗、干细胞移植治疗期间患者,必要时采用保护性隔离护理,移居单间或空气层流洁净病房,实施全环境保护。

(2)保持口腔及皮肤清洁卫生,预防感染。于进餐前后、睡前晨起用生理盐水漱口,睡前晨起应用软毛刷刷牙;定期洗澡更衣,勤剪指甲;女性患者应注意会阴部清洁,经期应增加清洗次数;保持排便通畅,便后坐浴,预防肛周感染。

(3)除体温观察外,注意咽、鼻腔、腋下、外阴、肛门等部位隐匿感染发现。

(4)应严格遵守无菌技术操作原则。

(5)保持病室整洁,空气流通。每天进行空气消毒,减少陪伴探视人员,谢绝患有感冒的人员探视。

(五)药物护理

(1)向患者讲解药物的作用、不良反应及有关的注意事项,如白消安、羟基脲可引起骨髓抑制,因此需定期复查血象,另外白消安还可导致皮肤色素沉着、阳痿、停经等;干扰素的不良反应有发热、恶心、食欲差及肝功能异常,应监测体温及定期检测肝功能变化;还有环磷酰胺、长春新碱、阿糖胞苷、高三尖杉酯碱等易引起恶心、呕吐,应遵医嘱给予镇吐剂;环磷酰胺可引起出血性膀胱炎和脱发,应密切观察排尿颜色的变化,监测尿常规,注意患者的心理变化,防止因暂时的自我形象改变而影响情绪。伊马替尼可引起腹泻、水肿等不良反应,应嘱餐中服药,水肿明显时,通知医生予以处理,如利尿等治疗。

(2)化疗药物必须现配现用,以免影响疗效,确保剂量准确。

(3)化疗药物输注时应选择血流丰富的静脉,避开关节、反复穿刺及有瘢痕等静脉,先要用生理盐水建立好输液通道,确保无误后再进行化疗药物的输注。注意保护血管。由于化疗药物刺激性强、疗程长,所以要由远端至近端有次序的选择和保留静脉,每次更换注射部位,静脉穿刺应尽量一针见血,穿刺时不拍打静脉,不挤压皮肤,以避免皮下出血。防止药物外渗,减轻局部刺激。如有外渗,应立即停止滴注,并回抽3~6mL血液,以吸除部分药液,然后拔出针头更换注射部位。外渗局部冷敷后再用25%硫酸镁溶液湿敷,亦可用2%利多卡因溶液+地塞米松局部做环形封闭,冷敷时注意防止冻伤,观察局部的变化。必要时选用中心静脉或深静脉留置导管。

(4)根据心脏功能等因素,化疗过程中适当补液,保证尿量。对症处理化疗不良反应。

(六)饮食护理

(1)给予高蛋白、高维生素、高热量、营养丰富、易消化的饮食。注意饮食卫生,忌生冷及刺激性食物,防止发生肠道感染。口腔溃疡疼痛明显时可予利多卡因漱口液含漱(0.9%氯化钠溶液250mL+2%利多卡因溶液10~20mL),以减轻疼痛。

(2)化疗期间鼓励患者多饮水,每天2000~3000mL,并遵医嘱给予别嘌醇及碳酸氢钠口服,以碱化、水化尿液,防止化疗期间细胞破坏过多、过速引起的尿酸性肾病。

(3)化疗期间由于药物影响,患者进食少,应给予清淡合乎口味的饮食,注意食物的色、香、味,鼓励患者进食。

(4)血小板减少时,应指导患者进少渣的软食,禁辛辣、生硬、刺激性食物,以防止口腔黏膜损伤引起出血。

(七)安全护理

病区地面应防滑,走廊、厕所墙壁应安装扶手,带轮子的病床应有固定装置,使用期间固定牢靠。床边、桌上不要放置暖水瓶,防止被打翻而烫伤。

(八)心理护理

(1)慢性粒细胞白血病是一种造血系统的恶性疾病,病程长短不一,不易根治,因此患者容易产生焦虑、恐惧、悲观、失望的情绪,常常会影响疾病的治疗和恢复。

(2)理解、关心患者,向患者及家属介绍本病的相关知识、国内外治疗此病的最新进展及成功病例,正确认识、对待此病。使患者安心配合治疗和护理,达到最佳治疗效果,帮助患者树立战胜疾病的信心。

(3)治疗前向患者解释放、化疗中可能出现的不良反应,消除顾虑,取得配合。

(4)了解患者的社会支持情况,嘱家属、亲友给予支持和鼓励,建立社会支持网。

(5)注意患者的情绪变化,随时予以疏导。

九、病情观察

(1)观察体温及血压变化,发热时,要询问患者有无伴随症状如畏寒、寒战,有无咽痛及肛周不适等症状,体温达38.5℃及以上时可给予温水擦浴或冰块物理降温,及时有效执行医嘱,并观察降温效果;血压降低时,要密切观察患者神志变化,保证输液通畅,保证治疗有效进行,观察尿量,防治休克。

(2)脾肿大患者每天测量脾脏大小及质地,如患者突感剧烈腹痛、腹肌紧张,甚至出现休克症状时,应警惕有无脾栓塞、脾破裂的可能,一旦出现上述症状,应立即通知医生进行相应处理。

十、健康指导

(一)疾病知识指导

慢性期病情稳定后可工作和学习,适当锻炼,但不可过劳。生活要有规律,保证充足的休息和睡眠。由于患者体内白血病细胞数量多,基础代谢增加,应给患者提供高热量、高蛋白、高维生素、易消化吸收的饮食。

(二)用药指导

慢性期的患者必须主动配合治疗,以减少急性变的发生。对长期应用 α-干扰素和伊马替尼治疗的患者,应注意其不良反应。α-干扰素常见不良反应为畏寒,发热,疲劳,恶心、头痛、肌肉及骨骼疼痛,肝、肾功能异常,骨髓抑制等,故应定期查肝、肾功能及血象。伊马替尼常见的不良反应有恶心、呕吐、腹泻、肌肉痉挛、水肿、皮疹,但一般症状较轻微;血象下降较常见,可出现粒细胞缺乏、血小板减少和贫血,严重者需减量或暂时停药,故应定期查血象。

(三)病情监测指导

出现贫血加重、发热、腹部剧烈疼痛,尤其是腹部受撞击可疑脾破裂时,应立即到医院检查。感染与出血的预防与监测见急性白血病。

第十八节　过敏性紫癜

一、概念

过敏性紫癜又称 Schionlein-Henoch 综合征或出血性毛细血管中毒症,是一种常见的血管变态反应性疾病,因机体对某些致敏物质产生变态反应,导致毛细血管脆性及通透性增加,血液外渗,产生紫癜、黏膜及某些器官出血。可同时伴发血管神经性水肿、荨麻疹等其他过敏表现。本病多见于青少年,男性发病略多于女性,春、秋季发病较多。

二、病因

感染(细菌、病毒、寄生虫)、食物(鱼、虾、蛋、乳类等)、药物(半抗原抗生素、磺胺药等)、其他(寒冷、花粉、尘埃、疫苗接种等)。

三、临床表现

(一)单纯型(紫癜型)

为最常见的类型。主要表现为皮肤紫癜,局限于四肢,尤其是下肢及臀部,躯干极少累及。紫癜常成批反复发生、对称分布,可同时伴发皮肤水肿、荨麻疹。紫癜大小不等,初呈深红色,按之不褪色,可融合成片,形成瘀斑,数日内渐变成紫色、黄褐色、淡黄色,经 7～14 天逐渐消退。

(二)腹型(Henoch)

除皮肤紫癜外,因消化道黏膜及腹膜脏层毛细血管受累而产生一系列消化道症状及体征,如恶心、呕吐、呕血、腹泻及黏液便、便血等。其中腹痛最为常见,常为阵发性绞痛,多位于脐周、下腹或全腹,发作时可因腹肌紧张及明显压痛、肠鸣音亢进而误诊为外科急腹症。在幼儿可因肠壁水肿、蠕动增强等而致肠套叠。腹部症状、体征多与皮肤紫癜同时出现,偶可发生于紫癜之前。

(三)关节型(Schonlein 型)

除皮肤紫癜外,因关节部位血管受累出现关节肿胀、疼痛、压痛及功能障碍等表现。多发生于膝、踝、肘、腕等大关节,呈游走性、反复性发作,经数日而愈,不遗留关节畸形。

(四)肾型

过敏性紫癜肾炎的病情最为严重。在皮肤紫癜的基础上,因肾小球毛细血管祥炎症反应而出现血尿、蛋白尿及管型尿,偶见水肿、高血压及肾衰竭等表现。肾损害多发生于紫癜出现后 1 周,亦可延迟出现。多在 3~4 周内恢复,少数病例因反复发作而演变为慢性肾炎或肾病综合征。

(五)混合型

皮肤紫癜合并上述两种以上临床表现。

(六)其他

本病少数患者还可因病变累及眼部、脑及脑膜血管而出现视神经萎缩、虹膜炎、视网膜出血及水肿,以及中枢神经系统相关症状、体征。

四、辅助检查

(一)尿常规

肾型或混合型可有血尿、蛋白尿、管型尿。

(二)血小板计数、功能及凝血相关检查

除出血时间(BT)可能延长外,其他均为正常。

(三)肾功能

肾型及合并肾型表现的混合型,可有程度不等的肾功能受损,如血尿素氮水平升高、内生肌酐清除率下降等。

(四)毛细血管脆性试验

半数以上阳性,毛细血管镜可见毛细血管扩张、扭曲及渗出性炎症反应。

五、治疗要点

(一)消除致病因素

防治感染,清除局部病灶(如扁桃体炎等),驱除肠道寄生虫,避免可能致敏的食物及药物等。

(二)一般治疗

1.抗组胺药

盐酸异丙嗪、氯苯那敏(扑尔敏)、阿司咪唑(息斯敏)、去氯羟嗪(克敏嗪)、西眯替丁及静脉注射钙剂等。

2.改善血管通透性药物

维生素 C、曲克芦丁、卡巴克络等。

(三)糖皮质激素

糖皮质激素有抑制抗原抗体反应、减轻炎症渗出、改善血管通透性等作用。一般用泼尼松 30mg/d,顿服或分次口服。重症者可用氢化可的松 100～200mg/d,或地塞米松 5～15mg/d,静脉滴注,症状减轻后改口服。糖皮质激素疗程一般不超过 30 天,肾型者可酌情延长。

(四)对症治疗

腹痛较重者可予阿托品或山莨菪碱(654-2)口服或皮下注射;关节痛可酌情用镇痛药;呕吐严重者可用止吐药;伴发呕血、血便者,可用奥美拉唑等治疗。

(五)其他

如上述治疗效果不佳或近期内反复发作者,可酌情使用:①免疫抑制剂,如硫唑嘌呤、环孢素、环磷酰胺等。②抗凝疗法,适用于肾型患者,初以肝素钠 100～200U/(kg·d)静脉滴注或低分子肝素皮下注射,4 周后改用华法林 4～15mg/d,2 周后改用维持量 2～5mg/d,2～3 个月。③中医中药,以凉血、解毒、活血化瘀为主,适用于慢性反复发作或肾型患者。

六、护理评估

(一)健康史

(1)询问患者是否有感染病史,如上呼吸道感染、猩红热及其他局灶性感染;病毒以及肠道寄生虫感染等。

(2)询问患者是否对某些动物性食物中的异性蛋白质过敏。

(3)询问患者是否有药物过敏史,抗生素类、磺胺药类、异烟肼、阿托品、噻嗪类利尿药、解热镇痛药及奎宁类等。

(4)询问患者是否有寒冷刺激、花粉、尘埃、昆虫咬伤、疫苗接种等。

(二)身体状况

评估患者是否有发热、咽痛、乏力及食欲不振等上呼吸道感染症状;评估患者皮肤瘀点、紫癜情况;评估患者腹痛情况;评估患者是否出现关节肿胀、疼痛、压痛和功能障碍;评估患者血尿、蛋白尿、管型尿等情况;评估患者是否有视神经萎缩、虹膜炎、视网膜出血等症状。

(三)心理-社会状况

评估患者对疾病的认识,是否有紧张、恐惧情绪。给患者讲述疾病的相关知识,说明本病为变态反应性疾病,消除过敏原,可避免再次发作,尽量消除患者的思想负担。

七、护理诊断

1.有出血的危险

与血管通透性加强和血管脆性增加有关。

2.舒适改变——疼痛

与腹型及关节型过敏性紫癜有关。

3.组织完整性受损

与血管通透性加强和血管脆性增加有关。

4.有肾功能损害的危险

与肾型过敏性紫癜有关。

5.知识缺乏

缺乏与疾病相关的知识。

八、护理措施

(一)一般护理

(1)注意观察紫癜形态、分布及消长情况,穿刺检查后注意观察渗血情况。

(2)关节过敏性紫癜注意观察关节红、肿、热、痛情况,减少关节活动。

(3)腹型紫癜注意观察血便及血便量和腹泻等,及时测量血压、脉搏,注意有无肠鸣音减弱或增强,要警惕肠穿孔的发生。

(4)肾性紫癜注意观察尿色、尿量及尿液化验检查的结果,以及有无水肿、高血压等。

(5)注意观察意识状态,有异常变化时,及时通知医生。

(6)了解实验室检查结果,如血常规、尿常规等。

(二)饮食护理

嘱患者除了注意避免过敏性食物的摄入外,发作期可根据病情选择清淡、少刺激、易消化的膳食、软食或半流质饮食。若有消化道出血,应避免过热饮食,必要时须禁食。

(三)心理护理

(1)理解、关心患者,向患者及家属介绍本病的相关知识,使患者放下心理负担,安心配合治疗和护理。

(2)治疗前向患者解释用药的重要性及可能出现的不良反应,消除顾虑,取得配合。

(3)当患者出现疼痛时要安慰患者,注意患者的情绪变化,随时予以疏导。

(四)生活护理

(1)指导患者在急性期多卧床休息。

(2)保持皮肤的清洁与干燥,如有瘙痒禁止用手抓挠,避免损伤皮肤引起出血、感染;保持床单平整,着棉质内衣,使用温热水洗浴,禁止使用化学制剂清洁皮肤;水肿患者应定时翻身,避免压疮发生。

(3)在关节肿痛时,指导患者减少关节活动,忌冷热敷,协助患者将受累关节安置于功能位,注意保暖。

(4)患者出现腹痛时,可采用屈膝平卧位,可减轻疼痛。

(5)腹泻或血便时要加强肛周护理,每次便后及时使用温热水清洗肛周,避免出现肛周的感染。

(6)预防感冒,避免接触感染患者。

(五)用药护理

(1)积极细心地寻找变应原,可做变应原试验。在找到变应原或可疑变应原时要及时通知医护人员,避免再次接触过敏物质。

(2)使用肾上腺糖皮质激素治疗时要告知患者用药的不良反应,如向心性肥胖、多毛、痤疮样皮疹、感染、消化道溃疡等,增加患者的依从性,避免由于患者自行停药而引起复发。

（3）应用抗组胺药物时可能会引起发困,指导患者休息;应用环磷酰胺时可能会引起骨髓抑制和出血性膀胱炎,指导患者多饮水,预防感染,观察尿液的颜色;使用钙剂时要预防心动过速,注意观察患者的心率变化。

（4）进行穿刺时动作要轻柔,避免长时间使用压脉带引起出血,严格执行无菌操作预防感染。操作完毕,注意增加按压时间。

九、健康指导

（1）给患者讲述疾病相关知识,说明本病为变态反应性疾病,常见因素为感染、花粉、药物及食物过敏等,应积极寻找过敏原,发现可疑因素,避免再次接触。

（2）注意休息,避免劳累。

（3）经常参加体育锻炼增强体质,预防感冒;积极清除感染灶,防止上呼吸道感染。

（4）尽可能找出变应原,去除可能的变应原。

（5）急性期和出血多时应限制患者活动。

（6）控制和预防感染,在有明确的感染或感染灶时选用敏感的抗生素,但应避免盲目地预防性使用抗生素。

（7）注意饮食,饮食宜清淡,注意营养和饮食卫生,避免不洁食物,饭前洗手,预防肠道寄生虫感染。禁食:生葱、生蒜、辣椒、酒类等刺激性食品;肉类、海鲜、鸡蛋、牛奶等高动物蛋白食品;饮料、小食品等方便食品。

第十九节　造血干细胞移植患者的护理

一、骨髓移植

(一)概述

骨髓移植(BMT)是最早应用于临床的造血干细胞移植,指机体接受超剂量的化疗和放疗后,将异体或自体的骨髓植入体内,重建造血和免疫功能。目前已广泛应用于恶性及非恶性疾病的治疗。

(二)分类

1.同基因骨髓移植(syn-BMT)

在人类仅指单卵双胎间的移植,供、受者基因完全相同,无排斥和移植物抗宿主病发生,也不需要移植前免疫抑制。

2.异基因骨髓移植(allo-BMT)

系将非单卵双生的他人骨髓移植入受者体内,使其生长繁殖。

3.自体骨髓移植(auto-BMT)

系将患者能重建正常造血的自体骨髓抽取冷冻保存,待患者接受超剂量化疗或放疗后再回输给患者,以重建自身造血。

（三）护理

1.移植前准备及护理

（1）供者的准备：allo-BMT供者身体健康，年龄在8～60岁，无严重的心、肝、肾及骨髓疾病，无活动性乙肝、丙肝及巨细胞病毒（CMV）感染。供、受者抽血做人白细胞抗原（HLA）配型，混合淋巴细胞培养，选择HLA相合者。为确保供者的安全，移植前2周对供者进行自体循环采血600～800mL，供采髓时回输给供者，可避免各种血源传染病的发生。另外，循环采血可刺激骨髓造血干细胞的生长。外周血造血干细胞移植时，常应用粒系集落刺激因子作为动员剂，使外周血中造血干细胞的数量增加。

（2）受者的准备。①心理护理：了解患者及家属对所患疾病及BMT的认识程度，说明BMT治疗的重要意义，入住无菌层流室的重要性，介绍无菌室内制度、环境，讲解BMT的方法、步骤和可能出现的并发症，如何配合每天的治疗和护理工作。②全面身体检查：移植前复查血象、骨髓象、血生化、肝肾功能、心电图等，清除感染灶，特别要注意观察口腔、肛门等处有无病灶。③体表准备及眼、耳、鼻、口腔、会阴部消毒：入室前1～2天，剃去全身毛发，修剪指（趾）甲，当天清洁灌肠，淋浴后经1：2000氯己定（洗必泰）液药浴30分钟，更换无菌衣裤、拖鞋方可进入无菌层流室。④肠道消毒：入室前3天开始口服肠道不吸收的抗生素，如新霉素、小檗碱、复方新诺明及制霉菌素等进行肠道消毒，进无菌饮食。⑤锁骨下静脉插管：以保证化疗、输骨髓、输液及静脉营养。⑥预处理：移植前14天以内的放、化疗称为预处理。其目的是杀灭肿瘤或白血病细胞；抑制免疫反应，减少排斥；腾空骨髓造血龛，以利植入。

（3）空气层流病房（LAFR）的准备：用不同浓度的消毒液擦拭室内天花板、墙壁、地面、家具，用0.8%的过氧乙酸按30mL/m³，进行喷雾，密闭24小时，进行第2次喷雾，再次密闭30分钟后开机通风，并进行空气细菌培养以监测消毒效果。

2.移植术中护理

（1）骨髓液的采集：采髓部位为两侧髂前、髂后上棘，必要时加采胸骨。造血干细胞4℃保存时最好于60小时内输入，深低温－80℃可保存1年，－196℃可保存数年至数十年。

（2）骨髓的回输：预处理结束后间隔一定时间即可经静脉插管回输骨髓液，方法同一般密闭式输血，输注前静脉注射地塞米松10mg，以减少输髓反应。采集的骨髓尽可能在6小时内输完，速度宜先慢后快，为防肺脂肪栓塞的发生每袋骨髓液输至最后5mL时弃去。另建一通路输注鱼精蛋白以中和骨髓液中的肝素，1mg鱼精蛋白约可中和100U肝素。4℃保存的骨髓在室温放置1小时复常温后摇匀输注，深低温保存的应在39～41℃水浴中解冻，一般从解冻至输完不超过10分钟。

3.移植后的护理

（1）预防感染：在BMT过程中，由于超剂量的放疗和化疗、为预防移植物抗宿主病（GVHD）应用的免疫抑制剂，使患者骨髓造血及免疫功能严重损害，粒细胞可降至零，机体免疫力极度低下；预处理后口腔和其他黏膜受损，锁骨下静脉导管的留置，使机体的天然屏障受到破坏，故易发生感染。感染的预防和控制是移植成败的关键。因此患者必须实行全方位保护。

（2）预防出血：骨髓移植后血小板减少，如血小板计数＜20×10⁹/L，应嘱患者减少活动，进软质饮食,保持排便通畅,每天监测血象,注意血小板计数,密切观察皮肤有无出血点、瘀斑,有无鼻出血、牙龈出血,注意尿、粪便及痰液的颜色,有无颅内出血的征象,必要时输注浓缩血小板。

(3)移植物抗宿主病的护理:植活的供者骨髓造血干细胞含有免疫活性细胞,主要为 T 细胞,可与受者组织发生免疫反应,导致组织损伤,称为 GVHD。分为急、慢性两型,发生在 10 天之内的又称超急性 GVHD;一般 3 个月以内发生的为急性 GVHD,主要表现为皮肤红色斑丘疹、腹泻、肝功能异常等;3 个月以后发生的为慢性 GVHD,可为局限性硬斑或全身性硬皮病,肝功能异常,口腔、眼干燥,呼吸困难等。GVHD 轻者可治愈,重者可导致死亡。具体护理如下。①用药护理:GVHD 预防重于治疗。常规于移植前一天开始每天静脉滴注环孢素 2.5mg/kg,持续 1 个月,以后改为每天口服 6mg/kg,至 6 个月。环孢素有肾毒性,还可引起高血压、糖耐量异常、多毛、牙龈增生、震颤等,应用前要做好解释,用药过程中及时复查肝、肾功能,注意血压、尿量变化。应用大剂量肾上腺皮质激素可诱发感染和消化道溃疡出血,应注意体温变化、粪便性状。联合应用抗胸腺球蛋白(ATG)或抗淋巴细胞球蛋白(ALG)时,应注意有无变态反应。②病情观察及护理:急性 GVHD 易发生在移植后 20 天左右,白细胞计数逐渐回升时,要注意观察耳后、手掌、脚心等部位的皮肤改变,以便及时发现、及时处理,以免延误治疗。首先出现的是皮疹,皮疹严重或发生表皮坏死、皮肤剥脱和水疱形成时,应保持皮肤、床单位清洁,每天温水擦浴,衣物质地柔软,以防出血、感染。腹泻者注意观察排便次数及量,记录出入量,加强肛周护理,防止感染。患者应进少渣清淡半流质饮食,以防加重腹痛,激发肠梗阻。注意皮肤、巩膜有无黄疸,及时报告医师。

(4)肝静脉闭塞病(VOD):是一种以肝内小静脉纤维性闭塞为主要病理改变的疾病。表现为体重增加、肝区疼痛、肝大、腹腔积液、黄疸等。多认为由于预处理时大剂量化疗药物损伤肝细胞和血管内皮细胞,进而造成凝血的激活,使肝静脉受阻而发生。遵医嘱应用小剂量肝素、前列腺素 E 可预防 VOD 的发生。移植后注意每天称体重,必要时测量腹围,观察有无上述症状出现。

4.护理诊断

(1)缺乏知识:与不了解造血干细胞移植的程序、并发症及移植前后的护理有关。

(2)自理能力缺陷:与大剂量的放化疗后的不良反应、严重并发症、居住层流病室活动受限有关。

(3)排便异常——腹泻:与放化疗不良反应、抗生素的应用、感染及肠道移植物抗宿主病有关。

(4)口腔黏膜完整性受损:与放化疗不良反应、病毒感染、移植物抗宿主病、对口腔护理的重要性缺乏了解有关。

(5)有皮肤完整性受损的危险:与移植后并发症有关。

(6)排尿异常:血尿与大剂量使用环磷酰胺、移植物抗宿主病、病毒等因素相关出血性膀胱炎有关。

(7)潜在并发症:出血、感染。

(8)营养失调——低于机体需要量:与放化疗不良反应、肠道移植物抗宿主病、感染发热导致机体代谢增加有关。

(9)缺乏娱乐活动:与骨髓抑制时无菌层流室居住时间长、空间小、娱乐方式少有关。

(四)健康指导

1.休息与活动指导

(1)指导患者适当做一些简单活动,并保持健康积极向上的心态。

(2)随着疾病的恢复,可以适当进行体育锻炼,并逐渐增加活动量。

(3)HSCT 后 1～2 年内不宜从事重体力劳动。

(4)保证足够睡眠,充分休息。

2.饮食指导

(1)清淡、营养,易消化。

(2)食欲好转后提供高热量、富含维生素食物。

(3)限制辛辣、刺激性强、坚硬食物。

(4)多饮水,每天应＞2000mL。

(5)需经微波炉消毒灭菌。

3.服药指导

(1)遵医嘱坚持用药。

(2)讲解药物的剂量、用法及用药后可能出现的不良反应等。

(3)合理用药的目的。

(4)应定期检测药物浓度。

4.预防感染

(1)减少探视少去公共场所,避免接触易感人群。

(2)避免接触家畜和动物的分泌物。

(3)指导家属如何保持房间清洁,床上用品定时清洗、晾晒。

(4)注意经常洗手,注意个人卫生,保持皮肤清洁,注意保暖,避免着凉。

(5)注意口腔、肛周、会阴部的清洁卫生。

5.预防出血

(1)患者勿过度活动。

(2)勿用牙签剔牙,注意物品的清洁消毒。

(3)勿食过硬、带刺食物。

(4)保持排便通畅。

6.病情观察

(1)了解血常规的正常值,患者应遵医嘱查血常规,每周 1～2 次,直至血象恢复正常。

(2)识别感染的症状与体征,如有无咳嗽、咳痰,有无发热。

(3)皮肤的变化。皮肤有无黄染、出血点、皮疹出现。

(5)排便、排尿的颜色是否正常。

(6)就诊指导:遵医嘱按时服药,定期复查,如出现咳嗽、发热、腹泻、皮疹等不适时及时就诊。

二、外周血干细胞移植

(一)概述

外周血干细胞移植即周围造血干细胞移植,是使用造血干细胞动员剂促使干细胞从骨髓组织释放入血,体外采集后替代骨髓造血干细胞进行移植。包括自体外周血造血干细胞移植和异基因外周血造血干细胞移植。

(二)造血干细胞动员

1.自体外周血造血干细胞移植:

一般采用化疗联合造血细胞生长因子作为动员剂,用环磷酰胺$1\sim1.5g/m^2$,阿糖胞苷 $1\sim2g/m^2$,白细胞计数下降最低开始回升时,使用粒细胞集落刺激因子(G-CSF)每天 $3\sim5\mu g/kg$,皮下注射,连续 $3\sim5$ 天。

2.异基因外周血造血干细胞移植

单用造血细胞生长因子(C-CSF 或 GM-CSF)$10\mu g/(kg\cdot d)$,皮下注射,连用 $4\sim5$ 天。

(三)造血干细胞采集

采用血细胞分离机分离干细胞采集程序,循环血量 $10000\sim14000mL$,连续 2 天,每次采集 2 小时,用 G-CSF $5\mu g/kg$,皮下注射。

(四)外周血造血干细胞输注的护理

1.自体外周血造血干细胞的回输

为减少因冷冻剂或细胞破坏所引起的变态反应,回输前 $15\sim20$ 分钟应用抗过敏药;冷冻保存的造血干细胞需在床旁以 $38.5\sim40\,^{\circ}\mathrm{C}$ 恒温水迅速复温融化。解冻融化后的干细胞应立即用无滤网输液器从静脉导管输入,同时另一路静脉输入等量鱼精蛋白以中和肝素。回输过程中为防止外周血干细胞中混有红细胞而引起的血红蛋白尿,需同时静脉滴注 5％碳酸氢钠和生理盐水、呋塞米和甘露醇,以维持足够的尿量,直至血红蛋白尿消失。此外,在患者能够耐受的情况下,应在 15 分钟内回输 1 袋外周血干细胞,回输 2 袋外周血干细胞之间需用生理盐水冲管,以清洗输血管道。

2.异体外周血造血干细胞输注

异体外周血造血干细胞移植,同异体骨髓移植一样,患者预处理后,再采集供体的外周血造血干细胞,采集后可立即输注给受者。但输注前先将造血干细胞 $50\sim100mL$ 加生理盐水稀释到 $200mL$。余与自体外周血造血干细胞回输相同。

第二十节　病毒性肝炎

一、概述

病毒性肝炎是多种肝炎病毒引起的、以肝脏损害为主要表现的一组全身性传染病,具有传染性强、传播途径复杂、流行广泛、发病率较高等特点。目前按病原学明确分类的有5种:甲型肝炎病毒(HAV)、乙型肝炎病毒(HBV)、丙型肝炎病毒(HCV)、丁型肝炎病毒(HDV)和戊型肝炎病毒(HEV)。其中甲型和戊型肝炎主要表现为急性肝炎,一般不转为慢性乙型、丙型和丁型肝炎主要表现为慢性肝炎并可发展为肝硬化和肝细胞癌。各型病毒性肝炎的临床表现相似,以疲乏、食欲减退、厌油、肝功能异常为主,部分病例出现黄疸。

二、病原学

(一)甲型病毒性肝炎

甲型肝炎病毒(HAV)属于嗜肝RNA病毒属仅有的一种,无包膜,呈球形,由32个壳粒组成20面体对称核衣壳,内含单股线形正链RNA,全基因约含7500个核苷酸。形态与其他小核糖核酸病毒一样。

HAV抵抗力较强,能耐受56℃30分钟,室温1周。在干粪中25℃能存活30天。在贝壳类动物、污水、淡水、海水、泥土中能存活数月。60℃12小时部分灭活;煮沸5分钟全部灭活。紫外线(1.1W,0.9cm深)1分钟,3%甲醛25℃5分钟均可灭活。70%酒精25℃3分钟可部分灭活。

(二)乙型病毒性肝炎

乙型肝炎病毒(HBV)属嗜肝DNA病毒,有包膜,病毒颗粒为直径42nm的圆球形。在病毒感染者的外周血中还有直径22nm的圆形和管形颗粒。这种颗粒为乙型肝炎表面抗原,没有核酸,无传染性。

HBV对外界环境抵抗力较强,能耐受60℃4小时及一般浓度的消毒剂。高压灭菌法或100℃加热10分钟可使HBV灭活失去感染性,HBV对过氧乙酸、漂白粉溶液、次氯酸钠、环氧乙烷等化学试剂较敏感。

(三)丙型病毒性肝炎

丙型肝炎病毒(HCV)由于在血液中浓度极低(100～1000个病毒颗粒/mL),因而未能直接观察到HCV病毒颗粒。HCV为直径55nm的球形颗粒,去包膜后为直径33nm的核心蛋白包被的核心部分,内含全长约9400个核苷酸的单股正链RNA基因组。

氯仿(10%～20%)、甲醛(1∶1000)6小时及609℃10小时可使HCV灭活。

(四)丁型病毒性肝炎

丁型肝炎病毒(HDV)是一种缺陷RNA病毒,必须有HBV或其他嗜肝DNA病毒[如土拨鼠肝炎病毒(WHV)]的辅助才能复制、表达抗原及引起肝损害。但在细胞核内的HDV-RNA则无须HBV的辅助而能自行复制。HDV定位于肝细胞核和细胞质内,在血液中由HBsAg所包被,形成35～37nm颗粒。

HDV 呈球形,基因组由一条单股环状闭合负链 RNA 组成,内含 1780 个核苷酸。HDV 可与 HBV 同时感染人体,也可以在 HBV 感染的基础上引起重叠感染。当 HBV 感染结束时,HDV 感染亦随之而结束。

(五)戊型病毒性肝炎

戊型肝炎病毒(HEV)呈球状,无包膜,基因组为单股正链 RNA。HEV 主要在肝细胞内复制,通过胆汁排出,并持续存在至 ALT 恢复正常。戊型肝炎病毒对外界抵抗力不强,加热灭活病毒比较容易。

三、传染源

患者和亚临床感染者都可成为五型肝炎的传染源。甲型和戊型肝炎患者从粪便中排出病原体。乙、丙、丁型肝炎患者则通过血和体液而排出病原体。

(一)患者

甲型肝炎患者绝大多数为急性。慢性患者和病毒携带者极少见,作为传染源的可能性极小。急性乙型肝炎患者在我国少见,成人急性患者的传染期从起病前数周开始,并持续于整个急性期。慢性患者和病毒携带者是乙型肝炎的主要传染源,其传染性贯穿于整个病程。急性丙型肝炎黄疸型患者仅占 25%,因此无黄疸型急性患者的流行病学意义更大。急性丙型肝炎患者中 50% 以上转为慢性,因而慢性患者是丙型肝炎的主要传染源。丁型肝炎患者发生于 HBV 感染的基础之上,也是以慢性患者与携带者为主。戊型肝炎以急性患者为主。HEV 隐性感染者多见于儿童,成人则多表现为显性感染而成为患者。

(二)病毒携带者

只有乙、丙、丁、戊型肝炎病毒和输血传播的肝炎病毒(TTV)存在病毒携带者。

四、传播途径

(一)粪-口传播

甲型和戊型肝炎都以粪-口为主要传播途径。日常生活接触传播是散发性发病的主要传播方式。水和食物的传播,特别是水生贝类如毛蚶等是甲型肝炎暴发流行的主要传播方式。饮用水污染则是戊型肝炎暴发流行的主要传播方式。

(二)体液传播

是 HBV、HDV、HCV 和 HCV 的主要传播途径。含有肝炎病毒的体液或血液可通过输血及血制品,非一次性注射器预防接种、药物注射等方式而传播。生活上的密切接触是次要的传播方式。

(三)母婴传播

包括经胎盘、分娩、哺乳、喂养等方式。HCV 也可通过母婴传播。

(四)性接触传播

性接触是体液传播的另一种方式,HBV 和 HCV 可通过唾液、精液和阴道分泌物排出,因而性接触也是 HBV 和 HCV 的重要传播方式。

五、人群易感性

人群对各型肝炎普遍易感。甲型肝炎感染后可获巩固免疫力。各型肝炎之间无交叉免疫,故可重复感染。

六、流行性特征

(一)散发性发病

甲型肝炎散发性发病常见于发展中国家的甲型肝炎高度流行区,其特征为儿童发病率高,多由日常生活接触传播。乙型肝炎的发病也以散发性发病为主,感染与发病表现出明显的家庭聚集现象。家庭聚集现象与母婴传播及日常生活接触传播有关。非经输血传播的丙型肝炎又称为散发性丙型肝炎接触和母婴传播所致。在非流行区,戊型肝炎以散发性发病为主,多由日常生活接触所致。

(二)暴发流行

主要由水和食物传播所致,常见于甲型和戊型肝炎。

(三)季节分布

在北半球各国,甲型肝炎的发病率有明显的秋、冬季高峰。戊型肝炎也有明显季节性,流行多发生于雨季或洪水后。乙、丙、丁型肝炎主要为慢性经过,季节分布不明显。

(四)地理分布

病毒性肝炎为世界性分布疾病。甲型肝炎地理分布不明显。乙型肝炎的地理分布以热带非洲、东南亚和中国为高发区。丙型肝炎世界各地感染率无明显差别。丁型肝炎呈全球分布,但以南美洲、中东、巴尔干半岛与地中海为高发区。我国以西南地区感染率较高。戊型肝炎主要流行于亚洲和非洲一些发展中国家。

七、临床分型

甲型肝炎潜伏期为15～45天,常见30天左右;乙型肝炎为28～180天,常见60～90天;丙型肝炎为15～182天,常见40天左右;丁型肝炎重叠感染为3～4周,联合感染为6～12周;戊型肝炎为10～75天,常见40天左右。根据黄疸的有无、病情的轻重和病程的长短,临床上可分为急性肝炎(黄疸型和无黄疸型)、慢性肝炎(迁延性和活动性)、重症肝炎(急性和亚急性)和淤胆型肝炎。

八、临床表现

(一)急性病毒性肝炎的临床表现

1.急性黄疸型肝炎

(1)黄疸前期:急性起病,疲倦乏力为最常见症状,可有畏寒、发热;常有食欲减退、厌油、恶心、呕吐、腹痛、腹胀、腹泻、肠鸣音亢进等消化道症状;于本期末尿颜色加深,继而巩膜及皮肤先后出现黄染;少数病例以发热、头痛、上呼吸道症状等为主要症状。本期持续1～21天,多为5～7天。

(2)黄疸期:尿黄加深,巩膜和皮肤出现黄疸,1～3周内黄疸达高峰。部分患者可有一过性粪色变浅、皮肤瘙痒、心动过缓等梗阻性黄疸表现。肝大,质软、边缘锐利,有压痛及叩痛。部分病例有轻度脾大。肝功能检查示丙氨酸转氨酶(ALT)和胆红素水平升高,尿胆红素阳性,本期持续2～6周。

(3)恢复期:症状逐渐消失,黄疸消退,肝、脾回缩,肝功能逐渐恢复正常,本期持续1～2个月。总病程为2～4个月。

2.急性无黄疸型肝炎

较急性黄疸型肝炎多见。仅表现为乏力、食欲缺乏、腹胀、肝区痛等症状,症状轻且无特征性,不易诊断,常成为重要的传染源。病程大多在 3 个月内。乙型、丙型、丁型无黄疸型肝炎患者易转为慢性。

(二)慢性病毒性肝炎的临床表现

肝炎病毒感染后,症状迁延或反复发作,病程超过 6 个月即可诊断为慢性肝炎。慢性肝炎仅见于乙、丙、丁型肝炎。根据肝功能损害程度,慢性肝炎可分为以下 3 种。

1.轻度慢性肝炎

急性肝炎迁延半年以上,反复出现疲乏、头晕、消化道症状、肝区不适、肝大、压痛,也可有轻度脾肿大。少数患者可有低热。肝功能显示血清转氨酶反复或持续升高。肝活检仅有轻度肝炎病理改变,也可有轻度纤维组织增生,病程迁延可达数年。病情虽有波动,但总的趋势是逐渐好转以至痊愈。只有少数转为中度慢性肝炎(轻型慢性活动性肝炎)。

2.中度慢性肝炎

病程超过半年,症状(消化道症状如厌食、恶心、呕吐、腹胀、腹泻等;神经症状如乏力、萎靡、头晕、失眠及肝区痛等)明显,肝大,质地中等以上,可伴有蜘蛛痣、肝掌、毛细血管扩张或肝病面容,进行性脾肿大,肝功能持续异常,尤其是血浆蛋白改变,肝脏纤维化指标升高,或伴有肝外器官损害,自身抗体水平持续升高等特征。肝活检有轻型慢性活动性肝炎的病理改变。

3.重度慢性肝炎

除上述临床表现外,还具有早期肝硬化的肝活检病理改变与临床上代偿期肝硬化的表现。

(三)重型病毒性肝炎的特征性表现

(1)极度乏力。

(2)消化道症状进行性加重,尤常出现频繁恶心、呕吐及呃逆。

(3)黄疸迅速进行性加深,每天上升>17.1μmol/L,数天内可达 171μmol/L 以上。

(4)出血倾向,初为针刺部位不易止血,大片瘀斑,后期消化道等可有自发出血。

(5)可出现肝性脑病表现。

(6)腹胀明显,后期出现腹腔积液。

(7)肝浊音界缩小。

(8)酶-胆分离,胆红素进行升高,而 ALT 逐渐降低甚至正常。

(9)凝血酶原时间(PT)明显延长,凝血酶原活动度<40%。

九、检查

(一)肝功能检查

1.血清酶测定

(1)血清 ALT:在肝功能检测中最为常用。ALT 水平在急性黄疸型肝炎常明显升高;慢性肝炎时可持续或反复升高;重型肝炎时因大量肝细胞坏死,随黄疸迅速加深反而下降,出现酶-胆分离现象。ALT 水平升高时,天门冬氨酸氨基转移酶(AST)也升高。其他血清酶类,如 ALP、γ-CT 水平在肝炎时也可升高。

(2)血清门冬氨酸氨基转移酶(AST):AST 主要存在于肝细胞线粒体内。因此,如果

AST 明显升高,提示肝细胞损伤较严重。

(3)γ-CT 和 ALP(AKP):两者均是反映胆汁淤积的指标。

2.胆红素测定

(1)血清胆红素:血清总胆红素水平可反映肝细胞损伤程度。结合胆红素(DB)的比例对判断黄疸性质有一定参考价值。

(2)尿胆红素和尿胆原:黄疸型肝炎时尿胆红素可阳性;急性黄疸型肝炎高峰期或淤胆型肝炎及胆道梗阻时,尿胆原阴性。

3.蛋白质代谢功能检查

肝是蛋白质代谢的重要器官,除了 γ-球蛋白外,所有蛋白质均由肝细胞合成。蛋白质含量的变化、蛋白间比值的改变,可提示肝功能损伤的程度。常检测的蛋白为血清蛋白、总蛋白、球蛋白。

4.凝血酶原测定

凝血酶原主要由肝脏合成,肝病时凝血酶原时间长短与肝损害程度成正比。凝血酶原活动度<40%或凝血酶原时间比正常对照延长 1 倍以上时提示肝损害严重。

(二)肝炎病毒标志物检查

1.甲型肝炎

(1)抗 HAV-IgM:发病初期即可测出,1～2 个月后效价和阳性率逐渐下降,3～4 个月大部分消失;阳性者可诊断为甲型肝炎(应注意类风湿因子引起假阳性),阴性可排除甲型肝炎。用于甲型肝炎患者或隐性感染者的早期诊断。

(2)抗 HAV-IgG:感染后 3～12 周出现,6 个月时达高峰,可终身存在;是判断人群 HAV 自然感染强度和甲肝疫苗人群免疫效果的主要指标,主要用于流行病学研究。如抗体效价恢复期较急性期增高>4 倍,可诊断为 HAV 近期感染。

(3)HAV-RNA:急性期;非常规检测,多用于科研。

2.乙型肝炎

(1)HBsAg:HBV 感染后 4～7 周开始出现。①急性乙型肝炎的潜伏期或急性期。②慢性 HBsAg 携带者。③HBV 所致的慢性肝病。

(2)抗-HBs:HBV 感染后 6～23 周开始出现。①已往感染过 HBV。②乙肝疫苗或特异性高效价免疫球蛋白注射后产生主动、被动免疫效果。

(3)HBeAg:在急性乙肝潜伏期的后期出现,随 HBsAg 消失而消失。①可作为急性乙肝辅助诊断和判断预后的指标。②有助于确定乙肝患者、乙肝病毒携带者及孕妇感染乙肝的传染性强弱。③反映 HBV 复制。

(4)抗-HBe:HBeAg 消失后,经过"窗口期"(1～12 个月)出现;抗-HBe 阳性多为病情稳定、预后较好的标志。近年来发现抗-HBe 阳性而 HBV DNA 阳性,常提示有前 C 基因变异,可能与肝炎慢性化有关。

(5)抗-HBc:抗-HBc 多在发病第 1 周后出现,持续时间长。高效价抗-HBc 表示现感染,常与 HBsAg 并存,低效价抗-HBc 表示既往感染,常与抗-HBs 并存。抗 HBc－IgM:①对急性乙型肝炎诊断十分重要;②慢性 HBV 感染者中,与病情活动及损害轻重有关;③高效价、长期

(＞6 个月)抗 HBe-IgM(阳性)预示肝炎慢性化。

3.丙型肝炎

(1)HBV DNA：与 HBsAg 几乎同时出现于血液中，反映 HBV 感染及病毒复制。

(2)抗 HCV-IgM：HCV 感染早期出现；对急性肝炎早期诊断及预后判断、慢性肝炎的活动性、药物疗效判定等均有价值。

(3)抗 HCV-IgC：HCV 感染后，经较长"窗口期"后出现；HCV 感染的指标，不能判断病毒感染的阶段，无保护性。

(4)HCV RNA：HCV 感染早期出现；血清中 HCV RNA 量与 HCV 在肝内的表达量一致，有助于 HCV 感染的早期诊断，可作为抗病毒药物疗效评价的指标。

4.丁型肝炎

(1)HDV Ag：发病第 1～2 周阳性率 100％，持续时间短；HDV 感染早期及慢性期。

(2)抗 HDV-IgM：继 HDVAg 出现，持续时间较短；急性 T 型肝炎早期诊断的指标之若持续阳性则预示感染趋于慢性化。

(3)抗-HDV：发病后 9～17 周，且可能出现时间短暂；是慢性 HDV 感染的标志。

(4)HDV RNA：HDV 在肝细胞复制并释放入血时阳性，病毒复制的标志物。

5.戊型肝炎

(1)抗 HEV-IgM：出现和消失均较早，8 个月后全部消失；可作为 HEV 急性感染的诊断指标。

(2)抗-HEV：感染后的 2 周出现，一般感染后 6～12 个月自动消失；HEV 急性感染的一项辅助指标。

(3)HEV RNA：感染早期出现。①早期诊断 HEV 感染。②对抗体检测结果进行确证。③判断患者排病毒期限。④分子流行病学研究。

(三)活体组织检查

肝脏病理检查对肝炎尤其是慢性肝炎的诊断及治疗具有重要诊断价值，不仅可观察肝脏细微变化，还可通过免疫组织化学染色、原位杂交等检测肝脏组织内病毒标志以及治疗效果等。但肝脏活检属于有创检查，应用尚不普及。

(四)其他实验室检查

1.血常规检查

急性肝炎初期白细胞总数正常或略高，黄疸期白细胞总数正常或稍低，淋巴细胞相对增多，偶可见异型淋巴细胞。重型肝炎时白细胞总数可升高，红细胞总数及血红蛋白水平可下降。肝炎肝硬化伴脾功能亢进者可有血小板、红细胞、白细胞减少的"三少"现象。

2.尿常规检查

尿胆红素和尿胆原的检测有助于黄疸的鉴别诊断。肝细胞性黄疸时两者均阳性，溶血性黄疸以尿胆原为主，梗阻性黄疸以尿胆红素为主。

3.超声检查

超声有助于鉴别阻塞性黄疸、脂肪肝及肝内占位性病变。对肝硬化有较高的诊断价值，能反映肝脏表面变化，门静脉、脾静脉直径，脾脏大小，胆囊异常变化，腹腔积液等。在重型肝炎中可动态观察肝脏大小变化等。

十、治疗要点

(一)病毒性肝炎

病毒性肝炎目前尚缺乏理想、可靠的治疗方法。治疗原则以适当休息、合理营养为主,辅以适当药物,避免饮酒、过劳和使用损害肝脏药物。各型肝炎的治疗根据发病的特点,侧重点有所不同。

(二)急性病毒性肝炎

急性病毒性肝炎多为自限性疾病。如无特殊并发症,应以休息、营养等一般治疗为主,避免滥用药物。急性病毒性肝炎一般不需抗病毒治疗。但由于急性丙型肝炎的大多数病例都会发展为慢性感染,因此急性期就主张抗病毒治疗。常用的对症药物如下。

1.降黄疸药物

茵栀黄冲剂、丹参、熊去氧胆酸(优思弗)、腺苷蛋氨酸(思美泰)等。

2.降酶药物

主要为肝细胞膜稳定剂,有降低 ALT 的作用,如水飞蓟宾类、甘草酸类(甘利欣)、联苯双酯等。

3.其他

主要为改善食欲差、腹胀、恶心等症状的药物,如维生素 B_6、甲氧氯普胺(胃复安)等。

(三)慢性病毒性肝炎

1.一般治疗

采取动静结合的疗养措施,进食适量蛋白质,避免摄入高热量及含糖量高的饮食。

2.综合治疗

采取以抗病毒治疗为主的综合治疗的总体目标就是最大限度地长期抑制或消除肝炎病毒,减轻肝细胞炎症坏死及肝纤维化,延缓和阻止疾病进展,减少和防止肝失代偿、肝硬化、原发性肝癌及其并发症的发生,从而改善患者的生活质量和延长存活时间。

(1)抗病毒治疗:干扰素 α 治疗主要有普通干扰素 α、聚乙二醇干扰素 α;核苷类药物主要包括拉米呋定、阿德福韦酯、替比呋定、恩替卡韦、替诺福韦脂等。

(2)免疫调节治疗:特异性免疫增强剂可使用特异性免疫核糖核酸,非特异性免疫增强剂可选用转移因子、胸腺素等。

(3)抗肝纤维化:西药近来发现促肝细胞生长素有减少纤维化的作用;中药中,初步认为冬虫夏草、菌丝、丹参等对本病有一定疗效。

(4)护肝治疗:根据血清清蛋白水平定期输注入血清蛋白和血浆。也可使用山豆根注射液、香菇多糖注射液等。

3.对症治疗

针对临床症状使用非特异性护肝药包括维生素类(B 族、C、E、K 等)。还原性谷胱甘肽、葡醛内酯、三磷腺苷等;降酶药包括甘草酸、垂盆草等;退黄药如苦黄、腺苷蛋氨酸、门冬氨酸钾镁等。

(四)重症病毒性肝炎

以支持、对症治疗为基础的综合治疗,促进肝细胞再生,预防和治疗并发症,有条件时可采用人工肝支持系统,争取行肝移植。

1.一般支持疗法

患者应绝对卧床休息,实施重症监护,密切观察病情,防止院内感染。尽可能减少膳食中的蛋白质,以控制肠内氨的来源。可补充足量维生素、输注清蛋白、新鲜血浆或免疫球蛋白。注意维持水电解质及酸碱平衡和热量供应。

2.促进肝细胞再生

使用肝细胞生长因子等。

3.并发症治疗

(1)肝性脑病。①氨中毒的防治:静脉滴注精氨酸、天冬氨酸、鸟氨酸。口服乳果糖,以酸化肠腔减少氨吸收及保持排便通畅。②维持氨基酸比例、减少或拮抗假神经递质:可用支链氨基酸。③治疗脑水肿:快速滴注 20% 甘露醇和呋塞米(速尿)脱水治疗。④GABA/BE 复合受体阻滞剂:氟马西尼。⑤低蛋白、低脂饮食。

(2)出血:使用止血药物,也可输入新鲜血、血小板或凝血因子等。

(3)继发感染:根据药敏试验及临床经验选用抗生素。

(4)肝肾综合征:避免肾损害药物及血容量不足等诱因,目前尚无有效治疗方法。

4.其他治疗

有条件时可行人工肝治疗、肝移植。

十一、护理评估

(一)健康史

1.病史

询问患者的热程、发热程度及体温变化规律;有无食欲不振、体重减轻、恶心、呕吐;皮肤黄疸持续的时间、是否进行性加重、有无皮肤瘙痒、瘙痒部位及程度;有无出血的表现;患者神志及精神状态的变化等。

2.流行病学资料

询问当地有无肝炎流行;有无与肝炎患者密切接触;个人饮食及饮水卫生情况;有无注射、输血及使用血制品的历史;是否进行过肝炎疫苗接种等。

(二)身体状况

1.生命体征

注意发热及体温变化情况;有无神志及精神状态的改变,注意扑翼样震颤。

2.黄染

注意有无巩膜和皮肤黄染、皮肤有无搔抓痕迹或破损、有无肝掌和蜘蛛痣。

3.肝脾

肝脾大小,肝区有无压痛及叩痛,有无腹腔积液。

4.出血

有无出血表现,如牙龈出血、鼻出血和消化道出血等。

(三)心理-社会状况

患者对肝炎一般知识的了解情况、对预后的认识、对所出现的各种症状的心理反应及表现;患者对患肝炎后住院隔离的认识,有无被歧视、孤独感,是否有意回避他人;患病后对工作、学习、家庭造成影响,家庭经济情况;社会支持系统对肝炎的认识及对患者的关心程度;患者的应对能力等。

十二、护理诊断

1.活动无耐力

与肝功能受损、能量代谢障碍有关。

2.营养失调——低于机体需要量

与食欲缺乏、呕吐、腹泻、消化和吸收功能障碍有关。

3.焦虑

与隔离治疗、久治不愈、担心预后等有关。

4.有皮肤完整性受损的危险

与胆盐刺激皮肤神经末梢引起瘙痒搔抓、组织受压有关。

5.有继发性感染的危险

与患者机体抵抗力下降、长期应用抗生素易合并院内交叉感染有关。

6.知识缺乏

缺乏肝炎防治和护理知识。

7.潜在并发症

肝性脑病、出血、感染、肝肾综合征。

十三、护理措施

(一)休息与活动的护理

急性肝炎、慢性肝炎活动期、重症肝炎的患者应绝对卧床休息,减少体力消耗,减轻肝脏的生理负担,促进身体的恢复。在急性肝炎恢复期可开始进行适量的活动,以不感到疲劳为原则,主要采取散步等活动。慢性肝炎静止期的患者,可从事力所能及的轻工作。

(二)饮食护理

合理的营养、适宜的饮食也是治疗急性肝炎的重要措施。因合理的饮食可以改善患者的营养状况,促进肝细胞恢复及再生,有利于肝功能恢复。在急性期肝炎患者消化道症状较明显,因此应给予易消化、清淡饮食,但应保证有足够的热量、蛋白质、维生素 C,蛋白质每天 $1.0\sim1.5g/kg$,并多进水果、蔬菜等含维生素 C 丰富的食物。随着病情好转,食欲改善,食量增加则应防止营养过剩,对于体重增加较快的患者,应适当控制饮食,最好能维持体重在患病前水平。慢性肝炎患者宜给予合理饮食,需要注意蛋白质的摄入、避免高热量饮食,防止肥胖和脂肪变性。避免高糖饮食以防诱发糖尿病。重型肝炎患者,应给予低脂、低盐、高糖、高维生素、易消化的流质或半流质饮食,限制蛋白质摄入量,每天蛋白质应少于 $0.5mg/kg$ 但随病情好转逐渐增加蛋白质饮食;昏迷不能进食者鼻饲。变换食物品种,增加患者食欲,鼓励患者多进食。进食量不足者应输入 $10\%\sim25\%$ 葡萄糖液加适量胰岛素或更高浓度葡萄糖溶液,总液量以 $1500\sim2000mL/d$。

(三)病情观察

(1)注意生命体征变化和肝功能的情况。

（2）对急性肝炎患者还应评估患者的消化道症状、黄疸、尿的颜色。

（3）对慢性肝炎患者应加强评估各种实验室检查的情况。

（4）应密切观察重型肝炎患者的精神和意识状况，凝血酶原时间，血小板计数，血红蛋白，24小时尿量，尿常规，尿比重及尿钠，血尿素氮，血肌酐及血清钾、钠水平等。

（四）用药护理

（1）每天观察抗病毒药物治疗不良反应，有无流感样症状、骨髓抑制、食欲减退等症状，及时对症处理，减轻不良反应。

（2）严格按医嘱执行，不得随意减量或停药。

（五）皮肤护理

保持患者皮肤的清洁，每天可用温水清洗或擦洗，不用有刺激性的肥皂或化妆品。穿棉质宽松内衣裤，勤换洗，并保持床铺的清洁、干燥，可减轻患者的皮肤瘙痒。皮肤瘙痒严重者遵医嘱给予局部或口服的止痒药物。嘱患者修剪指甲，用棉布包裹手指，以免抓破皮肤致出血和感染。

（六）心理护理

急性肝炎患者由于起病急、病情重，慢性肝炎患者因久治不愈，均易产生紧张、焦虑、悲观等不良情绪，使大脑皮质高度紧张，进一步加重乏力等不适，对肝脏恢复极为不利，故应多与患者沟通，告知患者所患肝炎的类型、传播途径、隔离期、隔离措施、消毒方法及其亲属如何进行预防等，指导患者保持豁达、乐观心情，增强战胜疾病的信心。

（七）并发症的护理

1.肝性脑病

肝性脑病是重型肝炎的严重并发症，要注意观察患者的神经症状改变，早期发现肝性脑病的前驱期症状。及时向医生汇报。对昏迷的患者观察其昏迷程度，定时观察生命体征、瞳孔大小、对光反射等，并保持呼吸道通畅，采取措施减少肠道有毒物质的产生和吸收，注意保持排便通畅，并口服乳果糖或者给予30％食醋灌肠，以保持肠道酸性环境。如有躁动不安者加用床栏保护，防止坠床而发生意外。

2.出血

观察出血表现，如局部穿刺后出血难止，皮肤瘀点、瘀斑，牙龈出血，鼻出血，呕血，便血等。应密切观察生命体征，注意出血程度，做到早发现，及时处理。监测凝血酶原时间、血小板计数、血型、血红蛋白，必要时配血备用。嘱患者注意避免碰撞、损伤，不要用手挖鼻，用牙签剔牙，不用硬牙刷刷牙，以免诱发出血。

3.继发感染

常见感染的部位是口腔、肺部、腹腔、肠道及皮肤等，可出现相应的症状及体征。应根据情况采取相应的预防感染措施。

4.肝肾综合征

肝肾综合征是重症肝炎患者死亡的重要原因之一。患者腹围的变化直接反映腹腔积液的严重程度，每天清晨进食前在同一时间内测定腹围的大小，可及时发现腹腔积液变化情况，为治疗提供依据。严格记录24小时出入量，保持水、电解质的平衡，以免盲目输入液体而加重腹腔积液。观察肾功能,及时了解尿常规、血尿素氮、肌酐及血清钾、钠、氯等检测结果,发现异常及时报告医生。对有消化道出血、大量利尿、大量及多次放腹腔积液、严重感染等患者需加强观察,因上述情况易诱发肾衰竭。

(八)预防措施

1.控制传染源

对病毒性肝炎急性期患者要进行隔离管理。对甲肝、戊肝患者的粪便要加强管理。乙肝、丙肝、丁肝患者的分泌物、排泄物、血液污染物要进行严格消毒处理,

2.切断传播途径

搞好环境卫生和个人卫生,养成良好的卫生习惯,不用他人饮食、洗漱用具,不喝生水,不吃未洗净的蔬菜、水果,饭前便后要洗手,防止病从口入。提倡使用一次性医疗器械。加强血源的监测与管理。

3.保护易感人群

易感者可接种甲肝疫苗和乙肝疫苗,注射人血丙种球蛋白和乙肝免疫球蛋白。新生儿在接种乙肝疫苗的同时,可联合注射乙肝免疫球蛋白,提高保护率。目前丙肝尚无疫苗可预防,戊肝疫苗还在研制阶段。

十四、健康指导

(一)消毒隔离指导

指导慢性肝炎患者在家里采取相应的隔离措施,如不共用剃须刀等洗漱用品,患者的血液污染床单和衣物应浸泡在漂白剂里30分钟后再洗。HBsAg、HBeAg、HBV-DNA、抗-HCV 和 HCV RNA 阳性者应禁止献血和从事托幼、餐饮业工作。母亲 HBsAg 阳性者,新生儿应在出生后立即接种乙肝疫苗,并联合使用高效价乙型肝炎免疫球蛋白(HBIG)。

(二)休息和活动指导

肝功能不正常时应卧床休息,肝功能基本正常后,可适当增加活动,以不感觉疲劳为原则。育龄妇女在疾病的活动期最好不怀孕,以利肝恢复。症状消失,肝功能正常3个月以上者,可恢复原工作。平时生活应规律,劳逸结合。

(三)饮食指导

患者宜进食高蛋白、富含维生素并能提供足够热量的食物。绝对禁酒。

(四)用药指导

遵照医嘱用药,所有用药必须在医生指导下服用,并保证按时服药,忌滥用药物,以免增加肝脏负担,阻碍疾病恢复。

(五)随访指导

患者出院后应定期到门诊复查肝功能、B超和病毒复制指标等。

(六)心理指导

正确对待疾病,避免焦虑、愤怒等不良情绪。

第二十一节　艾　滋　病

一、概念

艾滋病即获得性免疫缺陷综合征（AIDS），是人体感染人类免疫缺陷病毒（HIV）后，机体免疫功能不断遭到 HIV 破坏，使人体对威胁生命的各种病原体丧失了抵抗能力，从而发生多种感染或肿瘤，最后导致死亡的一种严重传染病。人体感染 HIV 后终身携带。HIV 在人体内的潜伏期长短不一，在发展成艾滋病以前，外表看上去正常，可以没有任何症状地生活和工作很多年。一旦进入艾滋病期，病死率高，几乎无救治成功的病例。

二、病原学

HIV 为单链 RAN 病毒，属于反转录病毒科。本病毒既有嗜淋巴细胞性又有嗜神经性，主要感染 CD4$^+$T 淋巴细胞，也能感染单核－巨噬细胞等。

HIV 的抵抗力不强，对热及化学消毒剂敏感，对紫外线抵抗力较强。

三、流行病学

(一)传染源

患者及无症状病毒携带者是本病传染源，特别是后者更具危险性。

(二)传播途径

(1)性接触传播为本病的主要传播途径。

(2)经注射、输血和应用血制品传播亦为本病重要传播途径。

(3)母婴传播。

(4)其他传播途径。

移植病毒携带者的器官或人工授精。被污染的针头刺伤或破损皮肤受污染而感染。

(三)易感人群

人群普遍易感，但多发生于青壮年。高危人群如下。

(1)同性恋或性乱交者。

(2)静脉药瘾者。

(3)血友病患者及血制品使用者。

(4)HIV 感染者母亲所生婴儿。

四、发病机制

据目前的研究，可能与以下机制有关。

(1)HIV 感染引起的免疫反应，使 HIV 感染者长期处于无症状状态。

(2)HIV 对 CD4$^+$T 细胞（包括辅助性 T 细胞、单核细胞及巨噬细胞等）有特殊的亲嗜性。T 细胞感染 HIV 后引起的免疫抑制，导致 T 细胞数量减少，CD4$^+$T 细胞数量减少至 0.2×10^9/L 以下易发生机会性感染或肿瘤。单核－巨噬细胞感染 HIV 后，成为 HIV 病毒贮存仓库，并在携带病毒通过血－脑脊液屏障到达中枢神经系统的过程中起到重要作用。HIV 还可能感染 B 细胞,使体液免疫出现异常,从而出现对抗原刺激的抗体反应异常及自身免疫现象。

(3)机体感染 HIV 后,在 HIV 病毒复制过程中会产生大量变异株,HIV 变异株能逃避特异的体液免疫及细胞免疫的攻击。此外,在感染过程中变异株的毒力也在由低毒力向高毒力转变,由此可能影响疾病的进程及严重性。

(4)其他因素的影响:HIV 感染常潜伏多年而不发展成 AIDS,却可能在某个时候病情迅速进展,此可能与机体受到某些因素的刺激,如毒品、巨细胞病毒、EB 病毒或其他病毒感染等有关。此外,遗传、行为、环境因素也可能影响发展成艾滋病的速度。

(5)病理变化呈多样性、非特异性。主要表现有机会性感染引起的病变,淋巴结病变及中枢神经系统病变

五、临床表现

潜伏期 2～10 年。

(一)急性感染期

HIV 感染后小部分患者出现类似血清病的症状,症状轻微,无特异性。

(二)无症状感染期

临床上没有任何症状,但血清中能检出 HIV 和 HIV 抗体,具有传染性。此期可持续 2～10 年或更长。

(三)持续性全身淋巴结肿大综合征

主要表现为除腹股沟淋巴结以外,全身其他部位两处或两处以上淋巴结肿大。

(四)典型艾滋病期

1.体质性疾病

即发热、乏力、畏食、体重下降、慢性腹泻和易感冒等症状。除全身淋巴结肿大外,可有肝脾肿大。

2.神经系统症状

约有 60％的艾滋病患者可表现为亚急性脑炎、脊髓炎和神经炎。

3.机会性感染

由于严重的细胞免疫缺陷而出现多种条件致病性微生物感染,其中以肺孢子菌肺炎最为常见,且是引起艾滋病患者的主要死亡原因。

4.肿瘤

最多见为卡波西肉瘤及淋巴瘤。

六、辅助检查

(一)血常规检查及尿常规检查

白细胞、血红蛋白、红细胞及血小板均可有不同程度减少。尿蛋白常阳性。

(二)免疫学检查

1.$CD4^+T$ 淋巴细胞检测

HIV 特异性侵犯 $CD4^+T$ 淋巴细胞,$CD4^+T$ 淋巴细胞进行性减少,$CD4^+T/CD8^+$ 比例倒置。

2.其他

链激酶、植物血凝素等皮试常阴性。免疫球蛋白、β_2微球蛋白可增多。

（三）血生化检查

血生化检查可有血清转氨酶水平升高及肾功能异常等。

（四）其他检查

X线检查有助于了解肺并发肺孢子菌、真菌、结核杆菌感染及卡波西肉瘤等情况。痰、支气管分泌物或肺活检可找到肺孢子菌包囊、滋养体或真菌孢子。粪涂片可查见隐孢子虫。隐球菌脑膜炎者脑脊液可见隐球菌。弓形虫、肝炎病毒及CMV感染可以ELISA法测相应的抗原或抗体。血或分泌物培养可确诊继发细菌感染。组织活检可确诊卡波西肉瘤或淋巴瘤等。

七、治疗要点

（一）一般治疗

对HIV感染者可保持正常的工作和生活，但应进行病原治疗、并密切监测病情变化。

（二）抗病毒治疗

1.核苷类反转录酶抑制剂

包括齐多夫定（AZT）、双脱氧胞苷（ddc）、双脱氧肌苷（ddi）和拉米夫定（3TC）。此类药物能选择性与HIV反转录酶结合，并掺入病毒DNA链中，使DNA链中止，起到抑制HIV复制和转录的作用。

2.非核苷类反转录酶抑制剂

有依非韦伦（EFV）、奈韦拉平（NVP）等。

3.蛋白酶抑制剂

包括沙奎那韦（SAQ）、英地那韦（IDV）和利托那韦等。这类药物均作用于蛋白酶，使病毒复制过程中所需的成熟蛋白不能形成，使体内病毒数量明显下降、$CD4^+T$淋巴细胞有所提高，降低病死率。

（三）并发症治疗

1.肺孢子菌肺炎

可用喷他脒或复方磺胺甲恶唑。

2.念珠菌病

应用氟康唑或两性霉素B。

3.肺结核和肺外结核

可用异烟肼、利福平等。

4.隐孢子球虫病和脑弓形虫病

可用螺旋霉素或克林霉素。

（四）支持治疗

加强营养支持治疗，明显消瘦者可给子乙酸甲地孕酮改善食欲。

（五）预防性治疗

（1）结核菌素试验阳性者用异烟肼治疗1个月。

(2)$CD4^+$ T 淋巴细胞＜$0.2×10^9$/L 者可用喷他脒或 TMP-SMZ 预防肺孢子菌肺炎。

(3)针刺或实验室意外感染者,2 小时内用齐多夫定等治疗,疗程 4～6 周。

(六)免疫治疗

可用白介素-2、胸腺素等,改善患者免疫功能。

八、护理评估

(一)健康史

(1)询问患者有无与艾滋病患者或无症状病毒携带者的密切接触史;有无性紊乱史。

(2)有无输血、血制品史;有无血友病病史;有无器官移植及血液透析史等。

(3)有无间歇或持续性发热史。

(4)有无体重持续下降。

(5)有无慢性咳嗽、反复腹泻或头痛症状,持续多长时间,有无反复出现带状疱疹的表现。

(二)身体状况

(1)有无发热、意识状态改变,有无脑膜刺激征及病理反射等。

(2)全身淋巴结有无增大,淋巴结增大的部位、大小、质地。

(3)皮肤黏膜有无浸润斑或结节,有无带状疱疹。

(4)口咽部有无毛状白班。

(5)皮肤有无浅褐色的斑块或结节。

(三)心理-社会状况

(1)由于人们对本病的恐惧心理和特殊的流行病学特征,患者往往受到他人的回避,甚至歧视,加之本病无特效治疗及预后不良,极易产生恐惧、孤独、焦虑、悲伤、失落感、罪恶感,甚至自杀念头。

(2)患者及其亲属对艾滋病的认识程度、心理状态,对住院患者及隔离治疗的认识,患者的家庭成员及其对患者的关怀程度等。

九、护理诊断

1.腹泻

与机会性感染有关。

2.体温过高

与 HIV 感染或机会性感染有关。

3.组织完整性受损

与局部组织长期受压或机会性感染和卡波西肉瘤有关。

4.活动无耐力

与长期发热、消耗过多、体质虚弱等有关。

5.有传播感染的危险

与传播途径有关。

6.营养失调——低于机体需要量

与长期发热、腹泻致消耗过多、食欲减退、进食减少、热量摄入不足有关。

7.社交孤立

与实施强制性管理或缺乏社会支持及易被他人歧视有关。

8.恐惧与绝望

与艾滋病预后不良、疾病折磨及担心受歧视有关。

9.潜在并发症

各种机会性感染。

10.知识缺乏

缺乏艾滋病的防治知识。

十、护理措施

(一)血液、体液隔离。

(二)休息

病情恶化期间严格卧床休息,好转后逐步增加活动。

(三)饮食

给予适合患者口味的高热量、高维生素、高蛋白饮食,不能进食者静脉补充液体、电解质等。

(四)对症护理

针对患者出现的各种症状进行对症护理,密切观察病情变化。因艾滋病患者免疫功能低下,易发生继发感染,应加强口腔及皮肤护理,预防感染发生。长期卧床患者应定时翻身,预防压疮。

(五)药物治疗护理

指导患者按时按量按要求服药(如有的药物需空腹服用,有的需进餐时服用),观察药物不良反应。

(六)心理护理

应尊重患者人格,给予关心、同情,使其得到家庭和社会的最大支持。

十一、健康指导

(一)指导做好家庭隔离和消毒

接触被患者血液、体液污染的物品和排泄物时应戴橡胶手套,或使用其他方法避免直接接触,如使用镊子或有聚乙烯塑料袋套在手部;患者生活和卫生用具,如牙刷、剃须刀等应单独使用;其他被患者血液、体液、排泄物污染的物品应随时严格消毒,用 0.2％次氯酸钠溶液浸泡消毒;被血液、体液或排泄物等污染的衣物、被单,应与其他衣物分开清洗,并先用含氯的消毒剂等浸泡被污染的衣物 30 分钟后再清洗。

(二)卫生宣教

注意个人卫生,养成良好的生活及卫生习惯,以预防各种感染的发生,特别是机会性感染,必要时应遵医嘱服用抗机会性感染的药物。一旦发生感染应给予重视,积极治疗,以免产生严重并发症。

(三)随访宣教

定期到医院进行相关检查,如 $CD4^+T$ 淋巴细胞计数或白细胞计数、病毒载量等。如接受抗病毒治疗,应定期接受指导和进行病情变化情况观察等。

十二、预防

(一)管理传染源

艾滋病是《传染病防治法》管理的乙类传染病。发现 HIV 感染者应尽快(城镇于 6 小时内农村于 12 小时内)向当地疾病预防控制中心(CDC)报告。高危人群普查 HIV 感染有助于发现传染源。隔离治疗患者,监控无症状 HIV 感染者。加强国境检疫。

(二)切断传播途径

加强艾滋病防治知识宣传教育。高危人群用避孕套,规范治疗性病。严格筛查血液及血制品,用一次性注射器。严格消毒患者用过的医疗器械,对职业暴露采取及时干预。对 HIV 感染的孕妇可采用产科干预(如终止妊娠、择期剖宫产等措施)加之抗病毒药物干预以及人工喂养措施。注意个人卫生,不共用牙具、剃须刀等。

(三)保护易感人群

重组 HIVgp120 亚单疫苗或重组痘苗病毒表达的 HIV 包膜作为疫苗等均尚在研制中,包括核酸疫苗在内部分进入了 Ⅱ/Ⅲ 期试验研究阶段。

第三章 外科疾病护理

第一节 颅脑损伤

一、颅骨骨折

(一)解剖概要

颅盖骨的外板厚,内板较薄,内外板表面均有骨膜覆盖,内骨膜也是硬脑膜外层。在颅骨的穹隆部,内骨膜与颅骨板结合不紧密,颅顶部骨折易形成硬脑膜外血肿。

颅底骨面凹凸不平、厚薄不匀,有两侧对称、大小不等的骨孔和裂隙,脑神经和血管由此出入颅腔。颅底被蝶骨嵴和岩骨嵴分为颅前窝、颅中窝和颅后窝。颅骨的气窦(如蝶窦及乳突气房等)均贴近颅底,颅底部的硬脑膜与颅骨贴附紧密,颅底骨折时易撕裂硬脑膜形成脑脊液漏,也可由此导致颅内感染。

(二)临床表现

1.颅盖骨折

线形骨折者局部头皮肿胀、压痛。凹陷性骨折者可扪及局限性下陷区;若凹陷骨折位于脑重要功能区,可出现相应的脑受压症状,如失语、偏瘫或局部癫痫等神经系统定位病征。

2.颅底骨折

表现为脑脊液鼻漏或耳漏,以及脑神经受累的不同表现。

(1)颅前窝骨折:出现脑脊液鼻漏,眶周及球结膜下瘀血,呈"熊猫眼"征,嗅神经和视神经可能损伤。

(2)颅中窝骨折:可有外耳流血和脑脊液耳漏,面神经和前庭蜗神经可能受损,乳突部、皮下瘀血比较常见。

(3)颅后窝骨折:较少见,枕后皮下或咽后壁黏膜下瘀血,可有后组(Ⅸ~Ⅻ对)脑神经受损症状。

(三)辅助检查

颅盖骨折常需 X 线平片或 CT 摄片确诊;颅底骨折常因出现脑脊液耳漏、鼻漏而确诊。

(四)治疗要点

(1)单纯线形骨折和颅底骨折无特殊处理,只需卧床休息,对症止痛或镇静,严密观察有无脑损伤,预防颅内感染。

(2)凹陷骨折直径<5cm,中心下陷1cm 或有脑受压者,应予手术整复或摘除碎骨片。

(3)开放性颅骨骨折应及时手术清创,并给抗生素预防感染。

(五)护理诊断

潜在并发症:①颅内出血;②颅内感染。

(六)护理措施

1.预防逆行性颅内感染

具体措施有：①每天2次清洁、消毒鼻前庭或外耳道，避免棉球过湿导致液体逆流颅内；②在外耳道口或鼻前庭疏松放置干棉球，棉球渗湿及时更换，并记录24小时浸湿的棉球数，以此估计漏出液量；③禁忌鼻腔、耳道的堵塞、冲洗和滴药，脑脊液鼻漏者，严禁经鼻腔置胃管、吸痰及鼻导管给氧；④避免用力咳嗽、打喷嚏、擤鼻涕及用力排便，以免颅内压骤然升降导致气颅；⑤禁忌做腰椎穿刺；⑥按医嘱应用抗生素和破伤风抗毒素，预防颅内感染。

2.促进脑脊液外漏通道早日闭合

颅底骨折患者神志清醒者，取半坐卧位，昏迷者床头抬高30°，患侧卧位。维持半坐卧位至停止脑脊液漏3～5天，目的是借助重力作用使脑组织移向颅底，使脑膜逐渐形成粘连而封闭脑膜破口。

(七)健康指导

应注意有无颅内感染或颅内压增高症状，若脑脊液外漏多，可使颅内压过低导致颅内血管扩张，出现颅内低压综合征，表现为剧烈头痛、眩晕、呕吐、厌食、反应迟钝、细弱、血压偏低。应注意观察脑脊液的外漏量，可静脉输液缓解症状。

二、脑损伤

(一)概念

脑损伤是指脑膜、脑组织、脑血管以及脑神经的损伤。根据脑损伤病理改变的先后分为原发性脑损伤和继发性脑损伤，前者指暴力作用于头部时立即发生的脑损伤，如脑震荡、脑挫裂伤；后者指受伤一定时间后发生的脑水肿和颅内血肿，压迫脑组织引起的损伤。

(二)临床表现

1.脑震荡

是最常见的轻度原发性脑损伤，伤后立即出现一过性意识障碍，一般不超过半小时，同时出现短暂的面色苍白、冷汗、脉搏和呼吸微弱、肌张力降低、生理反射迟钝或消失等表现，清醒后无神经系统阳性体征，脑脊液中无红细胞，伴有逆行性遗忘。常自述头痛、头昏，活动后可有眩晕、呕吐，多数患者休息2周左右可望完全恢复。

2.脑挫裂伤

一般伤后立即出现意识障碍，其深度及时间取决于损伤的范围和程度，数小时至数月不等。主要表现为生命体征紊乱及神经系统阳性体征。

3.颅内出血

(1)硬脑膜外血肿：多见于颞部，典型表现是意识障碍有"中间清醒期"。

(2)急性硬脑膜下血肿：受伤后意识丧失，表现为颅内压增高及局灶症状。

(3)脑内血肿：颅内压增高和局灶症状。

(三)辅助检查

颅脑CT及MRI检查。

(四)治疗要点

(1)脑震荡无须特殊治疗，应卧床休息1～2周，用镇静药等对症处理。脑挫裂伤一般采用非手术治疗,如防治脑水肿、支持疗法和对症处理;当病情恶化出现脑疝征象时,需手术去骨瓣减压、开颅清除血肿和坏死脑组织。颅内血肿一经确诊原则上手术治疗,手术清除血肿,并彻底止血。在 CT 的严密监测下,一部分颅内血肿患者可先采用脱水等非手术治疗,可取得良好的疗效,一旦出现颅内压进行性升高、局灶性脑损害或出现脑疝早期症状,即应紧急手术。

(2)慢性硬脑膜下血肿若已经形成完整的包膜,可采用颅骨钻孔放置引流管,排空积液,以利于脑组织膨出消灭无效腔。术后患者取卧位或头低足高患侧卧位,保持体位引流。引流瓶应低于创腔 30cm,术后不使用强力脱水药,亦不严格限制水分摄入,以免颅内压过低影响脑膨出。

(五)护理评估

1.健康史

(1)一般情况:年龄、性别、文化程度、睡眠、饮食、生活习惯等。

(2)现在健康状态:高血压表现是持续性还是阵发性,发作时的症状、程度、持续时间、有关诱发因素:目前的饮食、排便、睡眠、自理等情况。

(3)既往健康状况:既往患病史、手术创伤史和药敏史

2.心理状况

包括对疾病的认识和态度、行为和情绪的变化、患者的人格类型、应对能力等。由于高血压是嗜铬细胞瘤的主要表现,患者的焦虑程度多随血压的高低变化,持续的血压增高会给患者心理造成很大的压力。

3.心理-社会支持

包括职业和工作情况、经济状况、家庭成员对患者的态度和对疾病的了解、医疗费用等。

(六)护理诊断

1.有受伤的危险

与意识障碍有关。

2.有体液不足的危险

与脱水治疗有关。

3.清理呼吸道无效

与意识障碍有关。

4.潜在并发症

癫痫发作。

5.有营养失调的危险

与禁食有关。

6.焦虑、恐惧

与颅脑损伤的诊断和担心治疗效果有关。

(七)护理措施

1.现场急救护理

首先争分夺秒地抢救心脏骤停、窒息、开放性气胸、大出血等危及患者生命的伤情,颅脑损伤救护时应做到保持呼吸道通畅,注意保暖,禁用吗啡镇痛。无外出血表现而有休克征象者,

应查明有无头部以外部位损伤,如合并内脏破裂等。开放性损伤有脑组织从伤口膨出时,在外露的脑组织周围用消毒纱布卷保护,再用纱布架空包扎,避免脑组织受压,并及早使用抗生素和破伤风抗毒素(TAT)。记录受伤经过和检查发现的阳性体征,以及急救措施和使用药物。

2.一般护理

(1)体位:意识清醒者采取斜坡卧位,有利于颅内静脉回流。昏迷患者或吞咽功能障碍者宜取侧卧位或侧俯卧位,以免呕吐物、分泌物误吸。

(2)营养支持:昏迷患者须禁食,应采用胃肠外营养。每天静脉输液量在1500～2000mL,其中含钠电解质500mL,输液速度不可过快。伤后3天仍不能进食者,可经鼻胃管补充营养,应控制盐和水的摄入量。患者意识好转后出现吞咽反射时,可耐心地经口试喂蒸蛋、藕粉等食物。

(3)降低体温:高热使机体代谢增高,加重脑组织缺氧,应及时处理。应采取降低室温、物理降温,遵医嘱给予解热药等降温措施。

(4)躁动的护理:引起躁动的原因很多,如头痛、呼吸道不通畅、尿潴留、便秘、被服被大小便浸湿、肢体受压等,须查明原因及时排除,切勿轻率给予镇静药,以免影响观察病情。对躁动患者不可强加约束,避免因过分挣扎使颅内压进一步增高。

3.通气护理

意识障碍者容易发生误咽误吸,或因下颌松弛导致舌根后坠等引起呼吸道梗阻。必须及时清除咽部的血块和呕吐物,并注意吸痰,舌根后坠者放置口咽通气管,必要时气管内插管或气管切开。保持有效地吸氧,呼吸换气量明显下降者,应采用机械辅助呼吸。

4.严密观察病情

(1)意识状态:反映大脑皮质功能和脑干功能状态,观察时采用相同程度的语言和痛刺激,对患者的反应做动态地分析,判断意识状态的变化。

(2)生命体征:观察生命体征时为了避免患者躁动影响准确性,应先测呼吸,再测脉搏,最后测血压。伤后生命体征出现"两慢一高",同时有进行性意识障碍,是颅内压增高所致的代偿性生命体征改变;下丘脑或脑干损伤常出现中枢性高热;伤后数日出现高热常提示有继发感染。

(3)瞳孔:注意对比两侧瞳孔的形状、大小和对光反射。伤后立即出现一侧瞳孔散大,是原发性动眼神经损伤所致;伤后瞳孔正常,以后一侧瞳孔先缩小继之进行性散大,并且对光反射减弱或消失,是小脑幕切迹疝的眼征;如双侧瞳孔时大时小,变化不定,对光反射消失,伴眼球运动障碍(如眼球分离、同向凝视),常是脑干损伤的表现;双侧瞳孔散大,对光反射消失、眼球固定伴深昏迷或去大脑强直,多为临终前表现。另外,要注意伤后使用某些药物会影响瞳孔的观察,如使用阿托品、麻黄碱使瞳孔散大,吗啡、氯丙嗪使瞳孔缩小。

(4)锥体束征:原发性脑损伤引起的偏瘫等局灶症状,在受伤时已出现,且不再继续加重;伤后一段时间出现或继续加重的肢体偏瘫,同时伴有意识障碍和瞳孔变化,多是小脑幕切迹疝压迫中脑的大脑脚,损害其中的锥体束纤维所致。

(5)其他:剧烈头痛、频繁呕吐是颅内压增高的主要表现,尤其是躁动时无脉搏增快,应警惕脑疝的形成。

5.减轻脑水肿,降低颅内压的护理

应用高渗脱水药、利尿药、肾上腺皮质激素等药物是减轻脑水肿、降低颅内压的重要环节。观察用药后的病情变化,是调整应用脱水药间隔时间的依据。要避免使颅内压骤然升高的因素。

6.预防并发症的护理

昏迷患者生理反应减弱或消失,全身抵抗力下降容易发生多种并发症,如压疮、关节僵硬、肌肉挛缩、呼吸道和泌尿系感染。

7.手术前后的护理

除继续做好上述护理外,应做好紧急手术前常规准备,手术前 2 小时内剃净头发,洗净头皮,涂擦 75% 酒精并用无菌巾包扎。手术后搬动患者前后应观察呼吸、脉搏和血压的变化。小脑幕上开颅手术后,取健侧或仰卧位,避免切口受压;小脑幕下开颅手术后,应取侧卧或侧俯卧位。严密观察并及时发现手术后颅内出血、感染、癫痫以及应激性溃疡等并发症。

(八)健康指导

(1)对存在失语、肢体功能障碍或生活不能自理的患者,当病情稳定后即开始康复锻炼。要耐心指导患者功能锻炼,制订经过努力容易达到的目标,使患者树立起坚持锻炼和重新生活的信心。

(2)有外伤性癫痫的患者,应按时服药控制症状发作,在医师指导下逐渐减量直至停药。不做登高、游泳等有危险的活动,以防发生意外。

(3)对重度功能障碍者的各种后遗症采取适当的治疗,应鼓励患者树立正确的人生观,指导其部分生活自理;并指导家属生活护理方法及注意事项。

第二节 消化性溃疡伴幽门梗阻

一、消化性溃疡的概念

消化性溃疡是指发生在胃和十二指肠的慢性溃疡,因溃疡形成与胃酸和胃蛋白酶的消化作用有关所以叫消化性溃疡。根据发生部位不同又将消化性溃疡分为胃溃疡和十二指肠溃疡。

二、病因及分型

发生率为 2%～4%,大多由十二指肠溃疡或幽门溃疡引起,分功能性梗阻和器质性梗阻。功能性梗阻是由溃疡周围组织炎性充血、水肿或幽门平滑肌痉挛造成,梗阻为暂时性,炎症消退即可好转,内科治疗有效;器质性梗阻是由溃疡愈合瘢痕收缩或粘连造成的,梗阻为持久性,需外科手术治疗。

三、临床表现

上腹持续性胀痛、嗳气、反酸,且餐后加重,呕吐大量呈酸腐味的宿食,呕吐后腹部症状减轻,严重及频繁呕吐者可致失水或低氯、低钾性碱性中毒、水和电解质紊乱、营养不良和体重下降等。腹部可见胃型、蠕动波,可闻及振水音。

四、辅助检查

(一)胃镜检查及胃黏膜活组织检查

是确诊消化性溃疡的首选检查方法,是评定溃疡的活动程度、有无恶变以及疗效的最佳方法,并能通过活检管道取活体组织做病理检查。

(二)X 线钡餐检查

适用于胃镜检查有禁忌或者不接受胃镜检查者,发现龛影是诊断溃疡的直接证据,对溃疡有确诊价值;局部压痛、胃大弯侧痉挛性切迹、十二指肠球部激惹和球部变形均为间接征象,仅提示有溃疡的可能。

(三)幽门螺杆菌检查

因为此项检查对消化性溃疡治疗方案的选择有指导意义,已将该检查列为消化性溃疡诊断的常规检查项目。采用活体组织做尿素酶试验、细菌培养、组织涂片等侵入性方法,还有^{13}C或^{14}C尿素呼气试验、粪便幽门螺杆菌抗原检测及血清学检查等非侵入性方法。

(四)胃液分析

胃溃疡患者胃酸分泌正常或稍低,十二指肠溃疡胃酸分泌过多。一般仅在疑有促胃液素瘤时作鉴别诊断用。

(五)粪便潜血试验

活动期消化性溃疡常有少量渗血,粪便潜血试验呈阳性,但应注意排除假阳性。

五、治疗要点

消化性溃疡以内科治疗为主,目的是消除病因、控制症状,促进溃疡愈合、防止复发和避免并发症的发生。目前根除幽门螺杆菌和抑制胃酸的药物是治疗溃疡病的主流,黏膜保护药物也起重要的作用。

(一)一般治疗

生活要有规律,工作宜劳逸结合,避免过度劳累和精神紧张,饮食原则是强调进餐要定时,避免辛辣、浓茶等刺激性食物和饮料,服用非甾体类抗炎药物者,应尽可能停用。

(二)药物治疗

治疗消化性溃疡的药物可分为两大类:抑制胃酸药物和保护胃黏膜药物。

(三)根除幽门螺杆菌

临床上常采用联合用药的方法。目前,常以 PPI 或胶体铋剂为基础加上两种抗生素的三联疗法。抗生素通常选用克拉霉素、阿莫西林、甲硝唑中的两种。疗程 7 天。

(四)手术治疗

适用于伴有急性穿孔、幽门梗阻、大量出血经内科积极治疗无效者和恶性溃疡等并发症的消化性溃疡患者。

六、护理评估

(一)健康史

(1)评估既往疾病史、手术史、用药史、饮食习惯、烟酒史、营养状况、最近劳累程度等。

(2)评估此次发病的原因,心理状况、家庭支持情况及家族史。

(二)身体状况

(1)评估生命体征,询问呕血及黑便的次数、量及性状,以判断失血程度。

(2)评估面色、有无休克征象(急性大量出血一般表现为头晕、心慌、乏力,突然起立发生晕厥、口渴、肢体湿冷、心率加快、血压偏低等。休克时表现为烦躁不安或意识不清、面色苍白、四肢湿冷、口唇发绀、呼吸急促等,血压下降、脉压变小、心率加快、尿量减少等)。

(3)评估腹痛的规律性,胃溃疡的疼痛多在餐后 1 小时内出现,1~2 小时后逐渐缓解,直至下餐进食后再复现上述节律;十二指肠溃疡的疼痛多在两餐之间发生,持续不减直至下餐进食或服用抗酸药后缓解,可发生在夜间,多出现在午夜或凌晨 1 点左右。

七、护理诊断

1.疼痛——腹痛

与胃酸刺激溃疡面,引起化学性炎症反应有关。

2.营养失调——低于机体需要量

与疼痛致摄入量减少、消化吸收障碍有关。

3.焦虑

与疾病反复发作、病程迁延有关。

4.知识缺乏

缺乏有关消化性溃疡病因、防治知识等。

5.潜在并发症

上消化道大量出血、穿孔、幽门梗阻。

八、护理措施

(一)基础护理

1.休息与活动

病情较重、溃疡有活动者应卧床休息,病情较轻者可边工作边治疗,注意生活规律和劳逸结合,避免剧烈活动以降低胃的分泌及蠕动。保持环境安静、舒适,减少探视,保证患者充足的睡眠。

2.饮食

溃疡活动期每天进 4~5 餐,少量多餐可中和胃酸,减少胃酸对溃疡面的刺激。每餐不宜过饱,以免胃窦部过度扩张,刺激胃酸分泌。进餐时宜细嚼慢咽,咀嚼可增加唾液分泌,以利于稀释和中和胃酸。选择营养丰富、质软、易消化的食物,如稀饭、面条、馄饨等。脂肪摄取应适量。避免粗糙、过冷过热和刺激性食物及饮料如浓茶、咖啡、香辣调料等。

3.心理护理

消化性溃疡的发生发展与精神紧张、不良情绪反应及个性特点与行为方式等心理社会因素均有一定的关系。通过帮助患者认识压力与溃疡疼痛发作的关系,教会患者放松技巧,自觉避免精神神经因素的影响。

(二)疼痛护理

向患者解释疼痛的原因和机制,指导祛除病因及缓解疼痛的方法,解除焦虑、紧张情绪。观察并评估疼痛的诱发因素和缓解因素;观察上腹痛的规律、性质、程度及部位。遵医嘱用药缓解疼痛。

（三）用药护理

遵医嘱正确服用质子泵抑制药、H_2受体阻滞药、抗酸药及抗幽门螺杆菌药物，观察药物的疗效及不良反应。

（四）幽门梗阻

应准确记录出入量，行血清钾、钠、氯测定和血气分析，及时补充液体和电解质，保证尿量在每天1000～1500mL。插入胃管连续72小时胃肠减压，抽吸胃内容物和胃液。患者病情好转后可进流食，但同时要测量胃内潴留量，记录潴留物的颜色、性质和气味。禁止患者吸烟、饮酒和进食刺激性食物，禁用抗胆碱能药物，如阿托品等，以防减少胃、肠蠕动，加重梗阻症状。

九、健康指导

（1）指导患者注意有规律的生活和劳逸结合，包括体力和精神休息。

（2）指导患者规律进餐和合理的营养，减少机械性和化学性刺激对胃黏膜的损害。咖啡、浓茶、油煎食物及过冷过热、辛辣等食物均可刺激胃酸分泌增加，应避免食用。

（3）向患者进行戒烟酒的健康教育，与患者共同制订戒烟酒计划，并争取家庭的重视和支持。

（4）帮助患者认识压力与溃疡疼痛发作的关系，教会患者放松技巧，自觉避免精神神经因素的影响。

（5）指导患者要按时服完全疗程的药物，并定期复查。教患者识别溃疡复发及出血、穿孔、幽门梗阻等并发症出现时的症状和体征，包括疼痛、头晕、呕血、黑便、苍白、虚弱等，以便及时就诊。

第三节　胃　癌

一、概述

胃癌是人类最常见的恶性肿瘤之一，病死率居恶性肿瘤首位。好发于胃窦部，其次是胃体小弯和贲门，发病年龄以40～60岁为多见。

二、病因及发病机制

胃癌是慢性疾病，发病过程较长且复杂。目前没有任何一种单一因素被证明是人类胃癌的直接因素。因此，胃癌发病与多种因素有关。

（一）亚硝基化合物

亚硝基化合物是一大类化学致癌物，天然存在的亚硝基化合物是极微量的，自然界存在大量的亚硝基化合物的前体物，如硝酸盐、食物中的二级、三级胺，这类前体物可在胃内合成亚硝基化合物。

（二）多环芳烃化合物

致癌物可在污染食品或在加工过程中形成。

(三)饮食因素

已有比较充分的证据说明胃癌与高盐饮食及盐渍食品摄入量多有关。

(四)幽门螺杆菌

幽门螺杆菌为带有鞭毛的革兰阴性细菌,在胃黏膜生长、代谢中可产生尿素使局部环境酸性降低。在正常胃黏膜中很少能分离到幽门螺杆菌,而随胃黏膜病变加重,幽门螺杆菌感染率增高。一旦测定胃癌患者患病以前的血清,发现其幽门螺杆菌抗体阳性率明显高于对照组,为胃癌的危险因素。

(五)遗传

胃癌在少数家族中显示有聚集性。

(六)其他因素

大多数结果显示吸烟为胃癌的危险因素,并有随吸烟量增加而升高的趋势。还有某些职业暴露如煤矿、石棉、橡胶行业工人中胃癌相对高发。

三、临床表现

(一)症状

胃癌早期常无特异的症状,甚至毫无症状。随着肿瘤的发展,影响胃的功能时,才发现较明显的症状。但此种症状也并非胃癌特有,常与胃炎,溃疡病等胃慢性疾患相似。有时甚至出现明显恶性梗阻,腹部扪及肿块或出现淋巴结转移性时才被诊断。

1.腹痛

是胃癌常见的症状,也是最无特异且易被忽视的症状。初起时仅感上腹部不适,如出现疼痛持续加重且向腰背放射,则常是胰腺受侵犯的晚期症状,肿瘤一旦穿孔,则可出现剧烈腹痛的胃穿孔症状。

2.食欲减退,消瘦,乏力

这是另一组常见而又非特异的胃癌症状。

3.恶心、呕吐

早期仅有食后饱胀及轻度恶心感,此症状常见因肿瘤引起梗阻或胃功能紊乱所致。

4.出血或黑便

此症状也可早期出现,20%的早期胃癌者有此症状。凡无胃病史的老年患者一旦出现黑便时必须警惕有胃癌的可能。

5.其他症状

患者有时可出现腹泻、便秘及下腹不适,也可有发热的症状。

(二)体征

一般胃癌尤其是早期胃癌无明显的体征,上腹部深压痛,有时伴有轻度肌抵抗感,常是唯一值得注意的体征。上腹部肿块,直肠前触及肿物,脐部肿块,锁骨上淋巴结肿大等,均是胃癌晚期或已出现转移的体征。

四、辅助检查

(一)内镜检查

纤维胃镜是诊断早期胃癌的有效方法,可直接观察病变部位,并做活检确定诊断。

(二)X线钡剂检查

该项检查无痛苦易为患者接受。X线钡剂双重对比造影检查不仅对胃癌能做出定性诊断（是否为胃癌），还能做定量诊断（胃癌病灶的大小、柔软程度及黏膜皱襞改变），是胃癌早期诊断的主要手段之一，其确诊率达 86.2%。

(三)超声诊断

1.腹部 B 超

胃外肿块可在其表面见到增厚的胃壁，对黏膜下肿块则在其表面见到 1～3 层胃壁结构，可鉴别胃平滑肌或肉瘤；将胃壁分为 5 层，可判断胃癌对胃壁浸润的深度和广度；可判断胃癌的胃外侵犯及肝、淋巴结的转移情况。

2.超声胃镜检查

超声胃镜能观察到胃癌的浸润深度，以及胃周围淋巴结转移的图像，还可以引导对淋巴结的针吸活检。

3.CT 检查

可以了解腔外侵及的范围与邻近脏器的关系，还可显示胃周淋巴结的大小来判断是否已有淋巴结转移，可作为临床治疗的参考。

五、治疗要点

早期发现、早期诊断和早期治疗是提高胃癌疗效的关键。手术是首选的方法，辅以化疗、放疗及免疫治疗等以提高疗效。

(一)外科治疗

外科手术是治疗胃癌的主要手段，也是目前治愈胃癌的唯一方法。

(二)胃癌外科手术辅助治疗

①术后辅助化疗；②术后免疫治疗；③术后放疗、化疗；④术前化疗；⑤腹腔内化疗；⑥辅助性化疗。

(三)胃癌的化学药物治疗(化疗)

化疗是整个胃癌治疗的重要组成部分，尤其胃癌的手术治疗效果并不令人满意，相当一部分患者不能手术或术后复发须借助化疗，新的辅助化疗方案也均出自胃癌化疗的治疗经验。

六、护理评估

健康史及相关因素：包括家族中有无胃部系列癌发病者，初步判断胃癌的发生时间、有无对生活质量的影响、发病特点。

(一)一般情况

患者的年龄、性别、职业、婚姻状况、营养状况、粪便的颜色等，尤其注意与现患疾病相关的病史和药物应用的情况及过敏史、手术史、家族史和女性患者生育史等。

(二)相关因素

家族中有无胃部系列癌的发病者、男性患者是否吸烟、女性患者是否有饮咖啡的习惯。

七、护理诊断

1.焦虑、恐惧

与对疾病的发展缺乏了解，担忧癌症预后有关。

2.疼痛

与胃十二指肠黏膜受损、穿孔后胃肠内容物对腹膜的刺激及手术切口有关。

3.营养失调——低于机体需要量

与摄入不足及消耗增加有关。

4.有体液不足的危险

与急性穿孔后禁食、腹膜大量渗出,幽门梗阻患者呕吐导致水和电解质丢失有关。

5.潜在并发症

出血、感染、吻合口瘘、消化道梗阻、倾倒综合征和低血糖综合征等。

6.知识缺乏

缺乏与胃癌综合治疗相关的知识。

八、护理措施

(一)基础护理

1.休息

保持安静、整洁和舒适的环境,有利于睡眠和休息。早期胃癌患者经过治疗后可从事一些轻工作和锻炼,应注意劳逸结合。中晚期胃癌患者需卧床休息,以减少体力消耗。恶病质患者做好皮肤护理,定时翻身并按摩受压部位。做好生活护理和基础护理,使患者能心情舒畅地休息和接受治疗。

2.饮食

以合乎患者口味,又能达到身体基本热量的需求为主要目标。给予高热量、高蛋白、丰富维生素与易消化的食物,宜少量多餐。化疗患者往往食欲减退,应多鼓励进食。如有并发症需禁食或进行胃肠减压者,予以静脉输液以维持营养需要。恶心、呕吐的患者,进行口腔护理。

3.心理护理

患者情绪上常表现出否认、悲伤、退缩和愤怒,甚至拒绝接受治疗,而家属也常出现焦虑、无助,有的甚至挑剔医护工作。护理人员应给予患者及家属心理上的支持。根据患者的性格、人生观及心理承受能力来决定是否告知事实真相。耐心做好解释工作,了解患者各方面的要求并予以满足,调动患者的主观能动性,使之能积极配合治疗。对晚期患者,应给予以临终关怀,使患者能愉快地度过最后时光。

(二)手术前后常规护理

1.疼痛护理

疼痛是晚期胃癌患者的主要痛苦,可采用转移注意力或松弛疗法,如听音乐、洗澡等,以减轻患者对疼痛的敏感性,增强其对疼痛的耐受力。疼痛剧烈时,可按医嘱予以镇痛药,观察患者反应,防止药物成瘾。如果患者要求镇痛药的次数过于频繁,除了要考虑镇痛药的剂量不足外,也要注意患者的情绪状态,多给他一些倾诉的时间。在治疗性会谈的同时,可给予背部按摩或与医师商量酌情给予安慰剂,以满足患者心理上的需要。

2.化疗的护理

化疗中严密观察药物引起的局部及全身反应,如恶心、呕吐、白细胞计数降低及肝、肾功能异常等,及时与医师联系,及早采取处理措施。化疗期间保护好血管,避免药液外漏引起血管及局部皮肤损害。一旦发生静脉炎,立即予以 2% 利多卡因局部封闭或 50% 硫酸镁湿敷,局部还可行热敷、理疗等。

3.加强病情观察,预防并发症发生

观察患者生命体征的变化,观察腹痛、腹胀及呕血、黑便的情况,观察化疗前后症状及体征改善情况。晚期胃癌患者抵抗力下降,身体各.部分易发生感染,应加强护理与观察,保持口腔、皮肤的清洁。长期卧床患者,要定期翻身、按摩,指导并协助进行肢体活动,以预防压疮及血栓性静脉炎的发生。

(三)术后预防并发症的护理措施

1.术后胃出血

术后 6 小时内应每 15～30 分钟测生命体征 1 次,待病情平稳后可改为 4～6 小时测 1 次。如患者出现烦躁不安,脸色苍白、大汗淋漓、生命体征不稳、胃管内引流出鲜红色的胃液,甚至呕血或黑便持续不止,须警惕胃内大出血,应立即报告医师,做好紧急处理的准备。

2.术后梗阻

如出现上腹发作性剧烈疼痛、上腹饱胀、频繁呕吐等症状则提示有梗阻发生,应立即给予禁食,持续胃肠减压、输液治疗。如不能自行缓解则应行再次手术。

3.胃潴留

注意观察术后 3～4 天肠蠕动的恢复情况,拔除胃管后患者是否出现上腹不适、饱胀、呕吐胆汁和食物、有无排气。处理方法为症状出现后禁食、持续胃肠减压、输液。用温热盐水每天多次洗胃,亦可用新斯的明 0.5～1mg,每天 1～2 次皮下或肌内注射。

4.倾倒综合征

向患者和家属详细讲解引起倾倒综合征的机制,告诉其临床表现。指导患者术后早期应少量多餐。避免进食甜的、过热流食,进食后平卧 30 分钟,多数患者在半年到 1 年内逐渐自愈。

十一、健康指导

(1)指导患者注意饮食卫生,多食含有维生素 C 的新鲜蔬菜、水果。食物加工要得当,粮食和食物贮存适当,少食腌制品及熏制食物、油煎及含盐高的食物,不食霉变食物。避免刺激性食物,防止暴饮暴食。

(2)告知患者及家属与发生胃癌有关的因素。患有与胃癌相关的疾病者(如胃息肉、萎缩性胃炎、胃溃疡等)应积极治疗原发病。

(3)嘱患者定期随访进行胃镜及 X 线检查,以及时发现癌变。

(4)保持心情舒畅,注意劳逸结合,胃癌的患者病情得到缓解或相对平稳后,生活要有规律,建立和调节好自己的生物钟,要做到采用适当放松技巧。缓解生活及工作的压力,从而控制病情的发展和促进健康。

第四节 食 管 癌

一、解剖概要

成人食管长 25～28cm,临床上食管的解剖多分为颈段和胸段。

(一)颈段

自食管入口至胸骨柄上沿的胸廓入口处。

(二)胸段

又分为上、中、下三段。胸上段——自胸廓上口至气管分叉平面;胸中段——自气管分叉平面至贲门口全长度的上一半;胸下段——自气管分叉平面至贲门口全长度的下一半。通常将食管腹段也包括在胸下段内。

二、病因及发病机制

(1)食用亚硝酸类化合物食物。

(2)进食真菌酶类。

(3)食管慢性疾病发展所致。

(4)不良饮食习惯。

(5)微量元素缺乏。

(6)遗传因素等。

三、临床表现

(一)早期表现

无明显吞咽困难,主要为进食物时通过食管缓慢,吞咽时胸骨后隐痛,长期有哽噎或异物感,大部分患者有轻度刺痛感。

(二)中、晚期表现

症状逐渐加重有进行性咽下困难,食物开始尚可伴随饮汤送下,随后发展为仅能进半流食、流汁,终至滴水不进。其次为胸骨后疼痛,多见于溃疡型病例。晚期患者还可在颈部锁骨上区出现淋巴结转移病灶。

四、辅助检查

(一)X 线检查

食管 X 线钡餐检查是诊断食管癌最主要的方法之一。主要表现为食管有充盈缺损、黏膜纹理破坏、管腔狭窄、不规则。

(二)CT 扫描

可以清晰显示食管与邻近纵隔器官的关系。正常食管与邻近器官分界清楚,食管壁厚度不超过 5mm,如食管壁厚度增加,与周围器官分界模糊,则表示食管病变存在。

(三)细胞学检查(气囊拉网法)

食管癌通过拉网法采取脱落细胞检查,其阳性率可达 90% 以上,对于发现早期食管癌是一种重要可靠的手段。

（四）内镜检查

能直接观察食管黏膜的病变情况，通过活体组织切片能明确诊断，用于食管癌的术前分期检查。中、晚期食管癌的确诊率高达 100％。

（五）正电子发射型计算机断层显像（PET）

用于食管癌的术前分期检查。

五、治疗要点

（一）手术治疗

是治疗食管癌的首选方法，应根据病变的范围及侵及的程度采用不同手术方式。

（二）放射疗法

对鳞癌、未分化癌效果较好，腺癌作用较差。

（三）药物治疗

单纯化疗效果较差，与化学药物、中医中药、免疫药物治疗相结合，可以使症状缓解。

（四）综合治疗

以手术为主结合放疗、化疗、药物治疗及激光、冷冻、微波等综合性治疗。特别强调早期诊断、早期治疗才能进一步提高远期疗效。

六、护理评估

（一）健康史及相关因素

包括家族中有无食管癌发病者，初步判断食管癌的发生时间，有无对生活质量的影响，发病特点。

1.一般情况

患者的年龄、性别、职业、婚姻状况、营养状况等，尤其注意与现患疾病相关的病史和药物应用情况，询问过敏史、手术史、家族史、遗传病史和女性患者生育史等。

2.发病特点

患者有进食哽噎、吞咽困难等症状。本次发病是体检时无意发现还是出现进食哽噎、吞咽困难而就医。不适是否影响患者的生活质量。

3.相关因素

家族中有无食管癌发病者，男性患者是否吸烟，女性患者是否有饮咖啡的习惯等。

（二）全身状态及疾病进展情况

（1）有无进食后哽噎感加重，其程度、性质如何。

（2）有无口腔慢性疾病或口腔卫生不佳，其程度如何。

（3）有无发热，其程度如何。

（4）有无全身症状如疲倦、食欲减退、体重减轻等。

（5）注意肿瘤的进展情况，有无转移。

（6）注意生命体征和实验室检查有无异常。

七、护理诊断

1.营养失调——低于机体需要量

与进行性咽下困难、摄入量不足有关。

2.咽喉疼痛

与癌肿糜烂、溃疡有关。

3.活动无耐力

与化疗及放疗所致食欲下降有关。

4.预感性悲哀

与疾病晚期,对治疗失去信心有关。

八、护理措施

(一)术前护理

(1)评估营养和水电解质情况。

(2)戒烟,口腔护理。

(3)指导患者学会深呼吸和有效咳嗽。

(4)食管梗阻患者术前3～4日温盐水清洗食管。

(二)术后护理

(1)全麻术后护理。

(2)监测生命体征。

(3)维持胸腔闭式引流、胃肠减压通畅,观察引流液量、性状,并认真记录。

(4)鼓励患者深呼吸、有效咳嗽,保持口腔卫生,定时雾化吸入,更换体位。

(5)术后拔出胃管后遵医嘱给患者进食,密切观察不良反应。出现吻合口瘘应禁食。

(6)吻合口瘘护理:吻合口瘘是术后最严重的并发症,发生在术后5～10天,死亡率高达50%。

(7)乳糜胸护理:乳糜胸多发生在术后2～10天,少数病例可在2～3周后出现,多因伤及胸导管所致。术后早期由于禁食,乳糜液含脂肪甚少,胸腔闭式引流可为淡血性或淡黄色液,但量较多。恢复进食后,乳糜液漏出增多,大量积聚在胸腔内,可压迫肺及纵隔并向健侧移位。患者表现为胸闷、气急、心悸,甚至血压下降。由于乳糜液95%以上是水,并含大量脂肪、蛋白质、胆固醇、酶、抗体和电解质,如未及时治疗,可在短期内造成全身消耗、衰竭死亡。应行胸腔闭式引流、静脉和肠外高营养治疗。

九、健康指导

(1)出院前向患者及家属详细介绍出院后有关事项,并将有关资料交给患者或家属,告知患者出院后3个月来院复诊。

(2)饮食原则:①少量多餐是术后3个月的饮食原则。因为食管术后,胃的形态、容积都发生了改变,吃得太多,饱胀的胃会增加对胸腔的压力,从而对心肺功能及食管吻合口造成危害。②维持正常饮食,以高热量、高蛋白、含维生素丰富、新鲜易消化的食物为主如禽蛋类配以豆制品,新鲜蔬菜、水果。③饮食规律,每天3餐之间可定时定量地增加2～3次流食或半流食,且在每餐后饮用温开水100mL左右以冲洗食管,预防食管炎症。④尽量少食或不食辛辣刺激的食物。熏、炸、腌制食品尽量少食。避免暴饮暴食,避免因进食过量造成心悸、胸闷、气短等不适。

(3)注意气候冷暖的变化,尽量避免感冒。如发生上呼吸道感染及时就医治疗,以免发生肺炎。不要在空气浑浊、人群嘈杂的场所停留，避免吸入二手烟。防止因术后抵抗力、免疫力下降而感染其他传染病。

(4)告诫患者术后注意劳逸结合，避免过度劳累，适当进行户外活动及轻度体育锻炼，以增强体质，戒烟，禁酒。

(5)保持心情舒畅和充足的睡眠，每晚持续睡眠应达到 6～8 小时。

(6)告诫患者如有异常情况应及时来院就诊。

第五节　急性阑尾炎

一、概念

阑尾位于盲肠末端，约在回盲瓣下 2.5cm 处，形似蚯蚓状盲管，长 5～10cm，直径 0.5～0.7cm。其体表投影约在脐与右髂前上棘连线中外 1/3 交界处，称为麦氏点，由于阑尾随盲肠的位置改变而多变。

二、病因病理

阑尾管腔阻塞是急性阑尾炎最常见病因，引起阻塞的原因有阑尾壁内淋巴小结增生、粪石、异物、炎性狭窄、寄生虫、胃肠道功能紊乱等。急性阑尾炎分为急性单纯性阑尾炎、急性化脓性阑尾炎、坏疽性及穿孔性阑尾炎、阑尾周围脓肿 4 种病理类型。不同病理类型的阑尾炎可随机体防御功能强弱、治疗是否及时而有不同的转归。

三、临床表现

(一)腹痛

典型的转移性右下腹痛。

(二)胃肠道症状

早期可有轻度厌食、恶心、呕吐。盆位阑尾炎，炎症刺激引起排便次数增多的直肠刺激症状。

(三)全身症状

早期乏力。炎症加重出现脉速、发热、体温明显升高。

(四)体征

(1)右下腹固定压痛通常位于麦氏点，是急性阑尾炎最常见的重要体征。

(2)腹膜刺激征象：反跳痛、腹肌紧张、肠鸣音减弱或消失等。

(3)右下腹包块：固定，多见于阑尾穿孔或阑尾周围脓肿形成。

(4)辅助诊断体征：结肠充气试验、腰大肌试验阳性。

四、辅助检查

急性阑尾炎时结肠充气试验(Rovsing 征)阳性；腰大肌试验阳性，提示阑尾位置较深。闭孔内肌试验阳性，说明阑尾靠近闭孔内肌；盆腔阑尾炎症时，直肠指诊在右前壁有压痛。

(一)实验室检查

血常规检查白细胞计数、中性粒细胞比例增高；当盲肠后位阑尾炎累及输尿管时，尿液检查可出现少量红细胞和白细胞。

(二)影像学检查

B超、CT检查有助于阑尾周围脓肿的诊断。

五、治疗要点

(一)手术治疗

阑尾切除术。

(二)阑尾周围脓肿

应用抗生素联合中药治疗促进脓肿吸收，3个月后再行阑尾切除术。

六、护理评估

(一)术前评估

1.健康史

询问患者既往病史，尤其有无阑尾炎发作史、胃和十二指肠溃疡、右侧输尿管结石，育龄妇女特别要注意妇产科疾病，手术治疗史；患者发病前是否有剧烈运动及不洁饮食的诱因；老年患者有无心血管疾病、糖尿病及肾功能不全等病史。

2.身体状况

(1)症状：了解腹痛发生的时间、部位、性质、程度及范围，有无转移性右下腹疼痛。

(2)体征：触诊是否有右下腹固定压痛或压痛性包块，有无腹膜刺激征。

(3)全身情况：生命体征变化及全身反应，是否出现口渴、出汗、脉率加快、寒战、高热等全身感染中毒症状。

3.心理-社会状况

急性阑尾炎起病急，腹痛明显，且需紧急手术治疗。术前了解患者及家属对疾病和手术的认知程度，对手术前后的配合及康复知识的掌握程度，同时了解家庭的经济承受能力。

(二)术后评估

评估患者麻醉和手术方式、术中情况、原发病变。若有留置引流管的患者，了解引流管放置的位置、是否通畅及其作用，评估引流液的色、量、性状等。评估术后切口愈合情况，是否发生并发症等。

七、护理诊断

1.急性疼痛

与阑尾炎症刺激壁腹膜或手术创伤有关。

2.焦虑

与对疾病的发生及预后缺乏了解、生活方式改变有关。

3.体温过高

与阑尾化脓性感染有关。

4.潜在并发症

腹腔脓肿、门静脉炎、出血、切口感染、阑尾残株炎及粘连性肠梗阻等。

5.知识缺乏

缺乏阑尾疾病的相关知识。

八、护理措施

(一)非手术治疗

1.饮食

禁食或流食。

2.体位

半卧位(炎症局限)。

3.观察重点

生命体征(体温)、白细胞计数.腹部症状体征。

(二)术前护理

1.术前禁灌肠

避免肠穿孔引起化脓性腹膜炎。

2.饮食

禁食。

(三)术后护理

(1)体位:腰麻术后去枕平卧6小时,心率、血压平稳后改半卧位,减低腹壁张力,减轻疼痛,有利引流呼吸。

(2)病情观察:①监测生命体征变化,伤口感染是最常见的术后并发症,多见化脓穿孔急性阑尾炎。术后2～3日体温升高。②观察伤口局部红肿、胀痛等。③腹腔引流:保证引流通畅,注意引流液色、性质、量。

(3)饮食:肛门排气后进食,禁止食用引起腹胀食物如牛奶。

(4)早期下床活动促进肠蠕动,减少肠粘连发生。

(5)并发症:切口感染最常见,表现为已恢复正常的体温再次升高,切口疼痛,血白细胞计数升高。

九、健康指导

手术后,患者应摄入营养丰富易消化的食物,鼓励患者早期下床活动,防止发生肠粘连。阑尾周围脓肿患者出院后3个月,再次住院做阑尾切除术。

第六节　直　肠　癌

一、概述

大肠癌包括结肠癌和直肠癌。发生在齿状线至直肠与乙状结肠交界处之间的癌称直肠癌,发生在升结肠、横结肠、降结肠和乙状结肠的称结肠癌,是消化道常见的恶性肿瘤之一。

二、病因及发病机制

直肠癌多见于男性,发病年龄多在 40 岁以上,但 20 岁左右年轻人也有所见。常见部位为腹膜反折线以下的直肠壶腹部,2/3 病变位于此段,直肠指检多可触及。

三、病因学

(一)饮食因素

大量数据表明,结、直肠癌的发病率与加工过的肉类和动物饱和脂肪酸有明显的相关性,与总脂肪摄取、植物脂肪则无明确关系。高蛋白摄入与结、直肠癌发病率增高有关,特别是动物蛋白,动物蛋白是肉类的主要成分,尤其是红肉。有文献显示,肉的消费是结、直肠癌发生的危险因素。

(二)环境因素

大量研究表明,地区土壤中缺钼、硒,血吸虫患者,石棉工人,频繁接触农药的农民与结、直肠癌高发有一定关系。

(三)心理因素

大量流行病学资料提示,受长期沮丧、焦虑、苦闷、恐惧、悲观甚至绝望等不良情绪刺激的人好发肿瘤,主要由于不良情绪会造成肾上腺素和肾上腺皮质激素分泌增加,引起心率加快、血管收缩、血压升高、胃肠蠕动减慢,造成食物残渣在结肠停留时间延长,使更多的致癌物被吸收而致肠癌。另外,长期过度的精神刺激可能导致大脑皮质兴奋、抑制功能失调,使抵御肿瘤的免疫能力减弱而形成肿瘤。

(四)遗传因素

结、直肠癌与遗传关系不是很密切,约有 10% 的结、直肠癌患者与遗传因素有关。

四、病理

(一)大体分型

1.溃疡型

多见。圆形溃疡,底部坏死,边缘隆起,癌肿向肠壁深层浸润,易出血、感染和穿透肠壁,转移较早。

2.肿块型

向肠腔内生长呈菜花状,浸润较浅且局限,预后较好。

3.浸润型

沿肠壁呈环状浸润,使肠腔狭窄,转移早而预后差。

(二)转移途径

淋巴转移是最主要的转移途径,直接蔓延、血行转移,种植转移(较少见)。

五、临床表现

(1)直肠刺激症状:便意频繁,排便习惯改变,便前有肛门下坠感,伴里急后重,排便不尽感,晚期有下腹痛。

(2)肠腔狭窄症状:癌肿侵犯致肠管狭窄,初时粪变形、变细,严重时出现肠梗阻表现。

(3)癌肿破溃感染症状:粪表面带血及黏液,甚至脓血便。

(4)直肠癌症状出现的频率依次为便血占 80%～90%,便频占 60%～70%,便细占 40%,

黏液便占 35%，肛门痛占 20%，里急后重占 20%，便秘占 10%。癌肿侵犯前列腺、膀胱时，可出现尿频、尿痛、血尿等表现。侵犯骶前神经时可出现骶尾部持续性剧烈疼痛。

六、辅助检查

(一)直肠指检

简单易行，不需要任何设备，比较准确可靠，是诊断直肠癌的最主要的方法。

(二)内镜检查

直肠镜、结肠镜检查可发现直肠、结肠病变的部位与程度，同时可在直视下取活组织做病理检查，是诊断结肠、直肠内病变最有效，且可靠的检查方法，绝大多数早期病变或通过内镜检查发现。

(三)钡剂灌肠或气钡双重造影检查

可确定病变部位和范围，气钡双重造影可发现较小病灶。

(四)B 超或 CT

主要用于发现癌肿有无肝转移及肿瘤与邻近脏器的关系。

(五)血清癌胚抗原(CEA)

约半数结肠、直肠癌患者血清 CEA 水平升高。CEA 还可作为结肠、直肠癌手术后的随访指标，如术后 CEA 水平降低，以后又升高，应考虑癌肿复发。

(六)其他检查

直肠下段癌肿较大时，女患者应做阴道双合诊，男患者需做膀胱镜检查，了解癌肿范围。

七、治疗要点

(1)手术治疗：结肠、直肠癌一经确诊，应尽早行根治性切除术，手术可分为剖腹手术和腹腔镜手术。

(2)放疗与化疗：作为辅助治疗有一定效果。

(3)免疫治疗。

(4)中医中药治疗。

八、护理评估

(一)健康史及相关因素

包括家族中有无发病者，初步判断肿瘤的发生时间，有无对生活质量的影响，发病特点。

(二)一般情况

患者的年龄、性别、职业、婚姻状况、营养状况等，尤其注意与现患疾病相关的病史和药物应用情况及过敏史、手术史、家族史、遗传病史和女性患者生育史等。

九、护理诊断

1.焦虑、恐惧或绝望

与对疾病的发展及预后缺乏了解；对疾病治疗效果没有信心；与手术、化疗及术后生活方式的改变等因素有关。

2.自我形象紊乱

与手术、放疗、化疗、造口等引起的外表改变有关。

3.潜在并发症

吻合口瘘、尿潴留、性功能障碍、造口并发症。

4.知识缺乏

缺乏肠造口的护理知识。

十、护理措施

(一)术前护理

术前 3 日严格肠道准备。

1.饮食

术前 3 日低渣半流→流质→术前 1 日禁食。

2.口服肠道抗菌药

诺氟沙星、甲硝唑,减少肠道内细菌量。

3.灌肠

术前晚及术日晨清洁灌肠达到清洁肠道作用,或口服甘露醇等渗液容量性腹泻清洁肠道。

4.心理护理

护理人员应了解患者的心理状况,有计划地向患者介绍有关疾病的治疗、手术方式及结肠造口术的知识,增强患者对治疗的信心,使患者能更好地配合手术治疗及护理。同时也应取得患者家属的配合和支持。

5.维持足够的营养

结肠、直肠癌患者由于长期的食欲下降、腹泻及癌肿的慢性消耗,手术前的营养状况欠佳。术后患者需有足够的营养进行组织修补、维持基础代谢。因此术前须纠正贫血和低蛋白血症,提高患者对手术的耐受力,利于术后康复。应尽量多给予高蛋白、高热量、高维生素、易消化的少渣饮食,如因胃肠道准备需要限制饮食,可由静脉补充。

(二)术后护理

1.体位

术后取去枕平卧位,头偏向一侧,6 小时后病情稳定,可改为半卧位,以利呼吸和腹腔引流。

2.严密观察病情变化

(1)观察生命体征:术后每 30 分钟测脉搏、血压、呼吸 1 次。病情稳定后改为每 4 小时测1 次。

(2)局部出血情况:由于肠癌手术范围大、渗血多,若有止血不全、缝线脱落等,均可引起术后出血。术后应观察腹部引流液及骶尾引流液的颜色、性状和量,同时要观察腹部及会阴部创面敷料,如局部渗出较多需及时处理。

3.饮食

应禁食、静脉补液,至肛门排气或结肠造口开放后进流质,1 周后改为半流质,2 周左右方可进普食,且选择易消化的少渣饮食。

4.应用抗生素

由于肿瘤患者抵抗力下降,结肠、直肠癌手术创面暴露时间长,术后可能发生切口或腹腔感染,为防止感染常应使用有效的抗生素。

5.术后尿潴留的观察与护理

直肠癌根治术易损伤骶部神经或造成膀胱后倾,可致尿潴留,故术后均需放置导尿管。术后 5～7 天起开始训练膀胱舒缩功能,即夹闭导尿管 2～3 小时开放 1 次,并观察患者尿意和排尿量是否正常,如基本恢复正常,术后 10 天左右可拔除尿管。

6.会阴部切口的护理

由于 Miles 手术范围大,会阴部残腔大,术后渗血渗液易潴留残腔引起局部感染,应采取措施加以预防。①保持切口外层敷料的清洁干燥,如被污染或被血液渗湿,应及时更换。亦可根据全身情况,于术后 7～10 天起用 1∶5000 高锰酸钾溶液温水.坐浴,每天 2 次。②保持骶尾引流管通畅,防止引流管堵塞、弯曲、折叠;观察记录引流液.的量和性质;骶尾引流管一般在术后 7 天引流量减少时可逐渐向外拔出。拔除引流管后,要填塞纱条,防止伤口封闭,形成无效腔。

7.结肠造口的护理

结肠造口是将近端结肠固定于腹壁外,粪便由此排出体外,故又称人工肛门。护理包括:①结肠造口一般于术后 2～3 天待肠蠕动恢复后开放。造口开放前注意肠段有无回缩、出血、坏死等情况,因造口的结肠张力过大、缝合不严、血供障碍等,均可导致上述情况。②保护腹部切口。造口开放后早期,粪便稀薄,次数多,因此患者取左侧卧位,应用塑料薄膜将腹部切口与造口隔开,目的是防止流出的稀薄粪便污染腹部切口,导致切口感染。③保护肠造口四周皮肤。造口开放后连接人工肛门袋,早期粪便稀薄,不断流出,对腹壁皮肤刺激大,极易引起皮肤糜烂,应彻底清洗造口周围皮肤,并在瘘口周围皮肤处涂以皮肤保护剂。④并发症的观察与护理。造口坏死、感染:观察造口血液循环情况,有无出现肠黏膜颜色变暗、发紫、发黑等异常。造口狭窄:为预防造口狭窄,术后 1 周开始用手指扩张造口,每周 2 次,每次 5～10 分钟,持续 3 个月。每次操作时手指套上涂上液状石蜡,沿肠腔方向逐渐深入,动作宜轻柔,忌用暴力,以免损伤造口或肠管。便秘:患者术后 1 周后,应锻炼定时排便。当进食后 3～4 天未排便或因粪块堵塞发生便秘,可插入导尿管,一般不超过 10cm,常用液状石蜡或肥皂水灌肠,但注意压力不能过大,以防肠道穿孔。

十二、健康指导

(一)疾病复发的观察

遵医嘱正确应用抗癌药,定期复查。

(二)造口术后康复护理

(1)衣着:以柔软、舒适、宽松为原则,不需要制作特别的衣服,适度弹性的腰带并不会伤害造口,也不妨碍肠道的功能,不要引起造口受压。

(2)饮食:原则上不需忌口,只需均衡饮食即可。多食些新鲜水果蔬菜,保持排便通,畅。进食时尽量做到干湿分开,以便使粪便成形,同时可增加饮用酸牛奶以调节肠造口菌群,起到调节肠功能的作用。不易消化、产气较多或有刺激性的食物尽量避免食用,如糯米类的粽子、汤圆,带壳类的瓜子、花生、绿豆等,啤酒、可乐,引起异味的食物如辣椒、咖喱、洋葱等。就餐时,应细嚼慢咽,尝试新品种的食物时应逐渐增加,以免引起腹泻。对尿路造口者,饮食中要特别注意食物的酸碱性。

（3）工作：一般造口患者术后半年即可恢复原先的工作，而且无须担心造口影响正常工作，只要避免过重的体力劳动，注意劳逸结合。

（4）沐浴：造口者一旦伤口愈合就能享受沐浴的乐趣，水对造口没有害处。以淋浴方式清洁身体及造口，最好选用无香精的中性沐浴液。若戴着造口袋沐浴，可选用防水胶布贴在造口袋底盘的四周，浴毕揭去胶布即可。

（5）运动：为了保持身体健康及生理功能，可维持适度的运动，如游泳、跑步等。游泳时可选用迷你造口袋或使用造口栓，要避免碰撞类的运动，如拳击、篮球等。运动时加造口腹带约束效果更好。

（6）坚持定期复查，2 年之内 3 个月复查 1 次，2～5 年每半年复查，发现问题及时就诊。

第七节　胰　腺　癌

一、概述

胰腺癌是一种发病隐匿、进展迅速、治疗效果、预后极差的消化道恶性肿瘤。男性多于女性，发病年龄多在 40～70 岁。就胰腺癌的发生部位而言，仍以胰头部位最多见，占 70％左右，胰体次之，胰尾部更次之，有的头体尾部均有，属于弥漫性病变或多中心性病变。

二、病因

目前，胰腺癌的发病原因尚不清楚，已发现一些环境因素与胰腺癌的发生有关。其中已确定的首要危险因素为吸烟。吸烟者发生胰腺癌相对危险度是非吸烟者的 1.5 倍，而且随着吸烟数量增加而增加。其他高危险因素还有糖尿病、胆石症、饮酒（包括啤酒）以及慢性胰腺炎等。进食高脂肪、高蛋白饮食和精制的面粉食品，胃切除术后 20 年者，也是发生胰腺癌的危险因素。

三、病理

胰腺癌包括胰头癌、胰体尾癌和胰腺囊腺癌。90％胰腺癌为导管细胞腺癌，少见黏液性囊腺癌和腺泡细胞癌。多见淋巴转移和癌肿浸润。

四、临床表现

（1）上腹部不适及隐痛是胰腺癌最常见的首发症状。肿瘤常致胰管或胆管梗阻，尽管尚未引起黄疸，但胆汁排泄不畅，胆道内压力升高，胆管及胆囊均有不同程度的扩张，患者可觉腹部不适及隐痛。以往强调胰头癌的典型症状是无痛性黄疸，实际上无痛性黄疸作为首发症状仅出现于 10％～30％的患者。腹痛在胰头癌患者还是很常见的症状。至于胰体尾部癌，腹痛发生率更高，且可由于累及腹腔神经丛而呈显著的上腹痛和腰背痛。这种症状的出现常提示病变已进入晚期。

（2）食欲减退和消瘦也是胰腺癌的常见表现，肿瘤常使胰液及胆汁排泄受阻，因此影响患者食欲，且有消化吸收不良，致体重明显减轻。

(3)梗阻性黄疸是胰头癌的突出表现。肿瘤部位若靠近壶腹周围,黄疸可较早出现。

黄疸常呈持续且进行性加深。粪便色泽变淡,甚至呈陶土色。皮肤黄染呈棕色或古铜色,有皮肤瘙痒症。

(4)胰头癌除致梗阻性黄疸外,亦常致胆囊肿大,可在右上腹清楚扪及。梗阻性黄疸伴胆囊肿大常提示壶腹周围肿瘤的可能。

(5)晚期胰腺癌者可出现上腹固定的肿块,腹水征阳性。进一步可有恶病质及肝、肺或骨骼转移等表现。

五、辅助检查

(1)实验室检查:消化道癌相关抗原 CA19-9 被认为是诊断胰腺癌的指标。

(2)B 型超声:胰腺癌的直接影像可见到低回声的肿瘤。

(3)CT 扫描:目前诊断胰腺癌的主要方法。

(4)磁共振成像(MRI)。

(5)内镜逆行胰胆管造影(ERCP)。

(6)胃肠钡剂检查(CI)。

(7)细胞学检查:术前在 B 超或 CT 引导下经皮细针穿刺抽吸胰腺肿块做细胞学检查,对胰腺癌有很高的诊断价值,是一种简单、安全而有效的方法。

六、治疗要点

(一)手术治疗

典型的手术为胰十二指肠切除术,根据情况还可行保留幽门的胰十二指肠切除术、胰体尾部切除术、全胰切除术。对于不能切除的胰腺癌的手术治疗方法有胆道引流术、胃空肠吻合术、胆肠、胃肠吻合术等。

(二)术前减黄

胰腺癌所致梗阻性黄疸并不需常规减黄,对出现黄疸时间较短,全身状况尚好,消化功能、凝血机制以及肾功能等尚在正常范围者,可不减黄而行一期胰十二指肠切除术。但若全身状态差、胆红素水平高于 $342\mu mol/L$,粪胆原阴性,黄疸出现时间超过 2 周且越来越重并有先兆肾功能不全者应考虑减黄。具体方法有胆囊造瘘、经皮肝穿刺胆道引流(PTCD)、经十二指肠镜安放鼻胆引流管或胆肠引流管。

(三)化疗

静脉化疗和介入化疗

(四)放疗

可用于术前或术后,尤其是对不能切除的胰体尾部癌,经照射后可缓解顽固性疼痛。

(五)免疫治疗

通过免疫治疗可以增加患者的抗癌能力,延长生存期。常用的药物有胸腺素、IL-2、高聚金葡素、干扰素及肿瘤坏死因子等。

(六)基因治疗

又称分子靶向治疗,目前用于胰腺癌治疗最常用的基因治疗方法,是将靶向基因载体直接注射或导入体内的肿瘤组织,进行局部基因治疗,近年更采用联合基因治疗,以增强疗效,由于能针对肿瘤内特有的基因变异情况进行修复或促使肿瘤细胞死亡,基因治疗具有广阔的应用前景。只是疗效及安全性还需进一步临床验证。

七、护理评估

(一)健康史

了解患者家族中有无胰腺系列癌症发病者,患者是否吸烟、饮酒,是否有糖尿病、胆石症等疾病。初步判断胰腺癌的发生时间,有无对生活质量的影响,发病特点。尤其注意与现患疾病相关的病史和药物应用情况及过敏史、手术史、家族史、遗传病史和女性患者生育史等。

(二)身体状况

有无上腹部疼痛、疼痛程度、食欲减退及消瘦。有无皮肤及巩膜黄染、黄染程度,有无皮肤瘙痒症。有无小便深黄,粪便色泽变淡,甚至呈陶土色。肿块位置、大小,肿块有无触痛、活动度情况。重要脏器功能状况,有无转移灶的表现及恶病质。

八、护理诊断

1.焦虑

与诊断为癌症、对手术治疗缺乏信心及担心预后有关。

2.急性疼痛

与胰管梗阻、癌肿侵犯腹膜后神经丛及手术创伤有关。

3.营养失调——低于机体需要量

与食欲下降、呕吐及癌肿消耗有关。

4.潜在并发症

感染、胰瘘、胆瘘、出血、血糖异常等。

九、护理措施

(一)术前护理措施

(1)心理护理:评估患者焦虑程度及造成焦虑、恐惧的原因;鼓励患者说出不安的想法和感受。及时向患者列举同类手术后康复的病例,鼓励同类手术患者间互相访视;同时加强与家属及其社会支持系统的沟通和联系,尽量帮助解决患者的后顾之忧。教会患者减轻焦虑的方法。

(2)饮食护理:指导患者进食低脂饮食。了解患者喜欢的饮食和饮食习惯,与营养师制定患者食谱。记录进食量,并观察进食后消化情况,根据医嘱给予助消化药物。

(3)术前减黄患者做好引流管的护理,每天观察引流液的颜色并做好记录。对于有摄入障碍的患者,按医嘱合理安排补液,补充营养物质,纠正水、电解质、酸碱失衡等。

(4)按医嘱输注清蛋白、氨基酸、新鲜血、血小板等,纠正低蛋白血症、贫血、凝血机制障碍等。

(5)监测肝功能、电解质、凝血功能等。

(6)皮肤护理:每天用温水擦浴1~2次,擦浴后涂止痒药;出现瘙痒时,可用手拍打,切忌用手抓;瘙痒部位尽量不用肥皂等清洁剂清洁;瘙痒难忍影响睡眠者,按医嘱予以镇静催眠药物。

(7)疼痛护理:胰腺癌患者的疼痛远比其他癌症患者的疼痛更为严重。有些患者的疼痛非常严重,以至于他们在所有清醒的时间里都需要进行疼痛治疗,导致生活质量很差。胰腺癌的疼痛治疗分四步：①对乙酰氨基酚；②复合镇痛药物；③吗啡；④介入治疗。护理人员应遵医嘱及时给予有效的镇痛，并评估镇痛药的效果。

(二)术后护理措施

(1)继续应用抗生素。

(2)防止胰瘘，除管理好胰管引流和腹腔引流外，可用生长抑素八肽抑制胰液分泌。

(3)合理进行营养支持。

(4)重视引流管的管理，密切观察胃管、胆道、胰管引流和腹腔引流情况，保持通畅，准确记录引流量并注意其性状变化，发现问题随时解决。

十、健康指导

(1)年龄在 40 岁以上，短期内出现持续性上腹部疼痛、腹胀、食欲减退、消瘦等症状时，应注意对胰腺做进一步检查。

(2)饮食宜少量多餐，以均衡饮食为主。

(3)按计划放疗或化疗，放、化疗期间定期复查血常规。

(4)术后每 3～6 个月复查 1 次，若出现进行性消瘦、贫血、乏力、发热等症状，及时到医院复诊。

(5)注意劳逸结合，避免过度劳累，适当进行户外活动及轻度体育锻炼，以增强体质，防止感冒及其他并发症的发生。

(6)保持心情舒畅和充足的睡眠，每晚持续睡眠应达到 6～8 小时。

(7)定期检测血、尿糖，发生糖尿病时给予药物治疗，对于胰腺功能不足、消化功能差的患者，除应用胰酶替代药外，同时给予高糖类、高蛋白、低脂肪饮食，给予脂溶性维生素。

第八节　脾　破　裂

一、概念

脾是腹部内脏中最容易受损伤的器官，脾破裂的发生率占各种腹部损伤的 20%～40%。已有病理改变(门静脉高压、血吸虫病、疟疾、淋巴瘤等)的脾更易破裂。按病理解剖脾破裂可分为中央型破裂(破在脾实质深部)、被膜下破裂(在脾实质周边部)和真性破裂(破损累及被膜)。以真性破裂多见，约占 85%。破裂部位较多见于脾上极及膈面，出血量较大。撕裂脾蒂者可迅速发生出血性休克，甚至未及抢救而死亡。脾被膜下和实质内破裂者，因被膜完整，出血量受到限制，形成血肿可自行吸收，临床因无明显内出血征象而不易被发现。但有些被膜下血肿，在某些微弱外力的作用下致被膜破裂大出血，导致诊治中措手不及的严重后果。

二、临床表现

脾破裂主要临床表现为腹腔内出血和失血性休克。脾破裂时血性腹膜炎所致的腹膜刺激征多不明显。

三、辅助检查

B超检查是诊断脾破裂的首选方法。

四、护理评估

(一)破裂部位位于脾上极和膈面者

易导致脾蒂撕裂。一旦发生,立即出现出血性休克,来不及抢救而死亡。

(二)脾被膜下实质内破裂者

易形成血肿。小血肿可自行吸收,大血肿易突然破裂,导致休克。

(三)中央型破裂

少见。

五、治疗与护理措施

对脾破裂口小而浅,出血量少,生命体征平稳,无其他腹腔脏器合并伤者可行非手术治疗,包括绝对卧床、禁食、输血输液、止血等处理,并密切观察随时准备手术。观察中发现继续出血或发现合并其他脏器损伤,应紧急手术处理。可根据病情,采用生物胶粘合止血、物理凝固止血、单纯缝合修补、脾切除术等方法。

第九节 腹外疝

一、概述

(一)概念

体内某个脏器或组织离开其正常解剖部位,通过先天或后天形成的薄弱点、缺损或孔隙进入另一部位,称为疝。疝最多发生于腹部,以腹外疝多见。腹外疝是由腹腔内的脏器或组织连同腹膜壁层,经腹壁薄弱点或孔隙向体表突出所形成。

(二)病因

(1)腹壁强度降低常见的因素有先天性和后天性原因。

(2)腹内压力增高常见原因有便秘、慢性咳嗽、排尿困难等。

(三)病理解剖

典型的腹外疝由疝环、疝囊、疝内容物和疝外被盖组成。疝内容物是进入疝囊的腹内脏器或组织,以小肠最为多见,大网膜次之,盲肠、阑尾、乙状结肠、横结肠、膀胱等均可作为疝内容物进入疝囊,但较少见。

(四)临床分类

根据疝的可复程度和血供情况等,腹外疝可分以下4种类型。

1.易复性疝

凡疝内容物很容易回纳入腹腔的,称为易复性疝。

2.难复性疝

疝内容物不能或不能完全回纳入腹腔内,称难复性疝。

3.嵌顿性疝

疝环较小而腹内压突然增高时,疝内容物可强行扩张囊颈而进入疝囊,随后因疝囊颈的弹性收缩,将内容物卡住,使其不能回纳,称为嵌顿性疝。

4.绞窄性疝

嵌顿若未能及时解除,肠管及其系膜受压程度不断加重可使动脉血流减少,最后导致完全阻断,即为绞窄性疝。

二、常见腹外疝

(一)腹股沟疝

1.概念

腹股沟疝可分为斜疝和直疝两种。疝囊经过腹壁下动脉外侧的腹股沟管内环(深环)突出,向内、向下、向前斜行经过腹股沟管,再穿出腹股沟管外环(浅环),并可进入阴囊者,称为腹股沟斜疝,是最多见的腹外疝。疝囊经腹壁下动脉内侧的直疝三角区直接由后向前突出形成的疝为腹股沟直疝,不经过内环,也不进入阴囊。

2.临床表现

(1)腹股沟斜疝:①易复性斜疝:除腹股沟区有肿块和偶有胀痛外,并无其他症状。常在站立、行走、咳嗽或用力时出现肿块,肿块多呈带蒂柄的梨形,可降至阴囊或大阴唇。如患者平卧休息或用手将肿块推送向腹腔回纳而消失。②难复性斜疝:除胀痛稍重外,主要.特点是疝块不能完全回纳。滑动性斜疝多见于右侧腹股沟区,除了疝块不能完全回纳外,尚有消化不良和便秘等症状。③嵌顿性疝:多发生于斜疝,其主要原因是强体力劳动或用力排便等腹内压骤增。表现为疝块突然增大,伴有明显疼痛,平卧或用手推送不能使之回纳。肿块紧张发硬,且有明显触痛。嵌顿内容物若为肠祥,不但局部疼痛明显,还可伴有腹部绞痛、恶心、呕吐、腹胀、停止排便排气等机械性肠梗阻的临床表现;若为大网膜,局部疼痛常较轻微。疝一旦嵌顿,自行回纳的机会较少;多数患者的症状逐步加重。若不及时处理,可发展成绞窄性疝。④绞窄性疝:临床症状多较严重,绞窄时间较长者,因疝内容物发生感染,侵及周围组织,会引起疝块局部软组织的急性炎症和腹膜炎表现,严重者可发生脓毒症。但在肠祥坏死穿孔时,疼痛可因疝内压力骤降而暂时有所缓解。因此,疼痛减轻但肿块仍存在者,不可当作是病情好转。

(2)腹股沟直疝:腹股沟直疝患者站立时,在腹股沟内侧端、耻骨结节外上方出现一半球形肿块,不伴有疼痛或其他症状;因疝囊颈宽大,平卧后肿块多能自行消失;直疝不进入阴囊,故极少发生嵌顿。常见于年老体弱者。

3.治疗要点

除少数特殊情况外,应尽早施行手术治疗。

(1)非手术治疗:①婴幼儿可采用棉线束带或绷带压住腹股沟管深环,防止疝块突出,并给发育中的腹肌以加强腹壁的机会。②年老体弱或伴有其他严重疾病而不能手术者,白天可在回纳疝块后,将医用疝带一端的软压垫对着疝环顶住,阻止疝块突出。

(2)手术治疗:手术方法为单纯疝囊高位结扎术和疝修补术。

(3)嵌顿性和绞窄性疝的处理原则:嵌顿时间在3~4小时内,局部压痛不明显,也无腹部压痛或腹肌紧张等腹膜刺激征者可试用手法复位;手法复位后,必须严密观察腹部体征,一旦出现腹膜炎或肠梗阻的表现,应尽早手术探查。除上述情况外,嵌顿性疝原则上需要紧急手术治疗,以防疝内容物坏死,并解除伴发的肠梗阻。绞窄性疝的内容物已坏死,更需手术治疗。

(二)股疝

1.概念

股疝为疝囊通过股环、经股管向股部卵圆窝突出形成的疝,多见于 40 岁以上妇女。妊娠是腹内压增高引起股疝的主要原因。故股疝最易嵌顿,在腹外疝中,股疝嵌顿者最多。

2.临床表现

疝块往往不大、多在腹股沟韧带下方卵圆窝处有一半球形的突起。平卧回纳内容物后,疝块可消失或不完全消失。易复性股疝的症状较轻,常不为患者所注意,尤其在肥胖者更易疏忽。若发生股疝嵌顿,除引起局部明显疼痛外,常伴有较明显的急性机械性肠梗阻症状,严重者甚至可以掩盖股疝的局部症状。

3.治疗要点

股疝容易嵌顿,一旦嵌顿可迅速发展为绞窄性。因此,一旦确定为股疝,应及时手术治疗。嵌顿性或绞窄性股疝应进行紧急手术。

(三)脐疝

1.概念

脐疝是疝囊通过脐环突出形成的疝。有小儿脐疝和成人脐疝之分,以小儿脐疝多见。小儿脐疝的发病原因是脐环闭锁不全或脐部组织不够坚强,在经常啼哭和便秘等腹内压增高的情况下发生。

小儿脐疝多属易复性,表现为啼哭时疝块脱出,安静时消失,极少发生嵌顿和绞窄。成人脐疝为后天性,较少见,多数为中年经产妇女。由于疝环狭小,成人脐疝发生嵌顿或绞窄者较多。

2.治疗要点

(1)2 岁之前可采取非手术治疗,在回纳疝块后,用一大于脐环、外包纱布的硬币或小木片抵住脐环,然后用胶布或绷带加以固定以防移动。

(2)满 2 岁后,若脐环直径还大于 1～5cm,则可行手术治疗。

(3)成人脐疝应采取手术疗法。

三、护理

(一)术前护理评估

1.健康史

询问患者有无吸烟嗜好及便秘;慢性咳嗽、排尿困难、腹水等病史;有无手术、切口感染史。

2.身体状况

(1)疝块的位置、大小、质地、有无压痛、能否回纳。

(2)有无肠梗阻或肠绞窄征象。

3.心理状况

(1)患者有无因疝块反复突出影响工作和生活而担心和焦虑不安。

（2）患者对预防腹内压升高的有关知识的掌握程度。

（二）术后护理评估

1.手术情况

评估麻醉方式、手术类型和术中情况。

2.康复情况

局部切口的愈合情况，有无并发症的发生等。

（三）术前护理措施

减轻患者对手术的恐惧心理，消除致腹内压升高的因素。离床活动时使用疝带压住疝环口，避免腹腔内容物脱出而造成疝嵌顿，观察有无嵌顿疝的发生。术前晚灌肠，清除肠内积粪，防止术后腹胀及排便困难。常规术前护理，送患者进手术室前，嘱其排空尿或留置尿管，以防术中误伤膀胱。

（四）术后护理措施

1.病情观察

密切监测患者生命体征的变化。观察伤口渗血情况，及时更换浸湿的敷料，估计并记录出血量。

2.体位

取平卧位，膝下垫一软枕，使髋关节微屈，以松弛腹股沟切口的张力和减少腹腔内压力，利于切口愈合和减轻切口疼痛。

3.饮食与活动

患者一般于术后 6～12 小时若无恶心、呕吐，可进水及流食，次日可进半流食、软食或普食。传统的疝修补术后早期避免下床活动，采用无张力疝修补术的患者可以早期离床活动。

4.预防阴囊水肿

由于阴囊比较松弛、位置较低，渗血、渗液易积聚于阴囊。为避免阴囊内积血、积液和促进淋巴回流，术后可用丁字带将阴囊托起，并密切观察阴囊肿胀情况。

5.预防切口感染

切口感染是疝复发的主要原因之一。

四、健康指导

（一）活动

出院后逐渐增加活动量，3 个月内应避免重体力劳动或提举重物。

（二）避免腹内压升高的因素

需注意保暖，防止受凉引起咳嗽；指导患者在咳嗽时用手掌按压切口部位，以免缝线撕脱。保持排便通畅，便秘者给予通便药物，嘱患者避免用力排便。

（三）复诊和随诊

定期门诊复查。若疝复发，应及早诊治。

第十节 皮 质 醇 症

一、概述

皮质醇症亦称库欣综合征,是由肾上腺皮质增生或肿瘤致糖皮质激素分泌过多所致的综合征。皮质醇增多症是最常见的肾上腺皮质疾病,发生于任何年龄,小至婴儿,大至 70 岁以上,但以青壮年最为多见,女性比男性多见。

二、病因与病理

凡是能引起促肾上腺皮质激素(ACTH)分泌增加或皮质醇分泌均会引起皮质醇症。主要原因有两类:

(一)ACTH 依赖性皮质醇症

垂体腺瘤或微腺瘤分泌大量 ACTH(约占 70％),即库欣病。

(二)非 ACTH 依赖性皮质醇症

肾上腺皮质腺瘤、腺癌肾上腺皮质增生、自主分泌大量皮质醇(约占 15％),而肿瘤以外的肾上腺皮质萎缩。

三、临床表现

(一)向心性肥胖

由于皮质醇使脂肪的动员和合成都得到促进,致使脂肪分布不正常,出现满月脸、水牛背、腹部凸出下坠,躯干明显肥胖。

(二)皮肤菲薄

由于皮质醇促进蛋白质分解,抑制蛋白质合成,出现蛋白质过度消耗现象。因皮肤弹力纤维脆弱断裂,可通过极薄的皮肤透见多血管的皮下组织而显出紫色条纹。多分布于腹部、臀部和股部等。

(三)四肢无力及肌肉萎缩

由于皮质醇抑制肌肉对氨基酸的摄入所致。

(四)高血压

多数患者出现程度不等高血压,其与皮质醇降低肾脏远曲小管对水的通透性,水钠潴留有关。此外,血浆中肾素浓度增高,导致血管紧张素Ⅱ分泌增加,也可引起高血压。治疗后血压下降,大部分可恢复正常。

(五)电解质紊乱

大量皮质醇有贮钠、排钾作用,导致高血钠、低血钾。高血钠可致患者轻度水肿,低血钾导致患者乏力加重。

(六)性腺功能紊乱

痤疮、多毛、女性月经失调和男性化、性功能减退。

(七)腰背痛等骨质疏松表现

易发生病理性骨折。

（八）精神异常

失眠，易激动。

（九）糖代谢紊乱

可出现糖尿病或糖耐量降低，原因是皮质醇抑制糖利用，促进肝糖异生，拮抗胰岛素的作用。

（十）免疫力低

易发生感染及消化性溃疡。

四、辅助检查

（一）实验室检查

包括血、尿皮质醇及其代谢产物的测定，地塞米松抑制试验，胰岛素诱发低血糖试验，血ACTH 及其相关肽测定，美替拉酮（甲吡酮）试验，促皮质素释放激素（CRH）兴奋试验等。

（二）影像学检查

CT 或 MRI 及 B 超检查。

五、治疗要点

（一）垂体性皮质醇增多症

肾上腺切除术是治疗垂体性皮质醇增多症的经典方法，现一般采用后腹腔镜下肾上腺切除术，垂体放射治疗是一种垂体性皮质醇增多症的辅助治疗。

（二）药物治疗

药物治疗只是一种辅助治疗，用于手术前准备，或其治疗效果不佳时。有两类药物，一类是皮质醇生物合成的抑制药，另一类直接作用于下丘脑－垂体水平。

（三）肾上腺肿瘤

（1）肾上腺腺瘤的治疗是皮质醇增多症中最容易的，只需将腺瘤摘除即可。为避免肾上腺皮质危象，手术开始，应静脉滴注氢化可的松，术后逐渐减量。

（2）肾上腺皮质癌也以手术治疗为主。

（四）异位 ACTH 综合征

手术治疗是其首选方法。

六、护理评估

（一）术前评估

评估患者的健康史、身体状况、辅助检查及心理和社会支持情况。

（二）术后评估

评估患者的康复状况、重要脏器功能状态、心理和认知状况以及预后。

七、护理诊断

1.自身形象紊乱

与皮质醇症引起身体外观改变有关。

2.体液过多

与皮质醇增多引起的水钠潴留有关。

3.有感染的危险

与皮质醇增多导致机体免疫力下降有关。

4.有受伤的危险

与代谢异常引起的钙吸收障碍,导致骨质疏松有关。

5.活动无耐力

与蛋白质代谢障碍引起的肌肉萎缩有关。

6.无效性生活型态

与体内激素水平变化有关。

7.潜在并发症

心力衰竭、脑卒中、类固醇性糖尿病。

8.焦虑

与 ACTH 增加引起患者情绪不稳定、烦躁有关。

9.有皮肤完整性受损的危险

与皮肤干燥、菲薄、水肿有关。

八、护理措施

(一)术前护理

1.病情观察

定时测血压、心率,遵医嘱及时给予降血压药物;观察有无糖尿病症状、皮肤疖肿及周期性肌无力、低钙性抽搐;记录 24 小时液体出入量。

2.心理护理

向患者耐心解释病因及检查的目的、手术治疗的必要性、以消除其焦虑心情,避免因过度激动和悲伤而诱发和加重病情。

3.饮食护理

给予低盐、高蛋白饮食,多食钾、钙含量高的食物;合并糖尿病者给予糖尿病饮食;因患者基础代谢率高,应鼓励患者多饮水。

4.预防意外发生

防止跌倒、碰撞、剧烈活动,加强保护措施。

5.预防感染

防止着凉,避免感冒;保持室内及床铺清洁,注意患者皮肤卫生;术前 1 天遵医嘱给予静脉应用抗生素。

(二)术后护理措施

1.严密观察病情

术后 72 小时内严密观察患者的生命体征;准确记录 24 小时液体出入量,根据中心静脉压(CVP)调节输液量及输液速度,防止脑水肿、肺水肿、左心衰竭等并发症的发生。

2.体位

术后患者血压平稳后可取半卧位,以利引流和呼吸。

3.饮食

术后按常规给予禁食,肛门排气后,开始进食易消化、富含维生素和营养均衡的食物。

4.切口及引流管护理

观察切口的渗出情况,保持敷料清洁干燥;妥善固定好引流管,定时挤压,保持引流通畅。

5.并发症的预防

手术切除分泌激素的肿瘤或增生腺体后,体内糖皮质激素水平骤降,患者可出现心率增快、恶心、呕吐、腹痛、腹泻、周身酸痛、血压下降、疲倦等现象,甚至出现肾上腺危象。术后应该严密观察,遵医嘱按时口服或者静脉滴注激素,并根据病情逐渐减量;预防感染。

6.心理护理

术后继续给予患者及家属心理上的支持,多关心和体贴患者,病情允许下鼓励其床上活动,增强信心,加快康复。

九、健康指导

(一)心理指导

皮质醇增多症由于内分泌作用而引起多系统改变,应稳定患者情绪,长期配合治疗,才能逐渐恢复正常。

(二)自我护理指导

患者学会自我护理,防止外伤、注意个人卫生、预防感染。

(三)用药指导

指导患者遵医嘱坚持服药,在肾上腺功能逐渐恢复的基础上,逐渐减量,切勿自行加减药量;术后遵医嘱根据血压使用扩血管药物调整血压。

(四)定期复查

指导患者遵医嘱定期复查,不适随诊。

第十一节 原发性醛固酮增多症

一、概念

原发性醛固酮增多症(PA)简称原醛症,是由于肾上腺皮质肿瘤或增生,是以体内醛固酮分泌增加和引起肾素分泌被抑制的综合征。醛固酮分泌是自主性或部分自主性的。临床上以高血压、低血钾、低肾素为特征,本病高发年龄为 30~50 岁,女性较男性多见,占原发性高血压患者总数的 0.05%~2%。

二、病因病理

以肾上腺皮质球状带腺瘤最常见,其次为特发性双侧肾上腺皮质增生。肾上腺皮质腺癌和原友性肾上腺皮质增生较少见。病理生理特点是由醛固酮增多所致的轻度血钠升高和血容量增加、低血钾和轻度碱中毒。

三、临床表现

（1）高血压是原发性醛固酮增多症的主要临床表现。其原因是醛固酮分泌过多使肾脏对钠的重吸收作用加强，水钠潴留使血容量增加，血压增高，出现高血压的一系列症状。

（2）低血钾也是原发性醛固酮增多症的主要临床表现。尿中钾丢失增加所致。

（3）碱中毒，由于尿中 H^+ 丢失增加所致。

（4）神经肌肉功能障碍，出现肌无力甚至周期性瘫痪。由于血钾低导致其肌肉活动神经兴奋性降低所致。

（5）多尿、夜尿和烦渴，由于低血钾使肾小管上皮细胞水肿，浓缩功能减退所致。

四、辅助检查

（一）实验室检查

一般通过血浆肾素、醛固酮水平测定和I血浆醛固酮/肾素比值测定，低钠试验，高钠试验，螺内酯试验等可确定原醛症的诊断。

（二）B超

肾上腺 B 超。

（三）CT、MRI 检查

可准确测定肾上腺大小，腺瘤的大小对分型的定位起重要作用，腺瘤多为单侧病变，特醛症多为双侧病变，准确率可高达 90%。

五、治疗要点

（一）手术治疗

醛固酮瘤手术切除可治愈；原发性肾上腺皮质增生，做一侧肾上腺次全切除或完全切除，疗效满意；特发性肾上腺皮质增生，手术疗效不佳，可选用药物治疗或行一侧肾上腺切除或次全切除；肾上腺皮质腺癌及异位分泌醛固酮的肿瘤，需做肿瘤根治性手术。

（二）药物治疗

适用于手术前准备、特发性肾上腺皮质增生、不能手术或手术失败的醛固酮瘤或癌、糖皮质激素可抑制性的原醛症。

六、护理评估

（一）术前评估

术前要评估患者的健康史、身体状况、辅助检查及心理和社会支持情况。

（二）术后评估

术后要评估患者的康复状况、重要脏器功能状态、心理和认知状况以及预后判断。

七、护理诊断

1.体液过多

与肾上腺皮质球状带分泌的盐皮质激素醛固酮过量引起的水钠潴留有关。

2.体液不足

与手术后激素突然减少引起的血管扩张、水电解质平衡紊乱有关。

3.有受伤的危险

与醛固酮保钠排钾、低钾性肌麻痹引起软瘫有关。

4.焦虑

与长期高血压和担心疾病预后有关。

5.知识缺乏

与不了解疾病的相关知识有关。

八、护理措施

（一）术前护理措施

（1）观察血压变化及高血压症状，根据病情随时监测或每天2次测量血压，按时给予降压药并密切观察效果及不良反应。

（2）观察低血钾症状，低血钾时因出现心动过速、期前收缩，易发生心脏骤停。应随时注意观察心率、心律的变化。静脉补钾时应严格控制补钾总量、速度、浓度及注意尿量的情况，并随时检测患者血钾的变化。

（3）观察神经肌肉障碍情况，限制患者活动范围，切忌剧烈运动，防止跌倒，必要时给予适当的保护措施。

（4）应给予低钠高钾饮食，每天限制钠的摄入量为20mmol、钾为270mmol。

（二）术后护理措施

（1）严密观察患者的生命体征。

（2）观察患者有无肾上腺皮质功能不全的表现。应遵医嘱及时应用肾上腺皮质激素，并观察效果。

（3）维持水电解质平衡，手术后钾及钙离子紊乱，需要经过一段时间的调整才能逐渐恢复正常，须继续按术前低钾、低钙情况进行护理，以免发生意外。

（4）做好引流管护理，准确记录24小时出入量。

（5）预防肺部并发症，定时为患者翻身、叩背，协助排痰，避免肺部感染及肺不张发生。

九、健康指导

（一）自我护理

注意个人卫生，适当锻炼，饮食结构要合理。

（二）按医嘱服药

若术后血压未降至正常水平，需继续遵医嘱服用降压药。

（三）定期复查

定期复查B超、血醛固酮，以观察其变化情况。

第十二节 儿茶酚胺症

一、概述

儿茶酚胺症是肾上腺嗜铬细胞瘤、肾上腺外异位嗜铬细胞瘤和肾上腺髓质增生的总称。以20～50岁多见，男性略多于女性。其特点是肿瘤或肾上腺髓质的嗜铬细胞分泌胺，引起以高血压和高代谢、高血糖为主要表现的疾病。

二、病因与病理

嗜铬细胞瘤大多数发生在肾上腺髓质,约 10％发生在肾上腺外交感神经系统的嗜铬组织,以腹膜后多见。良性肿瘤占 90％以上,发生浸润和转移时可诊断为恶性嗜铬细胞瘤。嗜铬细胞瘤一般分泌大量去甲肾上腺素和少量肾上腺素。

三、临床表现

(一)高血压

表现为阵发性高血压和持续性高血压或持续性高血压阵发性发作。①阵发性高血压发作可由突然的体位变化、取重物、咳嗽、情绪波动等因素诱发,表现为剧烈头痛、面色苍白或潮红、四肢发冷、恶心、呕吐、大量出汗、心悸、气急、视物模糊等。严重者可因心力衰竭、肺水肿、脑出血而死亡。②持续性高血压阵发性发作时,由于血管高度收缩,血压极度升高,甚至用一般血压计不能测得。平时不表现出高血压的儿茶酚胺症,在外伤、妊娠,分娩、麻醉、手术等时血压突然升高,若处理不当,可引起死亡。

(二)代谢紊乱

大量儿茶酚胺分泌可引起多种代谢紊乱。由于基础代谢增高,肝糖原分解加速和胰岛素分泌受抑制,可出现高血糖、糖尿和糖耐量异常;由于脂肪代谢加速,血中游离脂肪酸和胆固醇浓度增高;少数患者还可能有低血钾表现。

四、辅助检查

(一)实验室检查

高血压期血儿茶酚胺水平明显升高、24 小时尿儿茶酚胺及其代谢产物香草扁桃酸(VMA)升高,可诊断为儿茶酚胺症。临床可疑、但儿茶酚胺不增高的高血压者,可用酚妥拉明或可乐定做抑制试验;血压正常者,则用胰高糖素做激发试验。

(二)影像学检查

B 超和 CT 检查可发现嗜铬细胞瘤或肾上腺体积增大。MRI 检查多用于鉴别诊断。放射性核素[131]I-间碘苄胍肾上腺髓质显像敏感性和特异性均较高,特别是对多发、异位或转移的嗜铬细胞瘤和髓质增生诊断意义更大。腔静脉分段采血测儿茶酚胺对体积较小的肿瘤及肾上腺外嗜铬细胞瘤的定位诊断有意义。

五、治疗要点

手术治疗:开放手术或腹腔镜下切除肿瘤或增生的肾上腺可获得良好疗效。肾上腺嗜铬细胞瘤和肾上腺髓质增生均可采用经腹腔镜肿瘤或肾上腺切除。单侧的肾。上腺嗜铬细胞瘤可行肿瘤侧肾上腺切除术;双侧肾上腺嗜铬细胞瘤,可行双侧肾上腺肿瘤剜除术,或一侧肾上腺全切术,另一侧肿瘤较小的做次全切除术;肾上腺外的嗜铬细胞瘤可根据其生长的部位行探查和摘除术。肾上腺髓质增生属双侧性病变,主张行双侧肾,上腺手术。

六、护理评估

(一)一般情况

年龄、性别、文化程度、睡眠、饮食、生活习惯等。

(二)现在健康状态

高血压表现为持续性还是阵发性,发作时的症状、程度、持续时间、有关诱发因素;目前饮食、排便、睡眠、自理等情况。

(三)既往健康状况

包括既往患病史、手术创伤史和药敏史。

(四)心理状况

心理状况包括对疾病的认识和态度、行为和情绪的变化、患者的人格类型、应对能力等。由于高血压是嗜铬细胞瘤的重要表现,患者的焦虑紧张程度多随血压的高低变化、持续血压增高会给患者心理造成很大的压力。

(五)社会情况

包括职业和工作情况、经济状况、家庭或对患者的态度和对疾病的了解、医疗费用等。

七、护理诊断

1.活动无耐力

与严重高血压有关。

2.体液不足

与手术后激素突然减少引起的血管扩张、水电解质平衡紊乱有关。

3.焦虑

与担心高血压症状及疾病预后有关。

4.潜在并发症

出血、腹胀、感染与手术有关。

5.知识缺乏

与不了解疾病的相关知识有关。

八、护理措施

(一)术前护理

(1)向患者讲解疾病有关知识、检查的目的、手术治疗的必要性,以消除焦虑情绪,避免因过度激动和悲观而诱发或加重病情。

(2)患者基础代谢高,出汗多、消耗大,鼓励患者多饮水,饮食给予营养丰富、高热量、高脂肪、高蛋白、低盐、高钾、高钙饮食,合并糖尿病者给予糖尿病饮食,以控制血糖。

(3)观察血压的变化,每天测量 2 次,发作时随时测量。嗜铬细胞瘤的患者可随时出现发作性高血压。因此,应限制患者活动的范围,加强保护措施,防止跌倒。针对诱因,采取措施减少高血压的发作,并随时做好发作时的抢救工作。

(4)控制血压,可用受体阻断药酚苄明,也可使用哌唑嗪或钙离子通道阻滞药等药物控制血压。用药前后均应注意观察血压的变化及用药后的反应。儿茶酚胺症的患者周围血管长期处于收缩状态,血容量低,切除肿瘤或增生腺体后可引起血压急剧下降,术中、术后易出现难以纠正的低血容量性休克,甚至危及生命。因此,术前使用酚苄明,控制血压正常;者接近正常 2~4 周,病情稳定方可手术。

(5)观察心律的变化,如心率快、心律不齐可用 β 受体阻断药等药物,用药后观察心率、心律的变化及用药后的反应。

(6)禁用阿托品类药物,以防血压变化。

(7)如有低血钾,遵医嘱补充钾离子。

(8)术前1天补液扩容。

(9)遵医嘱严格选用麻醉前用药,阿托品易导致心率加快、心律失常,应禁用。

(二)术中护理措施

(1)麻醉开始前,须保证至少2条静脉通道畅通,用以输血和补充晶体溶液,以扩张血管内容量。术中根据中心静脉压调整输液、输血速度。

(2)麻醉诱导开始及手术过程中,须将血压控制在160/100mmHg,血压过高时,遵医嘱用硝普钠或酚妥拉明降压,心律不齐或心动过速,用β受体阻滞药控制。

(3)肿瘤切除后体内肾上腺物质迅速减少,若发生严重低血压,须加快输液速度,并使用去甲肾上腺素提升血压,直至血容量正常,血压平稳。

(三)术后护理措施

(1)严密观察血压的变化,维持血压在低于术前20~30mmHg,以防重要脏器供血不足。血压降到正常值以下时,根据血压调节去甲肾上腺素输入的滴数,注意勿外渗。

(2)根据中心静脉压调整输液量及输液速度,准确记录24小时出入量。输液、输血速度不宜过快,保证24小时液体准确输注,以防肺水肿及左心功能不全发生。

(3)观察有无肺水肿、左心衰竭、脑水肿等并发症的发生。其原因是术前高血压状态,加重了心脏的负担;术中、术后大量输血,也使心脏负担加大,加之手术刺激很易发生上述并发症,因此,应严密观察心律、心率、呼吸、神志等情况,争取早期发现、早期治疗。

(4)观察有无肾上腺皮质功能不全的现象,常规、准确、按时给予皮质激素。

(5)术后大部分患者血压恢复正常,尚有少部分患者血压仍高,原因是高血压继发血管病变所致,所以术后还应观察有无高血压危象发生,必要时给扩血管药物调整血压。

(6)术后血压平稳后可采取半卧位以利于呼吸和引流。

九、健康指导

(1)保持平静的心情,避免兴奋和激动。

(2)避免阵发性高血压发作的诱因,学会自护,减少发作频率。

(3)多饮水,防感冒,防受凉,进高热量高营养食物。

(4)术后有一部分患者血压不能恢复正常须服用降压药物,注意观察血压变化。

(5)定期复查血压,血液及尿液儿茶酚胺。

第十三节　急性肾衰竭

一、概念

急性肾衰竭(ARF)是指某些原因造成的肾功能在短时间内急剧、进行性减退下降,代谢产物在体内潴留,水和电解质不能正常排出,发生体内酸碱平衡失调和氮质血症的肾损害而引起的临床综合征。其主要临床表现为少尿,或无尿、氮质血症和代谢性酸中毒以及后.期的多尿。

二、病因病理

急性肾衰竭是由不同致病因子作用于机体的不同部位引起,根据发生肾衰竭的原因可分为以下 3 种类型。

(一)肾前型

各种引起肾血流量减少的疾病,如休克、严重脱水、心功能不全、大出血等均可造成循环衰竭,继之影响肾血流量,最终导致肾功能损害。

(二)肾型

由于肾脏本身的疾患,引起广泛性肾损害而导致肾衰竭的均列为肾型。最常见的原因为挤压伤。

(三)肾后型

与肾前型相似,本型初期也无原发性肾损害,主要是由肾至尿道发生病变引起尿路梗阻,导致尿不能正常排出体外,最常见于双肾结石、双侧肾盂输尿管梗阻、后尿道瓣膜、外伤狭窄、肿瘤及炎症等。本型如能早期解除梗阻,肾功能容易恢复。但如梗阻时间过长,导致继发性肾损害,最终过渡到肾型则预后不佳。

三、发病机制

(1)肾小管阻塞学说:毒物、毒素等可直接损害肾小管上皮细胞,其病变均匀分带,以近端小管为主。坏死的肾小管上皮细胞及脱落上皮细胞和微绒毛碎屑、细胞管型或血红蛋白、肌红蛋白等阻塞肾小管,导致阻塞部近端小管腔内压升高,继使肾小球囊内压力升高,当后者压力与胶体渗透压之和接近或等于肾小球毛细管内压时,遂引起肾小球滤过停止。

(2)肾血流动力学改变:肾缺血既可通过血管作用使入球微动脉细胞内钙离子增加,从而对血管收缩刺激和肾自主神经刺激敏感性增加,导致肾自主调节功能损害、血管舒缩功能紊乱和内皮损伤,也可产生炎症反应。血管内皮损伤和炎症反应均可引起血管收缩因子产生过多,而血管舒张因子,主要为氧化亚氮、前列腺素合成减少。这些变化可进一步引起血流动力学异常,包括肾血浆流量下降,肾内血流重新分布表现为肾皮质血流量减少、肾髓质充血等,这些均可引起肾小球滤过率(GFR)下降。

(3)返漏学说:指肾小管上皮损伤后坏死、脱落,肾小管壁出现缺损和剥脱区,小管管腔可与肾间质直接相通,致使小管腔中原尿液反流扩散到肾间质,引起肾间质水肿,压迫肾单位,加重肾缺血,使肾小球滤过率更降低。

(4)弥散性血管内凝血(DIC)、败血症、严重感染、流行性出血热、休克、产后出血、胰腺炎和烧伤等原因引起急性肾小管坏死(ATN),常有弥漫性微血管损害。

四、临床表现

(一)少尿或无尿期

一般为 7～14 天,是病理的主要阶段,少尿期越长,病情越严重。

1.水电解质和酸碱平衡失调

(1)水中毒:体内水分大量积蓄所致,若不加限制摄入,病情恶化。

(2)高钾血症:是急性肾衰竭最重要的电解质失调,死亡的主要原因。

(3)高镁血症:与高钾血症平行出现,可引起神经肌肉传导障碍。

(4)高磷血症和低钙血症:常同时出现,低钙会加重高钾对心肌的损害。

(5)低钠血症:主要为稀释性低钠。

(6)低氯血症。

(7)酸中毒:是 ARF 主要的病理生理改变之一,主要是由于酸代谢产物不能排出所致。

2.代谢产物积聚

大量含氮物质不能排泄,血中非蛋白氮、尿素氮和肌酐快速升高,形成氮质血症,血内酚、胍等毒性物质增加,形成尿毒症。

3.出血倾向

凝血因子减少、血小板质量下降、毛细血管脆性增加可致出血倾向,严重时导致 DIC。

(二)多尿期

24 小时尿量超过 400mL 时进入多尿期,一般为 14 天。初期虽尿量有所增加,但尿毒症状改善不明显。当尿量大幅增加后,可导致血钾、钠、钙、镁浓度下降和脱水,且极易发生感染。低血钾感染是此阶段最危险的因素。

(三)恢复期

多尿期之后,血肌酐及尿素氮水平逐渐下降,待尿素氮处于稳定后即进入恢复期,但要恢复正常还需要较长时期。部分患者较长时间不能恢复而转入慢性肾功能不全。

五、辅助检查

(一)血液检查

可有轻度贫血、血肌酐和尿素氮进行性上升,血肌酐每天平均增加≥44.2mmol/L,血清钾浓度升高(常>5.5mmol/L)。血 pH<7.35。碳酸氢根离子浓度多>20mmol/L。血清钠浓度正常或偏低。血钙降低,血磷升高。

(二)尿液检查

尿蛋白多为±~++,常以小分子蛋白为主。尿沉渣检查可见肾小管上皮细胞、上皮细胞管型和颗粒管型及少许红、白细胞等;尿比重降低且较固定,多在 1.015 以下,因肾小管重吸收功能损害,尿液不能浓缩所致;尿渗透浓度<350mmol/L,尿与血渗透浓度之比<1.1;尿钠含量增高,多在 20~60mmol/L,肾衰竭指数和滤过钠分数常>1。

(三)影像学检查

影像学检查包括 B 超、肾区腹部 X 线片、CT、尿路造影、放射性核素扫描等,有时常需配合膀胱镜、逆行肾盂造影或静脉肾盂造影等检查结果来判断。

(四)肾活检

是重要的诊断手段。在排除了肾前性及肾后性原因后,没有明确致病原因(肾缺血或肾毒素)的肾性 ARF 都有肾活检指征。活检结果可确定包括急性肾小球肾炎、系统性血管炎、急进性肾炎及急性过敏性间质性肾炎等肾疾病。

六、治疗要点

(一)少尿期或无尿期

(1)密切观察患者的神志、生命体征的变化。

(2)严格限制入量,准确记录出入量,包括尿液、粪便、汗液、引流液等。补液原则是"量出为入,宁少勿多"。每天补充液量＝显性失水＋隐性失水－内生水。

(3)肾功能监测。

(4)控制饮食。

(5)调整电解质平衡,纠正高血钾及酸中毒。

(6)预防感染:急性肾衰竭患者除原有感染外,可继发肺部、泌尿系感染,全身及伤口感染,感染会促进组织细胞分解,加重肾衰竭程度,故应遵医嘱合理使用抗生素,做好呼吸道护理及尿管护理。

(7)透析方法:常用的透析方法包括血液透析和腹膜透析两种。透析治疗时应注意无菌操作,患者取半卧位,鼓励患者深呼吸和咳嗽,多翻身,防止肺部并发症。

(8)血液滤过。

(二)多尿期

(1)记出入量,合理补液。

(2)密切监测血钾、血钠的浓度,防止因大量利尿造成电解质失衡。

(3)预防感染发生。此期机体抵抗力极低,一旦出现感染会加重病情,应高度重视,必要时选用合适的抗生素治疗。

(4)给予营养支持,以增加抗病能力。

(三)恢复期

此期时间较长,可能患者已离院康复,应指导患者饮食治疗,摄入易于消化和吸收的高蛋白饮食,避免与各种危害肾脏的物质接触,特别提醒患者防止疲劳和定期复查。

七、护理评估

(一)病史

水肿、部位、程度、性质及伴随症状,既往治疗情况及效果。

(二)身体评估

生命体征、体重、腹部移动性浊音等。

(三)实验室检查

24 小时尿蛋白定量、血浆清蛋白、肾功能。

(四)心理-社会状况

因起病急,病情危重,会使患者产生对于死亡和失去工作的恐惧,昂贵的医疗费用又会进一步加重患者及家属的心理负担,产生抑郁和悲观,甚至绝望的心理。

八、护理诊断

1.营养失调——低于机体需要量

与患者食欲低下,限制饮食,原发疾病等因素有关。

2.有感染的危险

与机体抵抗力下降,限制蛋白饮食,透析等有关。

3.体液过多

与肾小球滤过功能受损有关。

4.潜在并发症

高血压、心力衰竭、心律失常、心包炎等。

5.恐惧忧虑

与肾功能急剧变化、病情重、担心疾病预后等有关。

6.知识缺乏

缺乏急性肾衰竭发生、发展及预后的相关知识。

九、护理措施

(一)基础护理

1.环境

病室应定时开窗通风、保持空气新鲜、安静,温度、湿度适宜。尽量将患者安置在单人房间,做好病室的消毒,做好保护性隔离,预防感染和感冒。

2.休息与睡眠

患者绝对卧床休息,可减少代谢产物的形成。注意保暖,及时更换衣服,保持皮肤清洁、干燥。

3.饮食护理

急性肾衰竭早期给补充热量以糖为主,蛋白质给予高生物效价的优质蛋白,早期限制在 $0.5g/(kg \cdot d)$,并适量补充必需氨基酸,限制钾、钠、镁、磷的摄入。

4.心理护理

本病起病较急、症状多,因此思想负担大,注意做好保护性医疗,以鼓励为主,安慰患者,解除其顾虑和恐惧心理。

(二)疾病护理

1.观察病情

密切观察患者的神志、生命体征、脑水肿情况,尿量、尿常规、肾功能。应准确记录出入量。掌握水、电解质平衡。

2.用药护理

正确遵医嘱使用药物,尤其是利尿剂,并观察治疗效果及不良反应。严格控制输液速度,有条件监测中心静脉压。

3.皮肤、口腔护理

卧床者定时翻身叩背,防止压疮和肺部感染的发生。由于患者病情较重、卧床时间较长,协助做好口腔护理,保持口腔清洁、舒适。养成良好习惯,餐前、餐后漱口,防止压疮和口腔感染。

十、健康指导

(一)环境

指导患者做好保护性隔离,预防感染和感冒。

(二)饮食指导

指导少尿期应严格控制水、钠的摄入量,保证机体代谢需要;恢复期要营养,供给高热量、高维生素、优质低蛋白饮食,并适当锻炼。

(三)避免诱因

注意劳逸结合,坚持体育运动,增强机体的抵抗力。

(四)心理疏导

应保持精神愉悦,乐观开朗。

(五)日常活动

指导患者饮食有节,讲究卫生,做好口腔护理,保持皮肤清洁,避免外邪侵袭。

(六)定期门诊随访

指导患者遵医嘱用药,定期复查,发现疲倦、嗜睡、呼吸异常等,及时就诊。

第十四节　肾移植

一、概述

肾移植是治疗终末期肾疾病最主要的手段,术后大部分患者能够恢复正常的工作和生活能力,可以提高终末期肾病患者的生活质量。肾移植手术基本采用异位移植,以髂窝内移植多见,将供肾动脉与髂内(或髂外)动脉吻合,供肾静脉与髂内静脉吻合,供肾输尿管与膀胱吻合。

二、治疗要点

首先做好受者与供者的选择和评估及术前的各项准备,术中及术后要严格无菌操作,采用保护性隔离(保护性隔离是保护患者避免感染的有效方法),应用抗生素、免疫抑制药及全身的营养支持,防治术后并发症。

三、护理评估

(一)健康史

了解患者疾病发生、发展及治疗经过,有无其他慢性疾患。

(二)身体状况

1.症状和体征

评估患者的生命体征,注意有无高血压、水肿、贫血及营养不良等情况;了解患者肾区疼痛的性质、范围、程度及有无压痛等。注意评估患者有无其他部位感染病灶。

2.辅助检查

了解术前常规及特殊检查结果,如各脏器功能、凝血机制、血型、HLA 配型等。

(三)心理-社会支持状况

1.心理状态

肾移植患者在手术前存在慢性病、手术患者的心理特征,包括抑郁、悲观、消极、意志力下降等。应通过术前评估提供有效的心理护理。

2.认知程度

患者对肾移植相关知识的了解程度及是否愿意接受亲属肾或尸体肾,对手术的期望程度。只有患者充分理解并愿意接受肾移植时,才能积极配合医护人员的治疗和护理。

3.社会支持系统

家属对肾移植的风险、术后并发症的认知程度及心理承受能力;家属及社会支持系统对肾移植所需的昂贵费用的承受能力。

四、护理措施

(一)术前护理措施

(1)心理护理:术前应向患者及家属介绍肾移植的基本知识,以减少对手术的不安和恐惧,术前保持良好的情绪,对术后可能出现的不良反应或并发症有充分的思想准备。

(2)协助患者做好术前检查。

(3)加强营养:根据病情给予低钠、低蛋白饮食,但需保证热量供给。行血液透析者,可根据其血尿素氮水平,补充蛋白质和必需氨基酸。

(4)观察高血压症状,遵医嘱给予降压药物,并观察药物疗效。

(5)保护性隔离准备:病房地面、物品、空气消毒并准备隔离衣、帽子、口罩、手套、鞋子等物品。

(6)做好术前的各项准备。

(二)术后护理措施

1.一般护理

①患者最好安置在空气层流病室,采取严格的消毒隔离措施,预防感染。②监测生命体征:及早发现感染及排斥反应。③卧位:患者取平卧位,肾移植侧下肢屈曲 $15°\sim25°$,以减少切口疼痛和血管吻合口张力。

2.尿液的观察和护理

①尿色及质的观察:监测有无血尿、蛋白尿。术后 $3\sim5$ 天常有一定程度的血尿,属正常现象。如尿色深并伴有血块或新鲜出血,应密切观察患者的全身状况。②多尿的观察和护理:部分患者移植术后 24 小时尿量可达 $5000\sim10000mL$ 以上,此期间应密切注意尿量,根据尿量控制补液量,做到"量出为入",以维持机体水、电解质平衡。③少尿的观察和护理:移植术后尿量小于 $30mL/h$,要密切观察患者的血压、脉搏,首先应排除血容量不足,如果在短时间内增加输液量,尿量略增,则为血容量不足;如尿量不增多,则应警惕发生肾后性梗阻、尿外渗、移植肾血管栓塞、急性肾小管坏死,急性排斥反应等情况。

3.各种导管的护理

经常检查各导管是否通畅,保持引流管的正确位置,保持负压吸引管处于负压状态,以利于液体引出。

4.饮食护理

术后肠蠕动恢复、排气后，可进流质饮食，并逐渐改为半流食、普食。其饮食应是高热量、低蛋白、各种维生素、低脂肪、低盐饮食。

5.保持排便通畅

术后3天未排便者应给予少量缓泻药，以防因粪便干结增加腹压，而造成移植肾血管破裂的严重后果。

6.排异反应的观察及处理原则

密切观察患者是否有排异反应的迹象，并鉴定是超急、急性或慢性排异反应。排异反应表现：①体温突然升高；②移植肾区自觉胀痛；③尿量显著减少，体重增加；④血压升高；⑤B超发现移植肾明显肿大。对上述任何一项症状，都要及时报告医师，及时处理。

(三)并发症的预防及护理措施

1.感染

感染是肾移植术后最常见的并发症，也是造成患者死亡的主要原因。主要是因为患者接受大量免疫抑制药治疗，使机体对各种病菌的抵抗能力大大降低，极易引起感染。

特别是肺部感染发生率最高。

2.出血或血肿

出血或血肿是肾移植早期最常见的并发症之一，出血部位常为皮下及肌层、血管吻合口、输尿管断端，多发生在术后1～2天内。表现为伤口渗血，引流管持续大量引流出鲜红血液，严重时出现移植肾区突然肿大及胀痛，继而血压下降，甚至休克。因此，手术后患者应平卧1周，并严密监测引流的颜色、性状、量及生命体征的变化。

3.消化道出血

多发生在急性排斥反应、用大量激素冲击治疗后。为防止消化道应激性溃疡出血，移植术后必须应用保护胃黏膜及抗酸类药物。

4.尿瘘

表现为肾移植术后，患者尿量减少，腹壁伤口有尿液外渗，一旦出现尿瘘，做负压吸引，保持伤口敷料干燥；留置导尿，保持导尿管通畅。尿瘘一般能自行愈合，如不愈合，则手术处理。

五、健康指导

(一)合理活动

①合理安排休息时间，根据身体情况选择适当的活动方式，注意保护移植肾不被硬物挤压或碰撞。②保持心情愉悦，避免不良情绪刺激，采取适当方式宣泄抑郁情绪，保持心理平衡。

(二)自我监测

①指导患者自我监测体温、血压、尿量、体重等。每天监测体温并记录，每天测晨起空腹体重并记录，监测24小时尿量并记录。②指导患者自我检查移植肾区，移植肾是否有压痛及肿胀等。

(三)预防感染

①避免交叉感染，不到人多嘈杂的环境，外出时戴口罩，居室内保持通风。②注意保暖，预防感冒，注意个人卫生，勤更换内衣，保持被褥干燥清洁。③注意饮食卫生：不到饮食卫生不合

格的餐厅就餐,不吃生、冷等不洁食物。

(四)正确服药

严格遵医嘱服用免疫抑制药,不自行增减药物。

(五)饮食指导

不食可使免疫力发生变化的食物及补品,如人参、灵芝等。

(六)定期复查

出院后第 1 个月每周 1 次;出院后第 2 个月每 2 周 1 次;出院后半年每月 1 次。若有病情变化,及时就诊。

(七)加强患者配偶的健康教育

适时恢复性生活,在对配偶实施同步健康教育的研究中发现,对于肾移植患者的配偶同步实施健康教育后,患者的躯体功能、角色功能、情绪功能、社会功能等明显改善,这对于改善患者的性功能、婚姻及生活质量均有重要意义。

第十五节 股骨颈骨折

一、概念

股骨颈骨折是指由股骨头下至股骨颈基底部之间的骨折。多发生于老年人,女性多见,认为与骨质疏松导致的骨质量下降有关。因股骨颈骨折导致股骨头、颈血供受影响,容易发生骨折不愈合(15%)和股骨头缺血性坏死(20%～30%)。

二、病因

间接暴力是引起股骨颈骨折的主要原因,多数情况是走路滑倒时,身体发生扭转,力量传到股骨颈发生骨折。老年人由于骨质疏松,暴力不一定很大即可引起骨折。而青年人多在受到较大暴力时才发生骨折。股骨颈骨折后易引起血运障碍,发生股骨头坏死或骨折不愈合。

三、分类

(一)按骨折线的部位分

①头下型骨折;②经颈型骨折;③基底型骨折。

(二)按骨折线角度大小分

①内收型骨折:远端骨折与两髂嵴连线所形成的角度>50°,骨折端不稳定;②外展型骨折:远端骨折与两髂嵴连线所形成的角度<30°,骨折端较稳定。

(三)按骨折移位程度分

①不完全骨折;②完全骨折、无移位;③部分移位的完全骨折;④完全移位的完全骨折。

四、临床表现

(一)疼痛

老年人跌倒后诉髋部疼痛,不敢站立和走路,应想到股骨颈骨折的可能。髋部除有自发疼痛外,移动患肢时疼痛更为明显。叩击足跟部或大粗隆部时髋部疼痛,在腹股沟韧带中点下方常有压痛。

(二)畸形

患肢多有轻度屈髋屈膝及 45°~60°外旋畸形。

(三)肿胀

骨折后出血不多,又有关节囊和丰厚肌群的包围,外观上不易看到肿胀。

(四)功能障碍

移位骨折患者在伤后就不能站立或行走,但嵌插骨折的患者,在伤后仍能行走或骑自行车。易造成漏诊,使无移位的稳定骨折变成移位的不稳定骨折。

(五)患肢短缩

在移位骨折,远端受肌群牵引而向上移位,因而患肢变短。

五、辅助检查

(一)X 线检查

正侧位片检查,可显示骨折和移位情况。

(二)CT 检查

有的骨折只摄 X 线片是不够的,需要 CT 检查以更准确地了解骨折移位情况。

(三)MRI 检查

脊椎骨折合并脊髓损伤的患者要用 MRI 检查,可更明确骨折类型和损伤的程度。

六、治疗

(一)持续皮牵引

适应证是无明显移位外展型骨折或嵌入骨折。

(二)骨牵引

(三)手术治疗

优点在于手术后可早。期活动,预防老年人长期卧床的并发症。

常见手术:①经皮或切开加压螺纹钉固定;②人工股骨头置换或全髋关节置换术。

七、护理评估

了解患者受伤的原因.部位和时间,受伤时的体位和环境,外力作用的方式、方向与性质,伤后患者功能障碍及伤情发展情况、急救处理经过等。评估患者全身情况,有无其他合并损伤及威胁生命的并发症,如有无头部、胸部、腹部及泌尿系统的损伤。观察患者有无脉搏加快、脉弱、皮肤湿冷、呼吸浅快、血压下降、尿少、意识障碍等低血容量性休克的症状。检查局部骨折部位有无出血、肿胀、触痛或被动伸指疼痛、畸形、内旋或外旋、肢体短缩等;伤肢的活动及关节活动范围,有无异常活动、骨擦音、活动障碍等;开放性损伤的范围、程度和污染情况,破损处是否与骨折处相通;末梢感觉和循环情况,如骨折远端肢体的皮温、有无感觉异常、毛细血管再充盈时间、有无脉搏减弱或消失等。老年患者评估相关内科疾病。

八、护理诊断

1.有体液不足的危险

与创伤后出血有关。

2.疼痛

与损伤、牵引有关。

3.有周围组织灌注异常的危险

与神经血管损伤有关。

4.有感染的危险

与损伤有关。

5.躯体移动障碍

与骨折脱位、制动、固定有关。

6.潜在并发症

脂肪栓塞综合征、骨筋膜室综合征、关节僵硬等。

7.知识缺乏

缺乏康复锻炼知识。

8.焦虑

与担忧骨折预后有关。

九、护理措施

(一)心理护理

老年人意外致伤,常常自责,顾虑手术效果,担忧骨折预后,易产生焦虑、恐惧心理。应给予耐心的开导,介绍骨折的特殊性及治疗方法;并给予悉心的照顾,以减轻或消除心理问题。

(二)术前护理

1.体位管理

①卧硬板床休息,患肢制动,穿"丁"字鞋保持患肢于外展、旋转中立位,防外旋;不侧卧;在两股之间放一软枕,防止患肢内收。②尽量避免搬动髋部,如若搬动,需平托髋部与肢体。③在松开皮肤牵引套检查足跟及内外踝等部位有无压疮时,均应妥善牵拉以固定肢体;复查 X 线片尽量在床旁,以防骨折移位加重。

2.加强观察

①由于创伤的刺激,可诱发或加重心脏病、高血压、糖尿病,发生脑血管意外,所以应多巡视,尤其是夜间。若患者出现头痛、头晕、四肢麻木、表情异常、健肢活动障碍、心前区疼痛、脉搏细速、血压下降等症状,及时报告医师紧急处理。②观察患肢血液循环的变化,包括患肢的颜色、温度、肿胀程度、感觉等,如发现患肢苍白、厥冷、发绀、疼痛、感觉减退及麻木,应通知医师及时处理。

(三)术后护理措施

术后予心电监护,密切观察患者意识,监测血压、脉搏、呼吸、经皮血氧饱和度,防止窒息、失血性休克、心律失常的发生。

1.引流管护理

术后保持引流管的通畅,防止扭曲、折叠和堵塞;密切观察引流液的色、质、量,每 30 分钟挤压并记录;注意观察腹股沟、髋部和股外侧有无肿胀,防止引流液积聚在创腔。

2.体位管理

术后 6 小时取仰卧位。患肢用软枕抬高 15～20cm,保持外展中立位,禁止患侧侧卧。必要时穿"丁"字鞋,防止髋关节外旋和内收。

3.患肢观察

注意术后患肢感觉运动功能,有无下肢神经损伤、感觉障碍、肢体肿胀等情况。

4.并发症护理

①切口感染。注意观察术后切口皮肤有无红、肿、热、痛等感染迹象,体温、血象、红细胞沉降率是否正常。②下肢深静脉血栓。③脱位。

十、健康指导

(一)饮食

多进食含钙质的食物,防止骨质疏松,但应控制体重增加。

(二)活动

避免增加关节负荷量,如长时间站或坐、长途旅行、跑步、爬山等。

(三)日常生活

注意不坐矮凳或软沙发,不跷"二郎腿",不盘腿,禁止蹲位,不侧身弯腰或过度前弯腰。下床方法:先移身体至健侧床边,健侧先离床并使足部着地,患肢外展屈髋<45°,由他人协助抬起上身,使患肢离床并使足部着地,再扶住助行器站立。上楼梯时,健肢先上,拐随其后或同时跟进。下楼梯时,拐先下,患肢随后,健肢最后,屈髋角度避免>90°。洗澡用淋浴不可用浴缸;如厕用坐便器不用蹲式。患者翻身两腿间应夹一个枕头,取物、下床的动作应避免内收屈髋。

(四)功能锻炼

①术后 6～8 周内屈髋不应超过 90°,且以卧、站或行走为主,坐的时间尽量缩短。可以进行直腿抬高、髋关节的伸展及外展练习、单腿平衡站立练习,直至术侧下肢能单腿站立。②患者使用助行器行走 6 周后再改为单拐或手杖辅助行走 4 周,然后逐渐弃拐行走。

(五)预防感染

关节局部出现红、肿、痛及不适,应及时复诊。

第十六节　胫骨及腓骨骨折

一、概述

胫腓骨骨折是指发生在胫骨平台以下至踝上部分的骨折,以青壮年和儿童多见。

二、病因

大多由直接暴力造成,常为开放性骨折。

三、临床表现

局部疼痛、肿胀、畸形和反常活动。开放骨折可见骨折端外露,患肢端出现缺血表现,小腿肿胀明显,张力增加,感觉消失,应考虑继发骨筋膜室综合征。

四、辅助检查

(一)X 线检查

可确诊。

(二)CT 检查

有的骨折只摄 X 线片是不够的,需要 CT 检查以更准确地了解骨折移况。

五、治疗要点

(一)手法复位外固定

适用于稳定的横行骨折,采用闭合手法复位,长腿石膏托或小夹板固定。

(二)牵引治疗

适用于斜行、螺旋形或轻度粉碎性骨折。行跟骨牵引 5 周左右,形成纤维愈合后去除牵引,再用长腿石膏托或小夹板继续固定至骨愈合。

(三)手术治疗

手法复位失败可采用手术切开,螺丝钉或加压钢板内固定,手术应防止感染。

六、护理评估

(一)健康史

①评估患者受伤的原因、时间;受伤的姿势;外力的方式、性质;骨折的轻重程度。②评估患者受伤时的身体状况及病情发展情况。③了解伤后急救处理措施。

(二)身体状况评估

①评估患者全身情况:评估意识、体温、脉搏、呼吸、血压等情况。观察有无休克和其他损伤。②评估患者局部情况。③评估牵引、石膏固定或夹板固定是否有效,观察有无胶布过敏(变态)反应、针眼感染、压疮、石膏变形或断裂,夹板或石膏固定的松紧度是否适宜等情况。④评估患者自理能力、患肢活动范围及功能锻炼情况。⑤评估开放性骨折或手术伤口有无出血、感染征象。

(三)心理-社会状况

由于损伤发生突然,给患者造成的痛苦大,而且患病时间长,并发症多,就需要患者及家属积极配合治疗。因此应评估患者的心理状况,了解患者及家属对疾病、治疗及预后的认知程度,家庭的经济承受能力,对患者的支持态度及其他社会支持系统情况,

七、护理诊断

1.自理缺陷

与受伤后活动受限有关。

2.焦虑

与担心疾病的愈合有关。

3.有失用性综合征的危险

与患肢制动有关。

4.潜在并发症

有腓总神经损伤、膝关节僵直和创伤性关节炎的可能。

八、护理措施

(一)术前护理

(1)心理护理:护理人员应主动安慰、帮助患者,做好家属思想工作,取得他们的合作,使患者树立战胜疾病的信心,心情愉快地接受治疗。

(2)密切观察病情变化,对疑有骨筋膜室综合征者,应及时通知医生,做好切开减压的准备。

(3)疼痛护理不可盲目使用镇痛剂,用分散注意力法缓解疼痛。疼痛剧烈,查明原因后可遵医嘱给予镇痛剂。

(4)密切观察远端肢体的血液循环,避免由于伤肢肿胀或外固定过紧造成压迫。嘱患者不可自行拆除外固定。

(5)骨牵引针眼处每天换药,以 75%酒精滴针眼,防止局部感染。

(6)定时给予翻身拍背,按摩骨隆突处,防止压疮。

(7)鼓励患者有效咳嗽、深呼吸、咳痰,必要时给予雾化吸入,防止坠积性肺炎。

(8)患肢保持正确的位置,指导并教会患者练习肌肉的等长收缩及关节活动的方法和注意事项,并向患者说明其重要性及必要性。

(9)饮食护理、加强营养,进食高蛋白、高热量、高维生素、粗纤维饮食,多饮水,防止便秘及泌尿系感染。

(二)术后护理

(1)患肢抬高,观察肢体血液循环。

(2)做好石膏固定及牵引护理。

(3)伤口护理:密切观察有无进行性出血。

(4)早期功能锻炼。

(三)术后并发症的护理

1.神经血管功能障碍

密切观察患肢血运,定期检查外固定松紧度,观察有无骨筋膜室综合征的早期表现,一旦发生,应放平患肢,立即通知医生,做好切开减压的准备。

2.失血性休克

多见于股骨干骨折的患者。护理人员应密切观察患者神志、血压、脉搏、呼吸,腹部症状、体征及贫血征象;开放静脉通道,建立特别护理记录单,及时发现休克,立即通知医生处理。

3.坠积性肺炎

鼓励患者深呼吸、有效咳嗽、咳痰,定时翻身拍背,必要时给予雾化吸入。冬季注意保暖,防止呼吸道感染。

4.压疮

定时翻身拍背,按摩骨隆突处,骨突处垫气垫;保持床单清洁干燥、平整,补充营养;增加营养物质摄入,增加机体自身抵抗力。

5.便秘

调节饮食,增加粗纤维食物摄入,多饮水;按摩腹部,必要时使用缓泻剂。

6.肌肉萎缩、关节僵直

向患者及家属说明功能锻炼的重要性,取得积极配合,指导患者循序渐进地进行有效的功能锻炼。

九、健康指导

(1)骨折治疗周期长,患者情绪波动大,在整个治疗护理过程中根据患者的心态,给予精神上的安慰、疏导,使患者保持良好的心情,树立战胜疾病的信心,积极配合治疗。

(2)教会患者保持患肢的正确位置,正确的功能锻炼方法,注意安全,如有异常及时报告医生护士。

(3)教会患者翻身,做深呼吸,有效咳嗽,加强锻炼,防止感冒,避免压疮和肺炎的发生。

(4)合理安排饮食,补充高蛋白、高热量、高维生素、粗纤维饮食,多饮水,防止便秘,补充钙质,防止骨质疏松,减少骨折发生的可能。

(5)指导患者功能锻炼,并告知患者功能锻炼对预防肌肉萎缩、关节强直的作用,使其长期坚持。

(6)石膏固定患者:应向患者及家属详细说明有关石膏的护理知识。

第十七节　脊椎骨折与脊髓损伤

一、脊椎骨折

(一)概念

脊椎骨折又称脊柱骨折,最常见的并发症是脊髓损伤。损伤严重而复杂,以胸、腰椎骨折多见,脊椎骨折常伴有脱位、脊髓损伤,易致或危及生命。脊髓损伤造成的截瘫,可使患者丧失全部或部分生活自理能力。脊椎骨折绝大多数由间接暴力引起;也可直接暴力所致的脊椎骨折,多见于战伤、爆炸伤、直接撞伤等。

(二)病因

多因间接暴力所致,如自高空坠落,头、足或臀部触地力量传导至椎骨,多数为屈身而下,易引起椎体压缩或伴有粉碎性骨折,严重时合并关节突脱位或脊髓损伤。直接暴力多为火器伤,和平时期少见。

(三)分类

1.按暴力作用方向分类

①屈曲型:最多见,易发生于胸、腰段的楔形压缩性骨折。②过伸型:少见,常发生于高速行驶的汽车,突然撞车,头部受力后仰引起颈椎骨折脱位或伴有颈髓损伤。③屈曲牵拉型:常伴有椎间关节脱位、半脱位。④垂直压缩型:患者自高空垂直坠落,足或臀部触地所致,易引起胸腰椎的压缩粉碎性骨折,粉碎的椎体和椎间盘如突入椎管,将损伤脊髓出现神经表现。

2.按骨折后稳定性分类

①稳定型:骨折后较稳定,不易移位,如单纯压缩性骨折,椎体压缩不超过原高度1/3的。

②不稳定型：损伤严重，暴力不仅有压缩，还伴有旋转力量，复位后不稳定。如过度压缩的骨折，椎体粉碎性骨折，伴有脱位的椎体骨折等。由于不稳定易出现脊柱后突和进行性神经症状。

3.根据损伤程度和部位分类

①胸、腰椎骨折与脱位：椎体单纯压缩骨折；椎体粉碎压缩骨折；椎体骨折脱位。②颈椎骨折与脱位：颈椎半脱位；椎体骨折；椎体骨折脱位；寰枢椎骨折与脱位。

(四)临床表现

(1)局部疼痛和活动受限，可有腹胀、腹痛、肠蠕动减慢等症状，由于腹膜后血肿对自主神经的刺激所致。

(2)损伤部位的棘突明显压痛。在胸、腰段损伤，时常有局部肿胀和后突畸形。

(五)辅助检查

1.X线

可显示骨折部位、类型和程度，关节脱位，棘突间隙改变等。

2.CT、MRI

可进一步显示骨骼、关节和椎管的变化。

(六)治疗要点

1.治疗目的

将脊椎复位；预防未受损伤的神经组织的功能丧失；促进神经功能的恢复；获得并维持脊柱的稳定性；获得早期的功能恢复。

2.非手术治疗

制动，脱水，预防并发症，颅骨牵引是首选方法，牵引重量从 3～4kg 起，逐渐加大牵引重量，结合颈椎侧位 X 线片，观察复位情况，重量可加大至 10～15kg，一经复位，立即减轻牵引重量为 2kg，取略伸展维持牵引，3～4 周或以后用头颈胸石膏托固定 3 个月，或维持牵引 3 个月，直至骨折愈合。

3.手术治疗

后进路复位，减压和固定融合术；前进路复位，减压融合术；前后联合入路内固定术等。

(七)治疗要点

1.非手术治疗

卧硬板床 3 个月，垫枕复位，过伸练功法，过伸悬吊法，过伸位石膏及支具等。非手术治疗的适应证：单纯性压缩骨折，压缩高度小于 50%，单纯棘突骨折或横突骨折，稳定性骨折无神经损伤者。

2.手术治疗

有后路手术；前路手术；脊髓神经减压术。

3.药物治疗

(1)脱水药，20%甘露醇 250mL 静脉滴注，也可以利用利尿药，主要是减轻脊髓水肿。

(2)大剂量甲基泼尼松龙：伤后 8 小时内用 30mg/kg 静脉滴注，15 分钟内滴完，间隔 45 分钟后，5.4mg/kg，维持 23 小时。

（3）神经节苷脂：一般伤后 48～72 小时应用，每天 100mg，维持 2～3 周。

（八）护理评估

1.术前的护理评估

（1）健康史。①受伤史：详细了解患者受伤的时间、原因和部位，受伤时的体位、症状和体征，搬运方式、现场及急诊室急救的情况。有无昏迷史和其他部位的合并伤。②既往史与服药史：患者既往健康情况、有无脊柱受伤或手术史、近期有无因其他疾病而服用激素类药物，应用剂量、时间和疗程。

（2）身体状况。

全身。①生命体征与意识：评估患者的呼吸、血压、脉搏、体温及意识情况。包括呼吸型态、节律、频率、深浅、呼吸道是否通畅，患者能否有效咳嗽和排除分泌物；有无心脏病和低血压；有无出汗，患者皮肤的颜色、温度；有无体温调节障碍。对伴有颅脑损伤的患者，可用格拉斯哥昏迷量表评估患者的意识情况。②排尿和排便情况：了解患者有无尿潴留或充盈性尿失禁；尿液颜色、量和比重；有无便秘或大便失禁。

局部。①评估受伤部位有无皮肤组织破损、局部肤色和温度、有无活动性出血及其他复合性损伤的迹象。②感觉和运动情况：患者的痛、温、触及位置觉的丧失平面及程度；肢体感觉、活动和肌力的变化，双侧有无差异。③有无腹胀和麻痹性肠梗阻征象。

（3）心理-社会状况：患者因意外损伤、活动受限和生活不能自理而产生情绪和心理状态的改变，故应评估患者和亲属对疾病的心理承受能力和对相关康复知识的认知程度。

2.术后的护理评估

（1）术后感觉、运动和各项功能恢复情况。

（2）术后并发症情况，如有无呼吸、泌尿系统感染和压疮发生。

（3）功能锻炼情况，如患者是否按计划进行功能锻炼及有无活动障碍引起的并发症出现。

（九）护理诊断

了解患者受伤原因、部位，受伤时体位，精神状况，肢体感觉运动，有无原发脊椎疾病；检查胸式呼吸模式是否存在，频率是否变快变浅，是否出现腹式呼吸；躯体感觉，运动功能是否障碍。评估患者营养状况、疼痛程度及生活自理程度等。评估肢体活动度、感觉平面、相关生理反应，是否合并其他部位损伤。

（十）护理措施

1.心理护理

患者突然受伤，肢体感觉运动丧失，对医院环境陌生，对预后不了解，常伴有焦虑，恐惧。积极主动与患者沟通，向患者介绍治疗方案和护理措施，取得患者配合。

2.牵引治疗护理

（1）牵引前宣教：根据患者对疾病与治疗的认知程度，进行有的放矢地教育，消除顾虑取得配合。宣教内容包括：牵引的必要性和重要性，操作方法及有关配合、注意事项。

（2）保持有效牵引：护士每班检查牵引的体位、重量是否正确，牵引绳的松紧，是否在轴线上。了解患者四肢感觉、运动功能和反射情况；有无胸闷、吞咽困难、食欲、大小便等情况，如有异常及时通知医师处理。

（3）预防感染：颈椎骨折脱位行颅骨牵引者局部穿针处应用酒精滴入或 PVP-I 棉球涂擦，2 次/d；观察有无渗液、红肿，如有痂皮形成不可自行去除，以免造成感染。

（4）皮肤护理：骶尾部和枕后部是主要着力点，也是牵引后易出现皮肤问题的部位。护理中要注意保持床单平整清洁；指导并协助患者抬臀，枕后可垫波浪形水枕，定时放松枕颌带牵引，对骶尾部、枕后及下颌皮肤进行按摩，并鼓励患者在床上主动活动四肢。对脊髓损伤合并瘫痪的患者，定时协助翻身和被动锻炼，保持皮肤的清洁完整，预防压疮的发生。

3.术前护理

术前 1 天准备：手术部位皮肤，备血，晚上肥皂水灌肠，嘱患者晚上 10：00 禁食水，术日晨起测量体温、脉搏、呼吸、血压，全麻患者注射硫酸阿托品，去手术室前去除所有饰品、义齿、角膜接触镜（隐形眼镜）等。

4.术后护理

（1）术后患者平卧位，头下垫薄软枕；双小腿下分别垫软枕，双膝关节屈曲；双足用体位垫保持功能位，防止足下垂。术后 8 小时可以翻身，翻身时保持头、颈、胸成一条轴线，每 2 小时翻身 1 次，防止压疮发生，同时叩背，鼓励患者咳嗽，利于痰液排出。

（2）伤口处放置引流管，一般于 48 小时内拔除，观察引流管液颜色及引流量，防止继发出血。颈椎经前路手术者，需观察颈部肿胀情况和患者有无呼吸困难，及早发现颈前血肿，避免患者窒息。

（3）患者禁食期间，遵医嘱合理输入静脉营养液，注重输入营养液的顺序。先输入售量制剂或葡萄糖溶液，使机体保持稳定的血糖、氨基酸浓度后，1 小时后再输入清蛋白。开始进食后，鼓励患者进食高营养、高蛋白饮食，以满足其营养需求。

（4）腹泻护理：此类患者失去神经支配后，极易出现各种胃肠道并发症，如腹痛、腹胀、恶心、呕吐等，其中以腹泻最为常见，每次排便后应为患者清洗，涂鞣酸软膏，防止粪便残余物刺激肛周皮肤，造成皮肤损伤。

（5）基础护理：患者特殊体位使皮肤完整性受损的风险大大增加，护士应协助患者保持床单清洁整齐，当体液、血液污染时及时更换被服，做好晨、晚间护理，保持患者卧位舒适，满足患者生活需求。

（6）皮肤护理：给予患者应用气垫床，必要时给予骶尾部垫硅胶垫。评估全身皮肤，有擦伤的部位应用生理盐水清理后贴保护膜。此类患者感觉平面以下排汗功能减退或丧失，在为患者清洁皮肤后，应给予全身涂抹润肤露，缓解皮肤干燥。

（十一）健康指导

（1）合理安排饮食，进食高蛋白、高营养膳食。

（2）佩戴颈托 3 个月，禁止行颈部活动。保持颈托清洁，定时清洗。

（3）遵照医师要求定期来院复诊，一般为 3 个月、6 个月、1 年时分别要来院复查。

（4）当出现以下问题时应高度重视，如伤口红肿、渗液、体温增高、吞咽有异物感等，及时到医院进行处理。

二、脊髓损伤

（一）病因

1.直接损伤

暴力直接作用于脊柱，使之发生骨折或脱位，进而使脊髓受到损伤，以胸段最多见，颈段次之,骶段最少。

2.间接损伤

由于间接暴力,使脊柱发生过度伸展、弯曲、扭转,造成脊柱骨折、脱位或脊柱附件的损伤或韧带脊髓供血血管的损伤,进而造成脊髓损伤。

(二)病理

按神经损伤的程度分为以下几种。

1.脊髓震荡(脊髓休克)

与脑震荡相似,脊髓受到强烈震动,脊髓仍保持完整,从组织形态学上无病理改变,只是出现暂时性的功能障碍,短时即可恢复,是脊髓损伤最轻的一种。

2.脊髓挫伤

外观似完整,但内部有不同程度的改变,轻者点状出血、轻度水肿,重者大量出血、细胞破坏、神经传导纤维断裂等,可引起脊髓软化或瘢痕形成。

3.脊髓受压

骨折脱位移位的椎骨、碎骨片、破碎的椎间盘、血肿及黄韧带都可突入椎管或直接压迫脊髓,引起脊髓的改变,如及时去除压迫,脊髓功能有可能恢复,若压迫时间过久,脊髓变性、软化坏死,不易恢复。

4.脊髓断裂

损伤重,脊髓的连续性中断,可为不完全断裂和完全断裂,前者常伴有挫伤,称为脊髓挫裂伤。脊髓断裂恢复无望。

5.马尾神经损伤

第二腰椎以下脊椎骨折脱位可导致马尾神经损伤,受伤平面以下弛缓性瘫痪,马尾神经很少发生完全断裂。

(三)临床表现

脊髓损伤由于受伤部位;损伤原因和损伤程度不同,可出现不同体征,表现为受伤平面以下,单侧或双侧感觉、运动、反射的全部或部分丧失,常伴膀胱平滑肌麻痹和排尿反射消失,导致尿潴留、尿失禁。在脊髓半横切损伤平面以下同侧肢体的活动和深感觉消失,对侧肢体的痛觉和温度觉消失。颈髓损伤患者常出现四肢瘫痪,又因肋间肌瘫痪出现腹式呼吸,瘫痪的早期都是弛缓性瘫痪,胸髓及颈髓损伤常在伤后3～6周转为痉挛性瘫痪。

(四)辅助检查

1.实验室检查

除检查血、尿、便常规外,还要进行血、尿的生化检查,包括血钠、氯、磷、尿素氮、磷酸酶、动脉血氧分压和二氧化碳分压等。

2.X线检查

尽早摄X线片,包括整个脊柱的正、侧位,必要时摄斜位,观察骨折部位、类型及称位情况。脊髓造影,经颅底穿刺,注入造影剂,观察造影剂下流是否受阻。

3.CT、MRI

可显示脊髓受压和椎管内软组织情况。

(五)治疗要点

(1)及早解除对脊髓的压迫,是保证脊髓功能恢复的首要问题。

(2)有椎骨骨折或脱位者,应尽早予以复位,有闭合复位及手法复位等方法。

(3)中西医结合非手术治疗方法,适用于确定脊髓完全横断压迫者,无压迫因素及正在顺利恢复者,可配合针灸、电疗、推拿、按摩等。

(4)加强功能锻炼,防止关节僵硬及肌肉萎缩,避免骨质脱钙和泌尿系结石的发生,逐渐练习坐起、自行翻身和在双下肢固定支架保护下扶双拐练习站立和行走。

(六)护理评估

了解患者受伤原因、部位,受伤时体位,精神状况,肢体感觉运动,有无原发脊椎疾病;检查胸式呼吸模式是否存在,频率是否变快变浅,是否出现腹式呼吸;躯体感觉、运动功能是否障碍。评估患者营养状况、疼痛程度及生活自理程度等。评估肢体活动度,感觉平面,相关生理反应,是否合并其他部位损伤。

(七)护理诊断

1.低效性呼吸型态

与脊髓损伤、呼吸肌无力、呼吸道分泌物存留有关。

2.体温过高或体温过低

与脊髓损伤、自主神经系统功能紊乱有关。

3.尿潴留

与脊髓损伤、逼尿肌无力有关。

4.便秘

与脊髓神经损伤、液体摄入不足、饮食和活动受限有关。

5.有皮肤完整性受损的危险

与肢体感觉及活动障碍有关。

6.体象紊乱

与受伤后躯体运动障碍或肢体萎缩变形有关。

(八)护理措施

1.一般护理措施

(1)心理护理:脊椎骨折或伴有脊髓损伤,患者心理负担很大,担心治疗效果、长期卧床、生活不能自理,尤其截瘫患者,表现焦躁不安、性格改变,甚至产生轻生念头。要加强心理支持,主动关心患者,使其正视现实,增强治疗信心。

(2)生活护理:加强生活护理,尽量满足患者生活需要,坚持做好基础、皮肤和口腔护理,加强尿便管理。鼓励患者逐渐锻炼,尽量做到生活自理。外伤性截瘫患者3个月后,指导患者练习坐起,逐渐使用拐杖或轮椅下地活动。

(3)饮食护理:提供富有营养的易消化饮食,鼓励患者多吃水果蔬菜,多饮水。

(4)体温异常的护理:①高热护理,患者体温可达 40～42℃,酒精擦浴、冰袋、冰帽、冰囊等物理降温,应用冰袋、冰帽加好衬垫,冰囊要用离被架,以免引起局部冻伤;药物降温;降低室内温度;冷却补液;多饮水,给易消化饮食。②低温护理,注意保暖,提高室温,物理升温,给易消化、营养丰富饮食。

2.并发症的护理措施

(1)呼吸道护理:骨折的疼痛、瘫痪的长期卧床、呼吸肌麻痹等因素均可导致呼吸不畅,发生坠积性肺炎,甚至呼吸衰竭。护理时鼓励患者深呼吸、有效咳嗽、翻身拍背,同时,可雾化吸入抗生素、地塞米松或糜蛋白酶,以稀释分泌物利于排出,必要时吸痰。对于应用呼吸机进行辅助呼吸的患者,注意对呼吸机的监管。有气管切开的患者,保持呼吸道通畅,加强气管切开的护理。

(2)泌尿系统护理:做好留置尿管的护理。早期留置尿管持续引流,2~3周后定时开放,每4~6小时开放1次,平时夹闭,以使膀胱充盈,防止膀胱萎缩及感染,并训练自律性膀胱。鼓励患者多饮水,可预防泌尿系统感染和结石。

(3)皮肤护理:截瘫长期卧床的患者,骨突起部位的皮肤长时间受压,易发生压疮。预防的关键是间歇性解除压迫。防治方法是床褥平整、保持皮肤清洁、应用气垫或分区充气床垫、定时翻身,每2~3小时1次,24小时不间断。对骨突起部位进行局部50%酒精擦洗和按摩。已发生压疮的、浅表的可用红外线灯烘烤,深度压疮要去除坏死组织、换药,使炎症控制后植皮。

(4)其他:体温过高、过低,腹胀,便秘等。

(九)健康指导

(1)消除恐惧、紧张和忧郁心理,帮助患者树立战胜疾病的信心,积极配合治疗。

(2)根据受伤部位和腹胀程度决定进食时间,高位截瘫禁食1周后,进流质或半流质饮食,2周后进软食。截瘫患者无腹胀者伤后3天可进半流质,逐渐过渡到软食。

(3)颈椎骨折者颈部用颈托制动,防止加重脊髓损伤。

(4)胸腰椎骨折后腰背垫枕起固定作用。

(5)颈脊髓损伤时,体温调节中枢丧失正常的调节功能,常出现高热或低温,高热时一般采用物理降温;如低温时应做好保暖工作,但避免用热水袋,以防烫伤皮肤。

(6)颈椎骨折牵引治疗时,不能随意增减牵引重量,不能在牵引装置上盖物,缩短或加长牵引绳之牵引装置的砝码倚床或落地,影响牵引效果。

(7)预防并发症。①压疮:卧气垫床,2小时翻身1次,按摩骨隆突处,翻身时避免拖、拉、推等;保持床单平整、清洁干燥,温水轻浴每天2次,以保持皮肤清洁。②肺部感染:冬天注意保暖,避免着凉而诱发呼吸道感染;保持口腔清洁,训练深呼吸,鼓励患者有效地咳嗽、咳痰。③泌尿感染和结石:保持会阴部清洁卫生,大小便污染后即时擦洗,留置导尿者应安善固定导尿管及引流管的位置,受伤后2周内持续引流,以后2~4小时开放引流1次,每天饮水＞4000mL。④粪便的管理:预防便秘应调节饮食,多食蔬菜和水果,揉按腹部每天2~3次,必要时在医护人员指导下服轻泻剂。大便失禁时,应及时擦拭,并保持肛周皮肤清洁。⑤肢体畸形的预防:足下垂最常见,可用枕头或保护垫支持,翻身时避免足下垂的位置,主动或被动踝关节屈曲动作,每天最大幅度地活动髋部,注意充分伸直和外展。每天数次将膝关节完全伸直。

(8)功能锻炼:将功能锻炼的方法教会家属及患者,功能锻炼包括已瘫痪与未瘫痪的肌肉和关节活动,特别强调未瘫痪部分的主动活动。

第十八节　骨盆骨折

一、概念

骨盆为一完整的闭合骨环,它由两侧髋及骶骨组成,前方由耻骨联合相连接,后方由髂骨与骶骨的关节面形成骶髂关节。骨盆结构坚固,损伤多因高能量外力所致。骨盆骨折是指骨盆壁的一处或多处连续性中断。发病率占全身骨折的 1%~3%,是临床上较多见骨折之一。

二、病因

骨盆骨折多由强大暴力挤压或直接撞击导致,少数由肌肉猛烈收缩引起。

(1)直接暴力:是引起骨盆骨折的主要原因,如交通事故、砸伤及高处坠落等。也可以因肌肉强力收缩引起髂前上棘、髂前下棘、坐骨结节等处骨折。

(2)应力暴力:应力暴力作用于骨盆侧方,先使其前环薄弱处耻骨上下肢发生骨折,应力继续,使髂骨翼向内(或内翻),在后环骶髂关节或其邻近发生骨折或脱位。侧方的应力使骨盆向对侧挤压并变形。

(3)当暴力作用于骨盆后方,使髂骨翼向外翻,先使前环耻、坐骨支骨折或耻骨联合分离,应力继续,髂骨更向外翻,使骶髂关节或其邻近发生损伤,骨盆环的变形是伤侧髂骨翼向内翻或扭转,使与对侧半骨盆分开。

三、病理

骨盆是由髂骨、耻骨、坐骨和骶尾骨组成,前方为耻骨联合,后方为骶髂关节。骨盆内有许多内脏,骨盆边缘有许多肌肉和韧带附着,保持骨盆的稳定。骨盆多为松质骨,骨盆内侧壁血管丰富,骨折后引起大量出血,易导致腹膜后血肿和出血性休克。骨盆骨折可引起膀胱、尿道、阴道和直肠损伤。同时还可损伤腰骶神经丛和坐骨神经。

四、临床表现

疼痛广泛,活动下肢或坐位时加重。

(1)局部肿胀,在会阴部、耻骨联合处可见皮下瘀斑,压痛明显。

(2)从两侧髂嵴部位向内挤压或向外分离骨盆环,骨折处均因受到牵扯或挤压而产生疼痛(骨盆挤压分离试验)。

(3)患侧肢体缩短,从脐至内踝长度患侧缩短。但从髂前上棘至内踝长度患侧常不缩短,股骨头中心脱位的例外。在骶髂关节有脱位时,患侧髂后上棘较健侧明显凸起,且与棘突间距离也较健侧缩短,表示髂后上棘向后、向上、向中线移位。

(4)全身情况:出血多时,即表现神志淡漠、皮肤苍白、四肢厥冷、尿少脉快、血压下降等失血性休克征象,多为伴有血管损伤内出血所致。

五、辅助检查

(一)X 线检查

以明确骨折及脱位的部位、类型、移位程度。

(二)CT 检查

进一步了解骨折的移位情况。

(三)B 超检查

了解有无内脏损伤。

(四)磁共振检查

可发现骨盆部位的肌肉、肌腱、韧带、神经等软组织损伤和隐匿的骨折。

六、治疗要点

骨盆骨折一般情况严重复杂,特别注意全身状况,优先处理危及生命的并发症,然后处理骨折。

(一)非手术治疗

骨盆骨折非手术治疗是传统的治疗方案,包括卧床、手法复位、下肢骨牵引和骨盆悬吊牵引。

(二)手术治疗

根据骨折部位采取相应的手术方式:骶骨骨折及骶髂关节脱位的后路内固定术;垂直剪切骨折的后路开放内固定术;骶髂关节前路稳定术;耻骨联合分离的钢板螺钉内固定术;骶骨骨折髂骨间棒固定术等。

七、护理评估

评估患者生命体征是否平稳,了解有无创伤性和失血性休克。了解受伤原因,受伤时的体位及环境,伤后功能障碍的发展情况,急救处理的经过,搬运的方式。检查骨盆局部患侧髂后上棘是否较健侧突起,局部有无肿胀,会阴部皮下有无瘀斑;双手向骨盆中线挤压或向两侧分离髂嵴,是否出现伤处的明显疼痛或骨擦感;从剑突到双侧髂前上棘的距离是否对称,或从脐到内踝长度是否缩短,患者能否坐起。有无尿液渗漏,有无大便失禁等。

八、护理诊断

1.体液不足

与骨盆骨折失血过多有关。

2.疼痛

与骨盆骨折有关。

3.躯体移动障碍

与神经肌肉损伤、骨盆悬吊牵引有关。

4.有皮肤完整性受损的危险

与长期卧床.局部皮肤受压有关。

5.有感染的危险

与长期卧床有关。

6.潜在并发症

腹膜后血肿、膀胱及尿道损伤、直肠损伤、神经损伤等。

7.尿潴留

与骨盆骨折有关。

8.知识缺乏

缺乏康复功能锻炼知识。

九、护理措施

(一)急救处理

处理可疑骨盆骨折患者的程序如下：①密切观察生命体征变化：测量血压、脉搏，了解出血情况，有无休克。②建立输血补液途径：尽早静脉开放补液或输血。

(二)尽早查 X 线和 CT

以明确骨折及类型。

(三)排尿、导尿

患者自行排尿，尿液无血，泌尿系损伤可能性不大。如尿血可能有泌尿系损伤，尿道口流血，表示尿道损伤；若患者不能排尿，进行导尿，导尿管顺利插入，尿道损伤可能性不大。插入导尿管后如导出血尿提示膀胱以上损伤，导不出尿时，行膀胱注水试验，阳性意味着膀胱损伤。

(四)观察直肠情况

注意有无腹膜炎或直肠周围感染表现。

(五)观察腹部

如有腹部疼痛，行诊断性腹腔穿刺，进一步明确有无腹内脏器损伤。

(六)卧床患者

做好生活护理，预防并发症。

(七)牵引及固定患者

做好相应的护理，保证固定效果并功能锻炼。

十、健康指导

(1)轻症无移位骨折回家疗养者，要告知患者卧床休息的重要性，禁止早期下床活动，防止骨折发生移位。

(2)对耻骨联合分离而要求回家休养的患者，应告知禁止侧卧，并教会其家属如何正确使用骨盆兜，以及皮肤护理、会阴清洁的方法，预防压疮和泌尿系感染。

(3)对骨盆内固定术后出院患者，嘱患者出院后第 1、3 个月定期复查，检查内固定有无移位及骨折愈合等情况。

(4)指导患者按康复计划进行功能锻炼，首次下床时，多数患者会出现眩晕等直立性低血压表现，嘱患者在床边站立 5 分钟以上未出现头晕现象再行走。

(5)生活规律，合理安排饮食；适当控制体重。

(6)保持心情愉快和充足睡眠；提高体质，促进骨折愈合。

第十九节　髋关节脱位

一、概念

髋关节由股骨头和髋臼构成,是人体最大的杵臼关节。髋臼为半球形,深而大,周围有强大韧带和肌肉附着,结构相当稳定,故往往只有强大暴力才能导致髋关节脱位。约50％髋关节脱位同时合并骨折。

二、病因与病理

(一)病因

髋关节是典型的杵臼关节,由股骨头和髋臼构成,两者结合紧密,周围有坚强的韧带和强大的肌群,结构牢固,只有在强大的暴力下才能发生脱位。髋关节脱位为间接外力所致,即当髋关节屈曲或伴有内收时,膝部受到强大的暴力作用,经股骨干传至股骨头向后冲出关节囊。也可于患者弯腰工作时,暴力作用于腰骶部,同样可使股骨头向后冲出关节囊,发生髋关节后脱位。

(二)病理

由于是强大暴力引起脱位,所以常常伴有髋臼骨折和多发性损伤。髋关节脱位按脱位后股骨头位置分为:后脱位、前脱位、中心脱位。以后脱位最多见,占85％～90％,前脱位和中心脱位少见,多发生于重大交通事故,中心脱位都伴有骨盆骨折,甚至盆内脏器损伤,一般都出现失血性休克。

三、临床表现

(一)症状

患侧髋关节疼痛,主动活动功能丧失,被动活动时引起剧痛。

(二)体征

患侧下肢呈屈曲、内收、内旋和短缩畸形,臀后隆起,可摸到突出的股骨头,大粗隆明显上移。

四、辅助检查

X线检查:可明确脱位类型及有无骨折。

五、治疗要点

(一)复位

复位宜尽早进行,48小时后再复位较为困难。手法复位,方法有提拉法(Allis法)。手法复位失败行手术复位。

(二)固定

复位后置患肢于外展中立位,皮牵引或穿丁字鞋固定2～3周,严禁屈曲、内收、内旋动作,避免再脱位。

(三)功能锻炼

固定期间做股四头肌等长收缩,4周后扶拐下地,3个月内患肢不负重,防止股骨头变形。

六、护理评估

(一)健康史

了解损伤史,包括外力大小、作用部位和方向,伤后急救过程。有无骨关节疾病和先天性畸形,有无习惯性脱位等。

(二)身体状况

进行身体检查,注意全身表现,有无内脏损伤和休克。检查关节局部体征,有无疼痛、肿胀、功能障碍,尤其畸形、弹性固定、关节部位空虚等脱位特有体征。x线检查可显示脱位的有无、类型及有无骨折。

(三)心理-社会支持

患者对突发事件的应对态度,对较长时间停止学习或工作的反应,焦虑与恐惧的程度,家属的态度等。

七、护理诊断

1.疼痛、肿胀

与脱位、牵引有关。

2.躯体移动障碍

与骨折脱位、制动、固定有关。

3.知识缺乏

缺乏外固定与康复锻炼知识。

4.焦虑

与担忧预后有关。

八、护理措施

(一)心理护理

耐心倾听患者诉说,关心患者的病痛,细心照顾患者的生活,解除患者的恐惧与焦虑情绪。

(二)密切观察

观察患者的生命体征,有无休克。观察局部脱位症状,复位后是否消失。

(三)疼痛护理

任何操作都要轻柔,避免引起不必要的疼痛,伤后 24 小时内冷敷,减轻肿胀疼痛,之后热敷,促进吸收.减少肌肉痉挛疼痛。疼痛较重查明原因后可酌情应用镇痛药。

(四)患肢护理

患肢抬高,以利静脉回流,减轻肿胀。固定牢固并保持功能位或必要的位置。

(五)功能锻炼

复位固定后开始功能锻炼,防止关节僵硬和肌肉萎缩。早期固定范围内肌肉等长舒缩,解除固定后逐渐增加活动力量和范围,其他关节始终保持功能锻炼。

(六)并发症护理

对并发骨折的患者,要及时发现,合理治疗。对伴有血管神经损伤的患者加强护理,观察病情进展,促进功能恢复。伴有内脏损伤者观察治疗效果。髋关节脱位可导致股骨头坏死,切忌伤后 3 个月内患肢负重。

九、健康指导

患者正确进行功能锻炼,3个月内避免患肢负重。

第二十节　烧　伤

一、概念

烧伤是由热力(火焰、热液、热蒸气及热金属)、电流、放射线抑或某些化学物质等引起皮肤甚至深部组织的损伤,以热力烧伤为多。

二、临床表现

(一)Ⅰ度烧伤

红斑性烧伤:有红、肿、痛、热、感觉过敏,皮肤表面干燥,无水疱。

(二)Ⅱ度烧伤

1.浅Ⅱ度烧伤

水疱性烧伤:剧痛、感觉过敏、有水疱;水疱皮剥脱后,见创面均匀发红,水肿明显。

2.深Ⅱ度烧伤

感觉迟钝,有或无水疱,基底苍白,周围红色斑点,创面潮湿。

(三)Ⅲ度烧伤

疼痛消失,皮肤无弹性,干燥无水疱,呈皮革状、蜡状、焦黄或炭化,严重时可伤及肌肉、神经、血管、骨骼和内脏。

三、分类

(一)热力烧伤

即通常所说的热烧伤。

(二)化学烧伤

主要是强酸强碱。碱烧伤较酸烧伤更难处理。

(三)电烧伤

特点是电流入口和出口可能很小,但内部则有广泛的损害,易发生并发症。

四、病理生理

(一)局部变化

热力作用于局部皮肤和黏膜,使不同层次的细胞因蛋白质变性而坏死。组织坏死释放组胺类血管活性物质,使毛细血管扩张充血,通透性增加,血浆样液体渗透到组织间和体外,结果形成局部水肿、水疱或渗出性创面。

(二)全身变化

①血容量减少;②能量不足和氮负平衡;③红细胞丢失;④免疫功能降低。

五、治疗要点

(1)保护创面。

(2)预防和治疗低血容量和休克。

(3)预防和治疗感染。

(4)应用手术或非手术方法促进创面尽早愈合,尽量减少瘢痕所造成的功能障碍。

(5)预防和治疗多器官衰竭。

六、护理评估

(1)询问现病史。

(2)体格检查:包括一般查体和烧伤创面情况。

烧伤面积的计算:①九分法。②手掌法。伤员五指并拢的手掌面积为体表面积的1%,五指自然分开的手掌面积为体表面积的1.25%。适用于小面积烧伤的计算。

烧伤深度的估计:目前常用三度四分法。Ⅰ度、浅Ⅱ度为浅度烧伤,深Ⅱ、Ⅲ度为深度烧伤。

烧伤严重性分度。

全身性反应和并发症:中度以上烧伤注意其全身性反应和并发症,如低血容量表现、感染。

病程分期:①休克期,伤后48~72小时内。伤后8小时内渗出最快,48小时渗出总量达到高峰,以后渐减少而停止,72小时后创面水肿液开始回吸收。②感染期,烧伤48~72小时后,创面以渗出为主逐渐转化为以吸收为主,创面及组织中的毒素和坏死组织分解产物吸收入血,引起中毒症状。同时患者免疫机制抑制,易引起感染。③修复期,伤后5~8天开始修复,与感染期并行发展。

七、护理诊断

1.皮肤完整性受损

与烧伤有关。

2.疼痛

与烧伤伤及神经末梢有关。

3.体液不足

与烧伤时血管组织细胞壁通透性增加,导致体液大量渗出有关。

4.营养失调——低于机体需要量

与渗出多、分解代谢旺盛和摄入不足有关。

5.焦虑

与对烧伤本身恐惧及担忧预后等有关。

6.气体交换受损

与呼吸道黏膜损伤或躯干部位严重烧伤有关。

7.体温调节无效

与烧伤有关。

8.有感染的危险

与皮肤受损及机体抵抗力低下有关。

八、护理措施

(一)急救护理措施

烧伤的现场急救是去除致伤原因,脱离热源,抢救危及患者生命的损伤,如大出血、窒息、开放性气胸、中毒等。

1.迅速脱离热源

尽快扑灭火焰、脱去着火或沸液浸渍的衣服,或就地翻滚压灭火焰,并用湿衣物扑打或覆盖灭火;若有水源可用大量冷水淋洗或浸入水中(水温一般为 15～20℃)或用冷水浸湿的毛巾、纱垫敷于创面。

2.保持呼吸道通畅

火焰、烟雾可致吸入性损伤,引起呼吸窘迫,可放置通气管,必要时行气管内插管或气管切开,保持呼吸道通畅,同时给予氧气吸入。合并一氧化碳吸入者应移至通风处,并吸氧。

3.保护创面

保护好创面,防止创面再损伤和污染。对于手、足部的烧伤用冷水或冰水浸泡 0.5～1 小时,以减轻疼痛和损伤程度;裸露的创面用无菌敷料、干净布类覆盖或行简单包扎后送往医院,若烧伤面积较大者,伤后不能在 2 小时送到附近医院,应在原单位给予抗休克治疗,待休克被控制后再转运;协助患者调整体位,避免创面受压;避免涂有色的外用药,以免影响对烧伤深度的判断。

(二)初期护理措施

1.维持呼吸道通畅

建立静脉补液通道时,应选用较粗的血管,使用套管针穿刺效果更好;酌情使用镇痛剂;肌注破伤风抗毒素。重症患者禁食,必要时给氧。

2.创面初期处理

又称为烧伤清创术,目的是尽量清除创面污染。①剃除烧伤部位及附近发毛,修剪指(趾)甲;②以无菌生理盐水冲洗创面,轻拭去表面黏附物;③正确处理水疱,浅Ⅱ度创面水疱小者可不予处理,大者可于底部剪破排空;深Ⅱ度创面水疱应剪除以防感染;④根据烧伤创面的部位、深度及具体条件采取包扎或暴露疗法。

(三)创面的处理措施

主要目的是保护创面、减轻损伤和疼痛;防止感染,及时封闭创面,促进愈合。

1.浅度创面处理

Ⅰ度烧伤创面主要是镇痛和防止再损伤;浅Ⅱ度烧伤创面除镇痛外,主要防止感染,促其早日愈合。可采用暴露、半暴露或包扎疗法。特殊部位,如头、面、颈、会阴部不便包扎,可采用暴露或半暴露疗法,趋于愈合或小片植皮的创面亦可采用半暴露疗法。创面的水疱可以保留,也可用无菌注射器将液体抽出,破裂的疱皮应予清创,表面用凡士林纱布覆盖。包扎疗法,创面用 0.9％氯化钠注射液、0.1％苯扎溴铵溶液或碘附等消毒创面,涂烧伤软膏,厚层纱布覆盖创面。

2.深度创面处理

一般采用切痂、削痂或植皮(游离皮片移植)等方法,促使创面愈合。

3.感染创面处理

导致烧伤创面感染的常见菌种为铜绿假单胞菌、金黄色葡萄球菌、大肠埃希菌、白色葡萄球菌等。近年来真菌感染逐渐增多，并有克雷白杆菌、无芽孢厌氧菌感染。应加强无菌管理，定时翻身，避免长时间受压，充分暴露创面，局部可用1‰磺胺嘧啶银霜剂或溶液，也可用碘附处理。全身应用抗生素，可先合理选用两种抗菌药物联合抗感染，以后再根据创面细菌培养和药敏试验结果加以调整，并配合营养支持治疗。

(四)维持有效呼吸的护理措施

及时清理呼吸道分泌物，鼓励患者自行咳嗽咳痰，对气道分泌物较多者，定时翻身、拍背，改变体位或雾化吸入，以利于分泌物排出。

(1)若经以上措施分泌物不能排出，呼吸道黏膜水肿，呼吸困难，呼吸频率增快，血氧饱和度下降、血氧分压下降时，协助医生积极做好气管内插管或气管切开。

(2)呼吸道烧伤患者多有不同程度的缺氧，一般给予鼻导管或面罩吸氧，及时改善低氧状态。

(3)针对气管内切开的患者，严格执行无菌操作，给予雾化吸入保持呼吸道湿润，稀释痰液，正确吸痰，预防肺部并发症。

(4)针对气管插管呼吸机辅助呼吸时：①吸痰前给予高浓度或纯氧，每次吸痰不超过15秒，吸痰过程中密切观察生命体征，若氧分压(SPO_2)一时不能上升，可给予间断吸氧、吸痰；②持续湿化气道，及时补充湿化瓶内的水，不低于警戒线，其中水的吸入温度在33～35℃，湿度70％～90％。

(五)补充液体，维持有效循环血量的护理措施

(1)迅速建立2～3条静脉输液通道，保证各种液体及时输入，遵循先晶后胶、先盐后糖、交替输入、先快后慢的原则合理安排输液种类和速度。

(2)根据尿量、中心静脉压、心率、末梢循环、精神状态等判断液体复苏的效果。成年人一般应维持尿量＞30mL/h，老年人为20～30mL/h，小儿为15～20mL/h，维持舒张压60mmHg(8.0kPa)以上，脉压20.25mmHg(2.7kPa)以上，心率120次/min(小儿140次/min)之内。若尿量过少，血压偏低，心率过快，说明有效循环血量不足，应加快输液速度，反之则减慢输液速度。

(六)加强创面护理，促进愈合，防止发生感染的护理措施

1.抬高患肢

肢体烧伤者，将患肢抬高，密切观察患肢皮肤温度、颜色、肿胀动脉搏动等情况。保持关节功能位，适当进行患肢功能锻炼。对于躁动或意识障碍的患者，适当予以肢体的约束，防止损伤创面。

2.保持敷料清洁干燥

根据创面情况给予相应敷料包扎创面，有渗出、异味时及时更换；定时为患者翻身，避免创面受压时间过长。协助医师做创面细菌培养和药物敏感试验，合理使用抗生素，并观察用药效果及不良反应。

3.病室环境

病室环境清洁,通风好,每天紫外线空气消毒 2 次,床单位用含氯消毒液每天擦拭,温度适宜在 28～32℃,相对湿度 50％～60％。

4.心理护理

烧伤大多数由意外事故引起,患者完全缺乏心理准备,躯体和精神都受到巨大的摧残,在整个抢救治疗过程中,由于他们担心生命安危,担心遗留瘢痕,毁容、畸形或残疾,担心医疗费用,加上创面疼痛,全身暴露疗法等原因,容易产生恐惧、焦虑、悲伤、抑郁、自卑、羞涩等心理,医务人员应耐心倾听,充分了解分析每个患者不同的心理特点,做到心理护理个性化、科学化,使患者增强信心,发挥其主观能动性;耐心解释创面愈合和治疗的过程;遵医嘱镇痛,请有亲身经历的康复者与患者交流,增加患者治疗的信心和安全感。

5.康复护理

功能锻炼对防治烧伤后关节僵直、肌肉萎缩、肌腱粘连,提高神经肌肉反应能力,增加免疫力有重要作用。指导和协助患者进行功能锻炼:①维持功能体位;②鼓励伤员进行功能锻炼;③制订并实施个体化康复治疗计划;④避免对瘢痕性创面机械性刺激,如搔抓等;⑤防止紫外线与红外线照射受伤部位,因其可促使瘢痕增生。

九、健康指导

烧伤患者早期怕痛、中期怕死、后期怕残,易出现情绪危机,产生严重的精神上的痛苦和负担。

(1)建立良好的护患关系,稳定患者和家属的情绪。加强烧伤预后的心理护理。①针对小儿烧伤:因全身器官发育不完全,代偿机制差的特点,应特别注意休克期的护理,密切观察尿量、神志、精神变化。②针对老年患者:有心肺功能不全者补液量限量,准确记录出入量,并根据临床表现及时调整输液速度。③针对需整形患者:解除患者的心理压力和心理障碍,使其对术后的效果充满信心。

(2)加强烧伤患者皮肤护理。烧伤患者新愈合的皮肤薄嫩,避免外伤,不可过度摩擦和搔抓,注意清洁,保护新生皮肤。多食易消化的蛋白质、高维生素等食物。

(3)鼓励患者进行早期功能锻炼,减少瘢痕粘连与挛缩。增强患者自信心,克服自卑感。

(4)预防感染,防止并发症。

(5)加强烧伤知识的宣传教育。

第二十一节　外科休克

一、概述

休克是机体在各种有害因素侵袭下引起的以有效循环血容量骤减,组织灌注不足,细胞代谢紊乱、受损,微循环障碍为特点的病理过程。休克发病急,进展快,若未能及时发现和治疗,则可发展至不可逆阶段而死亡。

二、病因分类

根据病因,休克可分为五类:低血容量性、感染性、心源性、神经性和过敏性休克。外科常见的是前两类。低血容量性休克是由于各种原因引起短时间内大量出血及体液丢失,使有效循环血量降低所致,可分为失血性和损伤性休克两类。感染性休克指严重感染时病原菌释放的内毒素与外毒素,引起血管痉挛、血管内皮细胞损伤和全身炎症反应综合征,导致微循环障碍、代谢改变及器官功能衰竭。

三、病理生理

各类休克的病理生理基础是有效循环血量锐减和组织灌注不足及由此导致的微循环、代谢改变和内脏器官的继发性损害等。

(一)循环的变化

分为微循环收缩期、扩张期和衰竭期(DIC)。收缩期交感神经－肾上腺系统释放大量儿茶酚胺和肾素－血管紧张素,全身小血管、微血管的平滑肌以及毛细血管的前括约肌收缩,毛细血管前阻力升高,出现少灌少流,灌少于流的现象,为休克的代偿期;扩张期时毛细血管前括约肌舒张,大量血液滞留于毛细血管内,出现灌而少流、灌大于流的情况,休克进入抑制期。

(二)代谢变化

休克可引起儿茶酚胺、抗利尿激素相醛固酮分泌增加;丙酮酸和乳酸产生过多,出现代谢性酸中毒;细胞膜钠－钾泵失常,细胞外钾离子无法进入细胞内,细胞外液随钠进入细胞,造成细胞肿胀、死亡。

(三)内脏器官的继发性损害

内脏器官持续处于缺血、缺氧状态,可导致肺、肾、心、脑、肝及胃肠道功能障碍,甚至多系统器官功能障碍或衰竭(MODS),这是休克的主要致死原因。

四、辅助检查

(一)实验室检查

①血、尿和粪常规检查;②血生化检查;③凝血机制;④动脉血气分析;⑤血乳酸。

(二)特殊检查

①中心静脉压(CVP);②毛细血管楔压;③心排血量和心脏指数。

(三)其他检查

①影像学检查。②B超检查:有助于发现部分患者的感染灶和引起感染的原因。③阴道后穹隆穿刺:育龄妇女有停经史时应做后穹隆穿刺,可抽得不凝血液。

五、治疗要点

关键是尽早去除病因,迅速恢复有效循环血量,纠正微循环障碍,增强心肌功能,恢复人体正常代谢。

(1)一般紧急措施:采取休克体位,以利血液回流;吸氧;控制出血,必要时使用休克裤。

(2)补充血容量:一般先输晶体液再输胶体液。

(3)积极处理原发病。

(4)纠正酸碱平衡失调。

(5)应用血管活性药物。

（6）改善微循环。

（7）皮质激素和其他药物的应用。

六、护理评估

（一）健康史

（二）身心状况

（1）生命体征：①休克患者大多体温偏低，但感染性休克可有高热，若体温突升至 40℃ 以上或降到 36℃ 以下，则病情危重；② 血压下降是休克的主要表现之一，收缩压常低于 90mmHg，脉压＜20mmHg；③脉率在休克早期增快，休克加重时脉细致。患者的脉率/收缩压称为休克指数，可用于判断有无休克及其程度。休克指数为 0.5 时无休克，1.0～1.5 为休克，＞2.0 时为严重休克；④休克加重时呼吸急促、变浅、不规则，呼吸＞30 次/min 或＜8 次/min 表示病情危重。

（2）意识和表情。

（3）皮肤色泽与肢端温度。

（4）尿量及尿比重：反映肾血流灌注情况，尿量＞30mL/h，表明休克有改善。

（三）心理-社会支持状况

评估患者及家属对疾病的情绪反应、心理承受能力及对治疗和预后的了解程度。

七、护理诊断

1.体液不足

与大量失血、失液有关。

2.气体交换受损

与微循环障碍、缺氧和呼吸型态改变有关。

3.体温异常

与感染、组织灌注不良有关。

4.有感染的危险

与免疫力降低、侵入性治疗有关。

5.有受伤害的危险

与微循环障碍、烦躁不安、意识不清等有关。

八、护理措施

（一）补充血容量，恢复有效循环血量

①专人护理。②建立静脉通路：迅速建立 1～2 条静脉输液通道。必要时行中心静脉置管。③合理补液：一般先快速输入晶体液，后输胶体液。根据血压及血流动力学监测情况调整输液速度。④记录出入量：详细记录 24 小时出入量以作为治疗的依据。⑤严密观察病情变化：每 15～30 分钟测体温、脉搏、呼吸、血压 1 次。观察意识表情、面唇色泽、皮肤肢端温度、瞳孔及尿量。若患者从烦躁转为平静，淡漠迟钝转为对答自如；唇色红，肢体转暖；尿量＞30mL/h，提示休克好转。

（二）改善组织灌注

①休克体位：将患者头和躯干抬高 20°～30°，下肢抬高 15°～20°。②使用抗休克裤。③应

用血管活性药物:监测血压的变化,及时调整输液速度。

(三)使用增强心肌功能药物

在用药过程中,注意观察心率变化及药物的不良反应。

(四)保持呼吸道通畅

①观察呼吸型态、监测动脉血气、了解缺氧程度。②避免误吸、窒息:昏迷患者,头应偏向一侧或置入口咽通气管,以免舌后坠或呕吐物误吸。有气道分泌物时及时清除。③协助患者咳嗽、咳痰:痰液及分泌物堵塞呼吸道时,及时清除,必要时给予雾化吸入。

(五)预防感染

严格执行无菌技术操作规程,遵医嘱应用抗生素。

(六)调节体温

①密切观察体温变化。②注意保暖:一般室温以 20℃ 左右为宜。切忌应用热水袋、电热毯等进行体表加温。③输血前应将库存血复温后再输入。

(七)预防意外损伤

对于烦躁或神志不清的患者,应加床旁护栏以防坠床;必要时,四肢以约束带固定于床旁。

九、健康指导

(一)疾病预防

指导患者及家属加强自我保护,避免损伤或意外伤害。

(二)疾病知识

向患者及家属讲解各项治疗护理的必要性及疾病的转归过程;讲解意外损伤后的初步处理和自救知识。

(三)疾病康复

指导患者康复期应加强营养。若发生高热或感染应及时就诊。

第四章　妇产科疾病护理

第一节　阴道炎症

一、滴虫性阴道炎

(一)概述

阴道炎是阴道黏膜及黏膜下结缔组织的炎症,是妇科门诊常见疾病。当阴道的自然防御功能下降时,病原体易于侵入,导致阴道炎症。婴幼儿及绝经后女性由于缺乏雌激素,阴道上皮菲薄,细胞内糖原含量减少,阴道 pH 值高达 7 左右,导致阴道抵抗力低下,故比青春期及育龄期女性易受感染。常见的阴道炎有滴虫性阴道炎、外阴阴道假丝酵母菌病、老年性阴道炎。

由阴道毛滴虫引起的阴道炎称为滴虫性阴道炎,多发生于育龄期、青春期。

(二)病因

阴道毛滴虫呈梨形,体积为中性粒细胞的 2～3 倍,其顶端有 4 根鞭毛,体部有波动膜,后端尖并有轴柱凸出。活的阴道毛滴虫透明无色,呈水滴状,鞭毛随波动膜的波动而活动。适宜生长的温度 25～40℃,pH5.2～6.6 的潮湿环境最适宜其生长繁殖,能在 3～5℃生存 21 天,在 46℃生存 20～60 分钟。月经前后,阴道 pH 值发生变化,月经后接近中性,隐藏在腺体,及阴道皱襞中的滴虫在月经前后得以繁殖,造成滴虫阴道炎。其次,妊娠期、产后等阴道环境改变,适于滴虫生长繁殖而发生滴虫阴道炎。滴虫能消耗或吞噬阴道上皮细胞内的糖原,阻碍乳酸生成,以降低阴道酸度而有利于繁殖。阴道毛滴虫还可寄生于尿道、尿道旁腺、膀胱、肾盂,以及男性包皮褶、尿道、前列腺等处。

(三)临床表现

主要表现为阴道分泌物增多及外阴瘙痒,间或有灼热、疼痛、性交痛等。分泌物特点为稀薄脓性、黄绿色、泡沫状、有臭味。瘙痒部位主要为阴道口及外阴,若尿道口有感染,可有尿频、尿痛,有时可见血尿。检查见阴道黏膜充血,严重者有散在出血点,甚至宫颈有出血点,形成"草莓样"宫颈,后穹隆有多量白带,呈灰黄色、黄白色稀薄液体或黄绿色脓性分泌物,常呈泡沫状。

(四)辅助检查

在阴道分泌物中寻找病原体,滴虫阴道炎分泌物涂片镜检可见滴虫。

(五)治疗要点

1.全身用药

甲硝唑 2g,单次口服,或 0.4g 口服,3 次/d,连续 7 天为一疗程。妊娠 20 周前及哺乳期女性禁用。性伴侣同时治疗。

2.局部用药

①弱酸性:选用 1%乳酸溶液、0.5%乙酸溶液、稀释食醋溶液冲洗阴道或坐浴。②杀菌剂:甲硝唑泡腾片 0.2g 塞入阴道后穹隆,每晚 1 片,7 天为一疗程。

(六)护理评估

1.健康史

询问患者的年龄、发病可能的诱因,追问月经史、婚育史、哺乳史、糖尿病史及肺结核史,有无接受大剂量雌激素治疗或长期应用抗生素治疗病史。

2.身体状况

询问外阴皮肤瘙痒、疼痛、烧灼等主观感觉,及其与活动、性交、排尿、排便的关系;询问患者白带的量、性状、气味;评估患者的阴道出血量、出血时间、伴随症状;当炎症扩散到盆腔时,可有腰骶部疼痛,盆腔部下坠痛;若有腹膜炎,则出现消化系统症状;若有脓肿形成,则有下腹包块及局部压迫刺激症状。

3.心理-社会状况

通过与患者接触、交谈、观察其行为变化,以了解患者情绪、心理状态的改变。

(七)护理诊断

1.皮肤黏膜的完整性受损

与炎症引起的阴道、外阴皮肤黏膜充血、破损有关。

2.睡眠型态紊乱

与局部瘙痒不适、住院环境等有关。

3.焦虑

与病程长、易反复发作有关。

4.知识缺乏

与不了解生殖系统炎症的防范知识有关。

5.性生活型态改变

与炎症引起性交痛,治疗期间禁性生活有关。

(八)护理措施

(1)保持外阴清洁、干燥,避免搔抓。

(2)治疗期间禁止性生活、勤换内裤,内裤及坐浴用物应煮沸消毒 5~10 分钟。

(3)定期复查阴道分泌物,送检时标本应保暖。

(4)观察用药后反应,如有食欲减退、恶心、呕吐、头痛、皮疹等应立即报告医师。

(5)向患者说明遵医嘱用药、规范治疗的必要性。

(九)健康指导

(1)做好卫生宣传,积极开展普查普治工作,消灭传染源,提高群体公德意识和自我防护意识。

(2)取阴道分泌物检查前 24~48 小时避免性生活、阴道灌洗或局部用药。

(3)做好消毒隔离,防止交叉感染。告知患者性伴侣应同时治疗,治疗期间禁止性生活。

(4)治疗后按时复查,连续 3 次月经后复查阴道分泌物,均为阴性者为治愈。

(5)保持外阴清洁、干燥,每天更换内裤,清洗外阴,用物应煮沸消毒。

(6)甲硝唑可通过乳汁排出,哺乳期妇女用药后不宜哺乳。

二、外阴阴道假丝酵母菌病

(一)概述

外阴阴道假丝酵母菌病(VVC)是假丝酵母菌在一定条件下侵犯人体组织引起阴道、外阴的炎症。

(二)病因及发病机制

引起外阴阴道假丝酵母菌病的病原体80%～90%为假丝酵母菌,10%～20%为光滑假丝酵母菌、近平滑假丝酵母菌或热带念珠菌等。假丝酵母菌是一种寄生于阴道、口腔、肠道的条件致病菌。它适宜在温度为25～40℃、酸性(pH多在4.0～4.7)、潮湿环境中生长。当机体抵抗力下降,阴道内糖原增加,阴道pH值下降或性激素水平增高时,均可引起假丝酵母菌的生长繁殖。常见于妊娠、糖尿病患者及接受大量雌激素或应用大量免疫抑制药治疗者。

(三)临床表现

1.症状

外阴瘙痒、灼痛,白带呈豆渣样。

2.体征

外阴有抓痕,黏膜有白色膜状物,急性期可见糜烂及浅表溃疡。

(四)辅助检查

1.悬滴法

将阴道分泌物涂片滴入10%氢氧化钾溶液镜下找真菌孢子和假菌丝,阳性率为70%～80%。

2.革兰染色法

阳性率为80%。

3.培养法

阳性率很高,多用于难治性VVC或复发性VVC患者的检查。

(五)治疗要点

1.消除病因

积极治疗糖尿病,正确使用抗生素、肾上腺皮质激素、雌激素、免疫抑制剂。

2.改变阴道酸碱度

用2%～4%碳酸氢钠溶液或10%洁尔阴冲洗阴道或坐浴,1次/d,10次为1个疗程。

3.药物治疗

用硝酸咪康唑栓(达克宁栓)每晚1粒(200mg)塞入阴道内,连用7天;克霉唑栓或制霉菌素片,每晚1片塞入阴道深部,连用7～10天。全身用药,氟康唑150mg,顿服;伊曲康唑200mg,1次/d,连用3～5天。

(六)护理评估

1.健康史

询问患者的年龄、发病可能的诱因,追问月经史、婚育史、哺乳史、糖尿病史及肺结核史,有无接受大剂量雌激素治疗或长期应用抗生素治疗病史。

2.身体状况

询问外阴皮肤瘙痒、疼痛、烧灼等主观感觉,及其与活动、性交、排尿、排便的关系;询问患者白带的量、性状、气味;评估患者的阴道出血量、出血时间、伴随症状;当炎症扩散到盆腔时,可有腰骶部疼痛,盆腔部下坠痛;若有腹膜炎,则出现消化系统症状;若有脓肿形成,则有下腹包块及局部压迫刺激症状。

3.心理-社会支持

通过与患者接触、交谈、观察其行为变化,以了解患者情绪、心理状态的改变。

(七)护理诊断

1.皮肤黏膜的完整性受损

与炎症引起的阴道、外阴皮肤黏膜充血、破损有关。

2.睡眠型态紊乱

与局部瘙痒不适、住院环境等有关。

3.焦虑

与病程长、易反复发作有关。

4.知识缺乏

与不了解生殖系统炎症的防范知识有关。

5.性生活型态改变

与炎症引起性交痛,治疗期间禁性生活有关。

(八)护理措施

(1)加强健康教育,积极治疗糖尿病,正确使用抗生素、雌激素,避免诱发假丝酵母菌阴道炎。

(2)做好卫生宣教,养成良好的卫生习惯,每天清洗外阴、更换内裤。切忌搔抓。内裤应煮沸消毒。

(3)阴道灌洗注意药液浓度和治疗时间,灌洗药物要充分溶化,温度一般 40℃,切忌过高,以免皮肤烫伤。

(4)孕妇要积极治疗,否则阴道分娩时新生儿易被传染患鹅口疮。

(5)假丝酵母菌阴道炎常在月经前复发,治疗后应在月经前复查白带。假丝酵母菌阴道炎治疗后 5%～10% 复发,对复发病例应检查原因。

(6)对有症状的性伴侣应同时进行治疗,无症状者无需治疗。

(九)健康指导

(1)注意个人卫生,保持外阴清洁、干燥。治疗期间勿去公共浴池、游泳池,浴盆、浴巾等用具应消毒。注意经期、孕期、分娩期和产褥期的卫生。指导性生活卫生,减少性传播疾病,经期禁止性交。

(2)积极开展普查普治,指导患者定期进行妇科检查,及早发现异常,并积极治疗。

(3)生殖器炎症常需局部用药,教会患者自己用药的方法及注意事项。此外,向患者讲解有关药物的作用、不良反应,使患者明确各种不同的用药途径,以保证疗程和疗效。

(4)向患者及家属讲解常见妇科炎症的病因、诱因、预防措施。

三、细菌性阴道病

(一)概述

细菌性阴道病(BV)是育龄妇女最常见的阴道感染,它的自然病史表现为自愈性或复发性。未予治疗,部分细菌性阴道病患者可自愈,细菌性阴道病不是性传播疾病,无性经历女性也可发生细菌性阴道病。

(二)病因及发病机制

细菌性阴道病为阴道内菌群失调所致的一种混合感染,当阴道内的优势菌乳酸杆菌减少,其他细菌如加德纳菌、各种厌氧菌等大量繁殖,破坏了正常阴道菌群之间的相互平衡时将引起阴道疾病。

(三)临床表现

多发生在性活跃期女性。10%～40%的患者无临床症状,有症状者主要表现为阴道分泌物增多,有鱼腥味,性交后加重,可伴有轻度外阴瘙痒或烧灼感。检查见阴道黏膜无充血的炎症表现,分泌物为灰白色,均匀一致,稀薄,常黏附于阴道壁,但黏度很低,容易将分泌物从阴道壁拭去。

(四)辅助检查

1.氨试验

将阴道分泌物涂抹在玻片上,滴 1～2 滴氢氧化钾溶液产生烂鱼样腥臭味即为阳性。

2.线索细胞检查

将阴道分泌物涂抹在玻片上,滴 1 滴 0.9％氯化钠溶液混合后,高倍显微镜下寻找线索细胞,当线索细胞＞20％时为阳性。

3.阴道 pH 检查

pH4.7～5.7。

(五)治疗要点

以全身和局部抗厌氧菌治疗为主,口服甲硝唑连续服用 7 天;甲硝唑置于阴道内,连续 7 天;同时用酸性溶液冲洗阴道,可改善阴道内环境巩固和提高疗效。

(六)护理评估

1.健康史

询问患者的年龄、发病可能的诱因,追问月经史、婚育史、哺乳史、糖尿病史及肺结核史,有无接受大剂量雌激素治疗或长期应用抗生素治疗病史。

2.身体状况

询问外阴皮肤瘙痒、疼痛、烧灼等主观感觉,及其与活动、性交、排尿、排便的关系;询问患者白带的量、性状、气味;评估患者的阴道出血量、出血时间、伴随症状;当炎症扩散到盆腔时,可有腰骶部疼痛,盆腔部下坠痛;若有腹膜炎,则出现消化系统症状;若有脓肿形成,则有下腹包块及局部压迫刺激症状。

3.心理-社会状况

通过与患者接触、交谈、观察其行为变化,了解患者情绪、心理状态的改变。

(七)护理诊断

1.皮肤黏膜的完整性受损

与炎症引起的阴道、外阴皮肤黏膜充血、破损有关。

2.睡眠型态紊乱

与局部瘙痒不适、住院环境等有关。

3.焦虑

与病程长、易反复发作有关。

4.知识缺乏

与不了解生殖系统炎症的防范知识有关。

5.性生活型态改变

与炎症引起性交痛,治疗期间禁性生活有关。

(八)护理措施

1.一般护理

(1)注意性卫生,避免过频或无保护的性生活。

(2)孕期注意个人卫生,保持外阴阴道卫生。

(3)教会患者自我护理的方法,保持外阴清洁干燥,避免交叉感染。

2.疾病护理

(1)治疗期间勤换内裤,避免性生活。

(2)指导患者注意局部用药前、后手的卫生,减少感染的机会。

(3)指导阴道用药的患者在放药前,用酸性溶液灌洗阴道后再采取下蹲位将药片送入阴道后穹部。

(4)指导患者配偶同时进行治疗,如甲硝唑或替硝唑29顿服,并告知患者口服上述药后需24小时或72小时禁酒。

(5)因甲硝唑可透过胎盘到达胎儿体内,故孕20周前禁用此药。

(6)哺乳期全身用药,因甲硝唑可通过乳汁排泄,服药期间及服药后12小时内不宜哺乳。

(7)及时发现用药物的不良反应,并报告医师停药。

(九)健康指导

(1)指导患者配合检查,讲解滴虫的特性,提高滴虫检出率。

(2)告之患者治愈的标准及随访要求。滴虫性阴道炎易于月经期后复发,应在月经干净后复查,连续3次滴虫检查阴性者为治愈。

(3)教育患者养成良好的卫生习惯,避免无保护性交,减少疾病的发生。

四、老年性阴道炎

(一)概述

老年性阴道炎常见于妇女绝经后,因卵巢功能减退,雌激素水平降低,阴道壁萎缩,黏膜变薄,致局部抵抗力下降,病菌易入侵并繁殖引起炎症。

(二)病因及发病机制

妇女绝经后、手术切除双侧卵巢或盆腔放射治疗后,雌激素水平降低,阴道上皮萎缩,黏膜变薄,上皮细胞糖原减少,阴道内 pH 值增高,阴道自净作用减弱,致使病菌易入侵并繁殖,引起炎症。

(三)临床表现

1.症状

白带增多,分泌物稀薄,呈淡黄色,伴严重感染时白带可呈脓性,有臭味。黏膜有表浅溃疡时,分泌物可为血性,有的患者可有点滴出血,可伴外阴瘙痒、灼热、尿频、尿痛、尿失禁症状。

2.体征

检查见阴道呈老年性改变;上皮萎缩;皱襞消失;上皮平滑;菲薄;阴道黏膜充血;常有小出血点。

(四)辅助检查

1.阴道分泌物检查

显微镜下可见大量白细胞及基底层细胞,无滴虫及念珠菌。

2.宫颈防癌涂片检查

与子宫恶性肿瘤相鉴别。

3.局部活组织检查

阴道溃疡者与阴道癌相鉴别。

(五)治疗要点

1.增加阴道内酸度抑制细菌生长

用 0.5%醋酸或 1%乳酸阴道灌洗,每天 1 次。灌洗后局部应用抗生素。

2.增加阴道抵抗力

全身用药可口服尼尔雌醇或小剂量雌激素。局部用药可阴道涂抹雌激素软膏。乳腺癌和子宫内膜癌患者慎用雌激素制剂。

(六)护理评估

1.健康史

询问患者的年龄、发病可能的诱因,追问月经史、婚育史、哺乳史、糖尿病史及肺结核史,有无接受大剂量雌激素治疗或长期应用抗生素治疗病史。

2.身体状况

询问外阴皮肤瘙痒、疼痛、烧灼等主观感觉,及其与活动、性交、排尿、排便的关系;询问患者白带的量、性状、气味;评估患者的阴道出血量、出血时间、伴随症状;当炎症扩散到盆腔时,可有腰骶部疼痛,盆腔部下坠痛;若有腹膜炎,则出现消化系统症状;若有脓肿形成,则有下腹包块及局部压迫刺激症状。

3.心理-社会状况

通过与患者接触、交谈、观察其行为变化,以了解患者情绪、心理状态的改变。

(七)护理诊断

1.皮肤黏膜的完整性受损

与炎症引起的阴道、外阴皮肤黏膜充血、破损有关。

2.睡眠型态紊乱

与局部瘙痒不适、住院环境等有关。

3.焦虑

与病程长、易反复发作有关。

4.知识缺乏

与不了解生殖系统炎症的防范知识有关。

5.性生活型态改变

与炎症引起性交痛,治疗期间禁性生活有关。

(八)护理措施

(1)对围绝经期、老年妇女进行健康教育,使其掌握老年性阴道炎的预防措施和技巧。

(2)指导患者或家属阴道灌洗、上药方法,注意操作前先洗净双手、消毒器具。局部治疗时药物应置于阴道深部。

(3)保持外阴清洁,勤换内裤。穿棉织内裤,减少刺激。

(4)对卵巢切除、放疗患者给予雌激素替代治疗指导,并进行相关知识指导。

(九)健康指导

(1)教育患者养成良好的卫生习惯,尽量避免使用盆浴,必要时专人专盆。

(2)指导患者便后擦拭应遵循从前到后的顺序,防止粪便污染外阴。

(3)教育患者注意性生活卫生,必要时可用润滑剂以减少对阴道的损伤。

五、婴幼儿外阴阴道炎

(一)概述

婴幼儿阴道炎是由大肠埃希菌及葡萄球菌、链球菌、淋菌、滴虫等病原体通过患病母亲或保育员的手、衣物、浴盆、毛巾等引起的炎症,多与外阴炎同时存在。常见于5岁以下幼女。

(二)病因及发病机制

婴幼儿外阴未发育,不能遮盖尿道口及阴道前庭,加之缺乏雌激素,阴道上皮较薄,细菌极易侵入;阴道 pH 呈中性适合病原菌的生长和繁殖;婴幼儿卫生习惯不良,粪便污染、外阴不洁、外阴损伤或蛲虫感染,阴道异物等都会引起炎症。

(三)临床表现

(1)外阴瘙痒,患儿烦躁不安、哭闹不止或手抓外阴部。

(2)分泌物增多,外阴、阴蒂、尿道口、阴道口黏膜充血、水肿,有脓性分泌物自阴道口流出。

(四)辅助检查

(1)阴道分泌物检查:找滴虫或假丝酵母菌。

(2)阴道分泌物涂片染色做病原学检查。

(3)阴道分泌物做细菌培养。

(五)治疗要点

(1)针对病原体选择相应的口服抗生素治疗。

(2)局部用 0.5%～1%乳酸液通过小号导尿管做阴道冲洗。

(3)如有异物,可在麻醉下取出。

(六)护理评估

1.健康史

询问患者发病可能的诱因,有无接受大剂量雌激素治疗或长期应用抗生素治疗病史。

2.身体状况

询问外阴皮肤瘙痒、疼痛、烧灼等主观感觉,及其与活动、排尿、排便的关系;评估患者的阴道出血量、出血时间、伴随症状;当炎症扩散到盆腔时,可有腰骶部疼痛,盆腔部下坠痛;若有腹膜炎,则出现消化系统症状;若有脓肿形成,则有下腹包块及局部压迫刺激症状。

3.心理-社会状况

通过与患者接触、交谈、观察其行为变化,以了解患者情绪、心理状态的改变。

(七)护理诊断

1.皮肤黏膜的完整性受损

与炎症引起的阴道、外阴皮肤黏膜充血、破损有关。

2.睡眠型态紊乱

与局部瘙痒不适、住院环境等有关。

3.焦虑

与病程长、易反复发作有关。

(八)护理措施

1.一般护理

①保持外阴清洁、干燥,减少摩擦。②避免穿开裆裤,减少污染机会。③养成良好的卫生习惯,便后清洗外阴。④防止交叉感染,专盆专用。

2.疾病护理

①指导家长对患儿外阴护理;②指导家长用药的方法。

(九)健康指导

(1)教育家长及时治疗所患疾病,防止将病原体传染给孩子。

(2)教会家长对所用物品及双手进行消毒。

第二节　子宫颈炎症

一、概述

子宫颈炎症是妇科最常见的下生殖道炎症之一,包括宫颈阴道部炎症及宫颈管黏膜炎症,临床上宫颈管黏膜炎较多见。若急性宫颈炎得不到及时彻底治疗,可导致慢性宫颈炎。

二、病因

急性宫颈炎可由多种病原体、物理因素、化学因素刺激、机械性宫颈损伤引起。病原体主要为性传播疾病病原体和内源性病原体。性传播疾病病原体,如淋病奈瑟菌、沙眼衣原体,主要见于性传播疾病的高危人群。因宫颈阴道部扁平上皮与阴道扁平上皮相延续,阴道炎症可引起宫颈阴道部炎症。慢性宫颈炎可由急性宫颈炎迁延而来,也可以是病原体持续隐藏于宫颈黏膜内所致。

三、临床表现

(一)急性子宫颈炎

①大部分患者无症状,有症状者主要表现为阴道分泌物增多。分泌物的性状依据病原体的种类、炎症的程度而不同,可呈乳白色黏液状、呈淡黄色脓性或血性白带。阴道分泌物刺激可引起外阴瘙痒及灼热感,有时也可出现经间期出血、性交后出血等症状。若合并尿路感染,可出现尿急、尿频、尿痛等症状。②妇科检查时可见宫颈充血、水肿、黏膜外翻,有黏液脓性分泌物附着,甚至从宫颈管流出,宫颈管黏膜质脆,容易诱发出血。若为淋病奈瑟菌感染,因尿道旁腺、前庭大腺受累,可见尿道口、阴道口黏膜充血、水肿以及多量脓性分泌物。

(二)慢性子宫颈炎

多无症状,少数患者可有阴道分泌物增多,淡黄色或脓性,性交后出血或月经间期出血,偶有分泌物刺激,引起外阴瘙痒或不适。妇科检查可见患者宫颈外口处的宫颈阴道部外观呈细颗粒状的红色区,称为宫颈糜烂样改变,或有黄色分泌物覆盖子宫颈口或从此流出,也可表现为子宫颈肥大或子宫颈息肉。

四、辅助检查

(一)宫颈细胞学检查

巴氏涂片检查法是传统的宫颈细胞学检查方法,其分级标准为巴氏Ⅰ~Ⅴ级,其中巴氏Ⅱ级为宫颈炎症。

(二)阴道镜检查

从视觉和组织学上确定宫颈和下生殖道的状况,全面观察鳞、柱状细胞交界处,评定其病变,确定并取活体组织,做出组织学诊断,为进一步处理提供依据。

(三)活体组织检查

为确诊的最可靠方法,可检出宫颈湿疣、癌细胞、结核、梅毒等,与一般慢性宫颈炎鉴别。

五、治疗要点

(一)急性子宫颈炎

主要是抗生素治疗。可根据不同情况采用经验性抗生素治疗或针对病原体的抗生素治疗。若为淋病奈瑟菌或沙眼衣原体感染,性伴侣要进行相应的检查和治疗。

(二)慢性子宫颈炎

宫颈糜烂样改变若无临床症状,不需治疗,仅需要做细胞学筛查。若细胞学异常,则根据细胞学结果进行相应处理。对糜烂样改变伴有分泌物增多、乳头状增生或接触性出血者,常给予物理治疗,包括激光、冷冻和微波治疗,也可辅以保妇康栓等中药治疗。治疗前应排除宫颈上皮内瘤样病变和宫颈癌。慢性子宫颈管黏膜炎可针对病因进行治疗;病原体不清者,尚无有效治疗方法,可使用物理治疗;子宫颈息肉可行息肉摘除术;子宫颈肥大一般无须治疗。

六、护理评估

(一)健康史

了解婚育史、阴道分娩史及妇科手术史、宫颈损伤等情况,以评估发病的原因。

（二）身体状况

评估白带性状及量，是否有阴道分泌物增多或性质的改变。有无外阴瘙痒，有无腰酸或下腹部坠痛。有无尿急、尿频、尿痛等泌尿系统症状。妇科检查见宫颈有无充血、水肿、糜烂或黏膜脓性分泌物从宫颈管流出。

（三）心理-社会状况

患者因有不洁性生活史而出现典型的临床症状而产生恐惧心理，但又不敢及时就医或去医院治疗，加重了患者的思想负担。

七、护理诊断

1.排尿异常

与慢性宫颈炎症蔓延至膀胱三角区或膀胱周围组织造成尿频或排尿困难有关。

2.皮肤完整性受损

与外阴瘙痒而搔抓过度所致有关。

3.焦虑

与担心患宫颈癌有关。

4.自尊紊乱

与慢性子宫颈炎致不孕有关。

八、护理措施

（一）一般护理

给予高蛋白、高热量、高维生素饮食，适当卧床休息。做好会阴护理，及时更换会阴垫，保持床单及衣物清洁。

（二）病情观察

监测生命体征，发现体温异常或感染性休克的症状，应报告医生及时处理。此症常合并子宫内膜炎、阴道炎，注意观察有无相关症状出现。

（三）治疗护理

1.急性宫颈炎

按医嘱规范使用抗生素，观察药物副作用。

2.慢性宫颈炎

物理治疗为主要方法。临床常用的物理治疗方法有激光治疗、冷冻治疗、红外线凝结疗法及微波疗法等。其原理都是将宫颈糜烂面的单层柱状上皮破坏，结痂脱落后新的扁平上皮覆盖创面，为期3～4周，病变较深者，需6～8周，宫颈恢复光滑外观。

接受物理治疗的患者应注意：①治疗前应常规做宫颈刮片行细胞学检查，排除宫颈癌和宫颈上皮内瘤样病变；②有急性生殖器炎症者列为禁忌；③治疗时间选择在月经干净后3～7天内进行；④术后应每天清洗外阴2次，保持外阴清洁，在创面尚未愈合期间（4～8周）禁盆浴、性交和阴道冲洗；⑤患者术后均有阴道分泌物增多，在宫颈创面痂皮脱落前，阴道有大量黄水流出，在术后1～2周脱痂时可有少量血水或少许流血，若出血量多需急诊处理，局部用止血粉或压迫止血，必要时加用抗生素；⑥一般于两次月经干净后3～7日复查，了解创面愈合情况，同时注意观察有无宫颈管狭窄。未痊愈者可择期再作第2次治疗。

九、健康指导

(一)定期复查

指导育龄女性定期妇科检查,发现宫颈炎应常规先做宫颈刮片细胞学检查,筛查宫颈癌后及时治疗。

(二)告知物理治疗后注意事项

①阴道分泌物会增多,甚至有大量水样排液,术后1~2周脱痂时,可有少许出血。应每天擦洗外阴2次,勤换卫生垫,保持清洁、干燥。若分泌物有臭味或量多,应及时复诊。②治疗后2个月内禁止性生活、盆浴及阴道灌洗。③一般在治疗后的两次月经干净后3~7天复查,效果欠佳者可遵医嘱做第2次治疗。

第三节　盆腔炎症

一、急性盆腔炎

(一)概述

女性内生殖器官及其周围的结缔组织、盆腔腹膜发生炎症时称为盆腔炎。引起盆腔炎的病原体有两个来源,来自原寄居在阴道内的菌群,包括需氧菌、厌氧菌和来自外界的病原体如淋病奈瑟菌、沙眼衣原体、结核分枝杆菌等。急性盆腔炎治疗不及时可引起弥漫性腹膜炎、败血症、感染性休克。甚至危及生命。

(二)病因

1.产后或流产后感染

流产后、产后妊娠组织残留,阴道出血时间过长;手术器械消毒不严格;手术无菌操作不正确造成术后感染。

2.宫腔内手术操作后感染

如放置或取下宫内节育器、刮宫、输卵管通气、通液、碘油造影术、宫腔镜检查、剖宫产等由于手术消毒不严格或原有慢性炎症,经手术干扰可引起急性发作并扩散。

3.经期卫生不良

使用不洁的月经垫、经期性交等。

4.感染性疾病传播

不洁性交史、早年性交、多个性伴侣、性交过频者均可导致病原体侵入。

5.邻近器官炎症直接蔓延

阑尾炎、腹膜炎等邻近器官的炎症经过直接蔓延也可致盆腔炎。

(三)临床表现

1.症状

①轻者无症状或症状轻微不易被发现,常因延误正确治疗而导致上生殖道感染后遗症。常见症状为下腹痛、发热、阴道分泌物增多。腹痛为持续性、活动或性交后加重。②重者可有

寒战、高热、头痛、食欲缺乏等。月经期发病者可出现经量增多、经期延长。腹膜炎者出现消化系统症状,如恶心、呕吐、腹胀、腹泻。若有脓肿形成,可有下腹包块及局部压迫刺激症状。患者若有输卵管炎的症状及体征并同时伴有右上腹疼痛者,应怀疑有肝周围炎。

2.体征

患者呈急性病容,体温升高,心率加快,下腹部有压痛、反跳痛及肌紧张,叩诊鼓音明显,肠鸣音减弱或消失。盆腔检查:阴道充血,可见大量脓性臭味分泌物从宫颈口外流;穹隆有明显触痛,宫颈充血、水肿、举痛明显;宫体增大,有压痛,活动受限;宫旁一侧或两侧片状增厚,或有包块,压痛明显。

(四)临床表现

患者有时出现低热、乏力等,临床多表现为不孕、异位妊娠、慢性盆腔痛,或盆腔炎性疾病反复发作等症状。妇科检查通常发现子宫大小正常或稍大,常呈后位,活动受限,或粘连固定、触痛;宫旁组织增厚,骶韧带增粗.触痛;或在附件区可触及条索状物,囊性或质韧包块,活动受限,有触痛。如果子宫被固定或封闭于周围瘢痕化组织中,则呈"冰冻骨盆"状态。

(五)辅助检查

(1)实验室检查:①血常规可见白细胞计数明显升高,中性粒细胞增多、核左移并有中毒颗粒。②血培养或阴道后穹隆穿刺涂片、细菌培养及药物敏感试验。

(2)特殊检查:B超或腹腔镜检查有助于诊断。腹腔镜的肉眼诊断标准有:①输卵管表面明显充血;②输卵管壁水肿;③输卵管伞端或浆膜面有脓性渗出物。

(3)在做出急性盆腔炎的诊断后,要明确感染的病原体,通过剖腹探查或腹腔镜直接采取感染部位的分泌物做细菌培养及药物敏感试验结果最准确,但临床应用有一定局限性。

宫颈管分泌物及后穹隆穿刺液的涂片、培养及免疫荧光检测对明确病原体有帮助。

(六)治疗要点

1.急性盆腔炎

主要为及时、足量的抗生素治疗,必要时手术治疗。

2.盆腔炎性疾病后遗症

多采用综合性治疗方案控制炎症,同时注意增强机体抵抗力,缓解症状,增加受孕机会。包括:①物理疗法,能促进盆腔局部血液循环,改善组织营养状态,提高新陈代谢,有利于炎症吸收和消退,常用的有激光、短波、超短波、微波、离子透入等。②中药治疗,结合患者特点,通过清热利湿.活血化瘀或温经散寒、行气活血达到治疗目的。③西药治疗,针对病原菌选择有效抗生素控制炎症,还可采用透明质酸酶等使炎症吸收。④输卵管积水者可手术治疗。⑤不孕女性可选择辅助生育技术达到受孕目的。

(七)护理评估

1.健康史

询问近期有无流产和宫腔内手术操作史,经期卫生保健情况,有无邻近器官炎症、有无宫腔内授精的病史。

2.身体状况

测量生命体征。评估下腹疼痛程度及腹痛的性质,有无肌紧张、压痛、反跳痛。观察阴道分泌物状态,评估白带性质、量、气味。

3.心理-社会状况

患者发病较急,病情重,身体虚弱,要评估患者的心理反应,有无手术治疗恐惧或无助不安,是否需要咨询指导。

(八)护理诊断

1.疼痛

与生殖器官及周围结缔组织炎症有关。

2.体温过高

与盆腔炎症有关。

3.知识缺乏

与缺乏经期卫生知识有关。

4.舒适的改变——腹胀

与盆腔腹膜炎症使肠蠕动减慢有关。

5.自理缺陷

与卧床休息、输液有关。

(九)护理措施

1.一般护理

①卧床休息,取半卧位,有利于脓液积聚于子宫直肠陷凹,使炎症局限;②给予高热量、高蛋白、高维生素、流质或半流饮食,并遵医嘱纠正电解质紊乱和酸碱失衡;③高热时采用物理降温,若有腹胀应行胃肠减压;④每天消毒外阴 2 次,保持外阴清洁,减少不必要的盆腔检查,避免炎症扩散。

2.观察病情

观察患者精神状态及营养;检查生命体征,是否有寒战,发热、恶心、呕吐、食欲减退、疲乏无力;下腹痛的部位、持续时间及伴随症状,是否有阴道分泌物多;是否用药,观察疗效及不良反应。

3.治疗护理

①要使患者了解及时、足量的抗生素治疗的重要性。经恰当的抗生素积极治疗,绝大多数盆腔炎性疾病患者能彻底治愈,使其建立信心,主动配合。②护士应经常巡视患者,并观察患者的用药反应。对于药物治疗无效、脓肿持续存在、脓肿破裂者需要手术切除病灶,根据患者情况选择经腹手术或腹腔镜手术。需要手术治疗者,为其提供相应的护理措施。③对于接受抗生素治疗的患者,应在 72 小时内随诊以确定疗效,评估有无临床情况的改善,若此期间症状无改善,则需进一步检查,重新进行评估,必要时行腹腔镜或手术探查。对沙眼衣原体及淋病奈瑟菌感染者,可在治疗后 4～6 周复查病原体。

4.检查配合

协助抽血检查血常规、血或阴道分泌物化验检查或培养及药物敏感试验等;B超检查有助于发现盆腔积液或包块。

5.预防并发症

严密观察,防止脓毒血症、败血症及肝周围炎的发生。

6.防治后遗症

为预防盆腔炎性疾病后遗症的发生,应该注意:①严格掌握手术指征,严格遵循无菌操作规程,为患者提供高质量的围术期护理;②及时诊断并积极正确治疗下生殖道感染及盆腔炎性疾病;③注意性生活卫生,减少性传播疾病。对于被确定为盆腔炎性疾病后遗症的患者,要使其了解通过中西医结合的综合性治疗方案有望缓解症状,减轻患者的焦虑情绪。

7.心理护理

关心患者的疾苦,耐心倾听患者的诉说,尽可能满足患者的需求,并告知患者绝大多数盆腔炎性疾病是可以治愈的,使其建立信心,减轻焦虑。

(十)健康指导

(1)讲解有关疾病知识和经期卫生知识,改变个人不良卫生习惯,避免不必要的妇科检查。

(2)针对患者的心理状况,帮助其利用有助于健康的社会保健。

(3)对无生育计划的女性,应采取有效的避孕措施,减少人工流产的次数。

二、慢性盆腔炎

(一)病因

慢性盆腔炎常因急性盆腔炎治疗不彻底、不及时或患者体质较弱,病程迁延而致。慢性盆腔炎病程长,症状可在月经期加重,机体抵抗力下降时反复发作,严重影响妇女健康。

(二)病理

1.慢性输卵管炎与输卵管积水

慢性输卵管炎多为双侧,输卵管呈轻度或中度肿大。输卵管呈结节性增厚称为结节性输卵管炎。当伞端及颊部粘连闭锁,浆液性渗出物积聚而形成输卵管积水。

2.输卵管卵巢炎及输卵管卵巢囊肿

当输卵管炎症波及卵巢时可互相粘连形成炎性包块,或伞端与卵巢粘连贯通液体渗出而形成输卵管卵巢脓肿,脓液被吸收后可形成输卵管卵巢囊肿。

3.慢性盆腔结缔组织炎

炎症蔓延至宫骶韧带使纤维组织增生、变硬。若蔓延范围广泛,宫颈旁组织增厚变硬,向外呈扇形达盆壁而形成"冰冻骨盆"。

4.慢性子宫内膜炎

常见于流产后、产后,胎盘胎膜残留或子宫复旧不良引发感染;绝经后妇女雌激素低下,子宫内膜薄易受感染,严重者宫颈管粘连形成宫腔积脓。

(三)临床表现

1.症状

①全身症状多不明显,有时可有低热,全身不适,易疲劳。②慢性盆腔痛:下腹坠痛、腰痛、肛门坠胀、月经期或性交后症状加重,也可有月经失调、痛经或经期延长。③不孕及异位妊娠由于输卵管阻塞而致。

2.体征

妇科检查：子宫常后位，活动受限，粘连固定，输卵管炎可在子宫一侧或两侧触及增厚的输卵管呈条索状，输卵管卵巢积水或囊肿可摸到囊性肿物。

(四)辅助检查

1.宫颈或阴道分泌物检查

有淋菌和(或)结核菌感染。

2.血液检查

红细胞沉降率(血沉)增快，白细胞增多，C反应蛋白水平增高。

3.影像学检查

有盆腔或输卵管积液、输卵管卵巢肿物。

(五)治疗要点

1.中药治疗

以清热利湿、活血化瘀为主，也可用中药灌肠。

2.物理疗法

常用方法有短波、超短波、离子透入、蜡疗等。

3.其他药物治疗

在应用抗生素的同时使用 α-糜蛋白酶或透明质酸酶，以利粘连和炎症的吸收，提高疗效。

4.手术治疗

输卵管积水，输卵管卵巢囊肿可手术治疗。

5.一般治疗

加强锻炼，增加营养，提高机体抵抗力。

(六)护理评估

1.健康史

询问近期有无流产和宫腔内手术操作史，经期卫生保健情况，有无邻近器官炎症、有无宫腔内授精的病史。

2.身体状况

测量生命体征。评估下腹疼痛程度及腹痛的性质，有无肌紧张、压痛、反跳痛；观察阴道分泌物状态，评估白带性质、量、气味。

3.心理-社会状况

患者发病较急，病情重，身体虚弱，要评估患者的心理反应，有无手术治疗恐惧或无助不安，是否需要咨询指导。

(七)护理诊断

1.高热

与脓肿形成有关。

2.舒适的改变

与腰骶部疼痛及下坠感有关。

3.焦虑

与病程长、治疗效果不明显有关。

(八)护理措施

1.一般护理

①为患者提供心理支持,减轻患者心理压力,增强战胜疾病的信心;②指导患者积极锻炼身体,养成良好的卫生习惯,减少疾病的发生。

2.疾病护理

①指导患者遵医嘱用药,不中途停药,确保疗效;②减轻患者不适,遵医嘱给予镇静、镇痛药,注意观察用药后反应;③为需手术治疗的患者提供术前和术后护理。

(九)健康指导

(1)指导患者保持良好的卫生习惯,注意劳逸结合,增强机体抵抗力,预防慢性盆腔炎急性发作。

(2)做好经期、孕期、产褥期的卫生教育及性卫生指导,避免不洁的性生活,减少性传播疾病,禁止经期性行为。

(3)为患者讲解盆腔炎发病原因及预防复发的相关知识。

(4)做好心理疏导减轻患者心理压力,并取得患者的配合。

(5)指导患者连续足疗程用药,防止转为慢性盆腔炎。

第四节 功能失调性子宫出血

一、概述

凡月经不正常,内、外生殖器无明显器质性病变或全身出血性疾病,而由神经内分泌调节紊乱引起的异常子宫出血,称为功能失调性子宫出血(DUB),简称功血。

DUB是一种常见的妇科疾病,可发生于月经初潮至绝经间的任何年龄,50%的患者发生于绝经前期,育龄期占30%,青春期占20%。

DUB可分为无排卵型功血和排卵型功血两类,其中,85%为无排卵型功血。无排卵型功血多见于青春期和围绝经期,排卵型功血多见于育龄期女性。

二、病因

促性腺激素或卵巢激素在释放或调节方面的暂时性变化。机体内部和外界因素如精神紧张、恐惧、忧伤、环境和气候骤变、过度劳累及其他全身性疾病等均可通过大脑皮质和神经递质,影响下丘脑—垂体—卵巢轴之间的相互调节,使卵巢功能失调,引起月经紊乱。此外,营养不良、严重贫血及代谢紊乱也可导致月经异常。

三、发病机制

(一)无排卵功血

单一而长期雌激素刺激使子宫内膜渐进性增生、增殖,子宫内膜肥厚、腺内膜血运增多,而雌激素引起的酸性黏多糖(AMPS)聚合和凝胶作用,使间质内血管通透性降低,影响物质交换,造成局部内膜组织缺血、坏死脱落而引起出血,而 AMPS 的凝聚作用,同时妨碍了子宫内膜脱卸,使内膜呈非同步性剥脱,造成内膜长期不规则性出血。

(二)有排卵功血

黄体过早退化致黄体期过短、月经频发;或为萎缩不全、黄体酮持续分泌致黄体期(经前)出血、经期延长、淋漓不止,或为两者兼而有之。机制是雌-孕激素分泌不足,尤黄体酮分泌不足,使子宫内膜完全分泌化,腺体、间质和血管发育不成熟,且由于雌-孕激素非同步性撤退,而造成子宫内膜不规则剥脱和异常出血。

四、临床表现

(一)无排卵性功血

临床最常见的症状是子宫不规则出血,表现为经期长短不一,甚至可达 1 个月以上,经量多少不定,从淋漓不断至大量出血。出血期一般不伴有下腹疼痛或其他不适,出血量多或时间长的患者常继发贫血。

(二)有排卵性功血

多见于育龄女性,部分见于青春期少女和更年期女性。其中可分为排卵型月经过多、黄体功能不全、子宫内膜脱落不规则脱落和排卵期出血等类型。①黄体功能不足表现为月经周期缩短,月经频发。患者不易受孕或易流产。②子宫内膜不规则脱落者,表现为月经周期正常,但经期延长,长达 9~10 天,且出血量多,后几日常表现为少量淋漓不断出血。③表现为月经过多,周期正常。④表现为围排卵期出血,即在月经中期有少量阴道流血,伴或不伴腹痛。

五、辅助检查

(一)妇科检查

盆腔检查排除器质性病灶,常无异常发现。

(二)诊断性刮宫

于月经前 3~7 天或月经来潮 12 小时内刮宫,以确定排卵或黄体功能。为确定是否子宫内膜不规则脱落,应在月经期第 5~6 天进行诊刮。不规则流血者可随时进行刮宫。

(三)宫腔镜检查

直接观察子宫内膜情况:表面是否光滑、有无组织突起及充血。

(四)基础体温测定

测定排卵的简易可行方法。

(五)宫颈黏液结晶检查

经前出现羊齿植物叶状结晶,提示无排卵。

(六)阴道脱落细胞涂片检查

判断雌激素影响程度。

(七)激素测定

于月经周期黄体期合适时间(第 21 天)测定血黄体酮值,若升高提示近期有排卵。

六、治疗要点

(一)无排卵性功血

1.支持治疗

加强营养,保证休息;贫血者补充铁剂、维生素 C 和蛋白质,严重贫血者遵医嘱输血;出血时间长者遵医嘱给予抗生素预防感染。

2.药物治疗

青春期和育龄期女性以止血、调整月经周期、促排卵为主;围绝经期女性以止血、调整月经周期、减少经量和防止子宫内膜病变为主。多采用性激素止血和调整月经周期,出血期可辅以促凝血和抗纤溶药物治疗。

3.手术治疗

①刮宫术:最常用,围绝经期女性激素治疗前常规刮宫以排除子宫内膜病变,青春期患者应持谨慎态度。②子宫内膜切除术:适用于经量多的围绝经期患者和经激素治疗无效且无生育要求的育龄期女性。③子宫切除术:用于对各种治疗效果不佳或无效者。要在患者和家属了解所有治疗功血的可行方法后,由患者和家属自行选择是否切除子宫。

(二)排卵性功血

1.支持治疗

加强营养,保证休息;贫血者补充铁剂、维生素 C 和蛋白质,严重贫血者遵医嘱输血;出血时间长者遵医嘱给予抗生素预防感染。

2.黄体功能不足的治疗

①促进卵泡发育:于月经第 5 天开始每天口服氯米芬 50mg,连服 5 日。②刺激黄体功能:于基础体温上升后开始隔日肌内注射人绒毛膜促性腺激素(hCG)1000～2000U,共 5 次。③黄体功能替代:于排卵后开始每天肌内注射黄体酮 10mg,共 10～14 天。

3.子宫内膜不规则脱落的治疗

其治疗原则为调节下丘脑－垂体－卵巢轴的反馈功能,促进黄体及时萎缩。常用药物为孕激素和 hCG。

七、护理评估

(一)健康史

详细了解患者异常出血的类型、发病时间、病程经过、出血前有无停经史及以往治疗经过、注意患者的年龄、月经史、婚育史、避孕措施、激素类治疗药物使用史及全身与生殖系统有无相关疾病如肝病、血液病、糖尿病、甲状腺功能亢进症(甲亢)或甲状腺功能减退症(甲减)等。

(二)身体状况

观察营养状况、有无贫血貌;询问阴道流血量。青春期功血患者因缺乏对疾病的认识而不能及时就诊,导致病程延长或止血效果不佳;绝经过渡期及生育期功血患者因异常阴道流血,怀疑患恶性肿瘤。患者会表现出情绪不稳定、烦躁、焦虑不安等心理反应。

(三)心理-社会状况

年轻患者常因害羞或其他顾虑而不及时就诊。因病程时间长、并发感染或因止血效果不佳,绝经前期患者往往怀疑或惧怕长期不规则出血是生殖器官肿瘤所致。生育年龄女性因黄体功能不全而导致孕早期流产与不孕,也同样造成患者的极大精神负担与心理障碍。

八、护理诊断

1.潜在并发症

贫血、休克等。

2.舒适改变

与月经紊乱、性激素治疗的不良反应有关。

3.有感染的危险

与子宫不规则出血、出血量多导致严重贫血,机体抵抗力下降有关。

4.焦虑

与担心疾病性质及治疗效果有关。

九、护理措施

(一)一般护理

①出血量多者,嘱其卧床休息,保证足够的休息和睡眠。②做好会阴护理,勤换卫生垫,保持外阴局部清洁。③加强营养指导,为其推荐含铁丰富的食物,如动物内脏、蛋黄、葡萄干等,出血多者可补充铁剂。④指导测量基础体温,以协助诊断功血的类型。

(二)病情观察

①观察患者生命体征的变化。②嘱保留会阴垫,以准确估计出血量。③贫血严重者,遵医嘱执行输血、止血措施,维持正常血容量。④严密观察与感染有关的征象,如体温升高、脉搏增快、宫体压痛等,发现异常及时通知医生。

(三)用药护理

①按时按量服用性激素,不得随意停服或漏服,以免引起子宫出血。②性激素类药物减量必须严格按医嘱执行,以免骤然停药导致撤退性出血。③必要时遵医嘱给予抗生素预防或抗感染。

(四)心理护理

①告知患者坚持治疗的重要性,积极配合治疗护理。②指导放松技术,如看电视、听广播等,以分散患者注意力,缓解精神压力。

十、健康指导

(1)正确服用药物,勿自行停药。

(2)保持外阴清洁干燥,每天用温开水清洗。

(3)子宫内膜切除术后2周内禁盆浴及性生活,做好避孕指导工作。

(4)注意休息,加强营养,适当进行体育锻炼增强体质。

(5)按照医师预约时间随诊。

(6)阴道出血量多,有休克症状时及时随诊。

第五节 痛 经

一、概述

凡在行经前后或在行经期出现腹痛、腰酸、下腹坠胀或其他不适并影响生活和工作者称为痛经。痛经分为原发性和继发性两种。前者是指生殖器官无器质性病变的痛经,后者指由于盆腔器质性疾病所引起的痛经。

二、病因及发病机制

与原发性痛经有关的主要原因是与子宫内膜合成和释放前列腺素增加有关。原发性痛经者子宫内膜和月经血中前列腺素 F2a(PGF2a)高于正常妇女。PGF2a 刺激子宫肌肉引起收缩,子宫肌肉强烈的痉挛则造成供应子宫血液的血管收缩,而导致子宫肌肉缺血和疼痛 PGE,则抑制子宫收缩,使宫颈松弛,因此,当 PGF2a 水平升高、PGE2 水平下降时,疼痛可加剧。此外,原发性痛经的发生还与精神、心理社会因素有关。

三、临床表现

原发性痛经在青少年期常见,多在初潮后 6～12 个月发病,无排卵型月经一般不发生痛经。痛经多于月经第 1、2 天出现,常为下腹部阵发性绞痛,有时也放射至肛门、腰部及阴道,疼痛程度也多变异,可表现为轻微痉挛性疼痛,严重时患者不能忍受,疼痛剧烈时出现头晕、低血压、面色苍白及出冷汗,甚至晕厥。也有部分患者经前 1～2 天即开始下腹部疼痛,月经来潮时加剧。膜样月经患者疼痛剧烈,一旦排出后疼痛迅速减轻。妇科检查可无异常发现。

四、辅助检查

(一)妇科检查

无阳性体征。

(二)盆腔超声检查

原发性痛经患者盆腔 B 超检查无异常情况发生。继发性痛经患者盆腔 B 超检查可发现子宫畸形、子宫均匀增大或不规则增大、盆腔包块等病变。

(三)宫腔镜检查

宫腔镜检查可发现黏膜下子宫肌瘤及双子宫、纵隔子宫等子宫畸形。

(四)腹腔镜检查

腹腔镜检查可明确盆腔有无内膜异位症病变、粘连等情况。

(五)CT 和 MRI 检查

可以了解盆腔包块的大小、部位及质地。

五、治疗要点

(一)病因治疗

加强营养、增强体质、保持身心适当休息。宫颈狭窄者可行宫颈扩张术。

(二)中药治疗

以活血行气、散瘀止痛为原则,宜用少腹逐瘀汤加减。

(三)激素治疗

1.雌激素

常用于子宫发育不良者。妊马雌酮 0.625mg 或 17β-雌二醇 1mg,连续 21 天,可在服药后期加用孕激素,停药 8～10 天,重复使用 3～6 个月,停药观察,根据情况可重复使用。

2.孕激素

抑制子宫收缩。①自经前 7～10 天开始,每天肌内注射黄体酮 10～20mg,连续 5 天;或从经前 10 天起口服甲羟孕酮 4～8mg,连服 7 天。②自月经第 5 天开始,每天口服炔诺酮 2.5～

5mg 或甲羟孕酮 4～8mg,连服 22 天,连用 3 个周期。③雌激素、孕激素复合物:适用于少量女性痛经较顽固者。口服避孕药 1 号或 2 号,与避孕药服用方法相同,连服 3～6 个周期。

(四)前列腺素抑制剂的应用

从月经第 20～22 天开始,用复方阿司匹林 0.5g,每天 2～3 次,或吲哚美辛 25mg,每天 3 次,连服 7 天;氟芬那酸(氟灭酸)200mg,每天 3 次,或甲芬那酸(甲灭酸)500mg,每天 3 次,于月经第 1 天开始服药,连续 2～3 天。

(五)对症治疗

痛经发作期间可用阿托品、颠茄合剂等解痉药物。吗啡类镇痛药物因容易成瘾,不宜久用。

六、护理评估

(一)健康史

了解年龄、婚姻状况、月经史与生育史,询问与诱发痛经相关的因素,疼痛与月经的关系,疼痛发生的时间、部位、性质及程度,是否服用镇痛药缓解疼痛,用药量及持续时间,疼痛时伴随的症状以及自觉最能缓解疼痛的方法和体位。

(二)身体状况

评估下腹痛严重程度及伴随症状。注意与其他原因造成的下腹部疼痛症状相鉴别。

(三)心理-社会状况

痛经引起小腹胀痛或腰酸的感觉,影响正常的生活,往往会使患者有意识或无意识地怨恨自己是女性,认为来月经是"倒霉""痛苦",甚至出现神经质的性格。

七、护理诊断

1.舒适的改变——恶心、呕吐

与痛经有关。

2.疼痛

与月经期子宫痉挛性收缩,子宫肌组织缺血缺氧有关。

3.恐惧

与长时期痛经症状造成的精神紧张有关。

4.焦虑

与反复疼痛有关。

八、护理措施

(一)一般护理

提醒患者注意生活规律,劳逸结合,适当营养并保证充足的睡眠,加强经期卫生,避免剧烈运动,防止受寒。

(二)治疗护理

对于痛经不能忍受者,可用镇痛、解痉药。常用前列腺素(PG)合成酶抑制剂减少(PG)产生,如奥沙普秦 0.2g/d 或氟芬那酸 0.6g/d。月经来潮即开始服药,连续 2～3 日。必要时用镇痛剂对症处理,但应防止药物依赖或成瘾。顽固性病例可口服避孕药抑制排卵,因分泌型子宫内膜中前列腺素含量明显高于增殖型子宫内膜,药物抑制排卵后,使子宫内膜不呈分泌型改变,疗效达 90%以上。

(三)心理护理

原发性痛经应重视心理护理,要关心并理解患者的不适和恐惧心理,讲解有关月经期的生理反应及痛经有关知识,消除患者恐惧、焦虑及精神负担,鼓励患者积极参与社会活动,保持乐观情绪,减轻心理压力。

九、健康指导

(一)进行月经期保健指导

指导患者经期忌食生冷、寒凉食物,注意保暖,避免焦虑、精神紧张和过度劳累。经期保持清洁卫生,禁止性生活,加强经期保护,预防感冒。饮食宜清淡,加强营养,保证充足睡眠。

(二)提供精神心理支持

关心并理解患者的不适和恐惧心理,经期不适是正常人可以承受的生理反应。疼痛不能忍受时可以采用非麻醉性镇痛治疗,适当使用镇痛、镇静、解痉药可以缓解痛经症状,不必恐惧。

(三)应用生物反馈法

增加患者的自我控制感,使身体放松,以解除痛经。

(四)减轻疼痛症状

指导患者用热水袋敷下腹部,可以减轻疼痛症状。

第六节　围绝经期综合征

一、概述

围绝经期是指妇女自生殖年龄过渡到无生殖年龄的生命阶段,包括从出现与绝经有关的内分泌、生物学和临床特征起,至最后 1 次月经后 1 年。绝经综合征(MPS)是指妇女绝经前后出现性激素波动或减少所致的一系列躯体及心理症状,是每一个妇女生命进程中必然发生的生理过程。

绝经可分为自然绝经和人工绝经。其中,前者指卵巢内卵泡生理性耗竭所致的绝经;后者指双卵巢经手术切除或受放射线等因素影响致卵巢功能丧失所致的绝经。人工绝经者更易发生围绝经期综合征。

二、病因及发病机制

(一)内分泌因素

由于卵巢萎缩,围绝经期最早的变化是卵巢功能衰退,然后为下丘脑和垂体的功能退化。卵巢功能衰退致雌激素水平下降,孕激素水平相对不足或缺乏,反馈性的卵泡制激素(FSH)水平增高。加快了卵泡发育速度,导致卵泡期缩短,卵泡数目逐渐减少直至耗竭,卵巢分泌激素继续下降,使正常的下丘脑-垂体-卵巢轴之间平衡失调。影响了自主神经中枢及其支配下的各脏器功能,从而出现一系列性激素减少所致的症状。当卵巢切除或放疗损伤卵巢后,由于雌激素突然急剧下降所造成症状更为明显。

(二)神经递质

血 β-内啡肽及其自身抗体含量绝经后明显降低,引起神经内分泌调节功能紊乱。神经递质 5-羟色胺水平异常,与情绪变化密切相关。

(三)遗传因素、个体人格特征、神经类型

均与围绝经期综合征的发病及症状严重程度有关。围绝经期综合征患者大多神经类型不稳定,或有神经压抑及精神上受过较强烈刺激的病史。

三、临床表现

(一)月经紊乱

绝经过渡期的常见症状,由于无排卵,表现为月经周期不规则、经期持续时间长及经量增多或减少。

(二)血管收缩症状

主要表现为潮热,是雌激素降低的特征性症状。其特点是反复出现短暂的面部和颈部及胸部皮肤阵阵发红,伴有烘热,继之出汗。一般持续 1～3 分钟。该症状可持续 1～2 年,有时长达 5 年或更长。

(三)自主神经失调症状

常出现如心悸、眩晕、头痛、失眠、耳鸣等自主神经失调症状。

(四)精神神经症状

围绝经期女性往往感觉注意力不易集中,并且情绪波动大。表现为激动易怒、焦虑不安或情绪低落、抑郁、不能自我控制等情绪症状,记忆力减退也较常见。

四、远期症状

(一)泌尿生殖道症状

主要表选为泌尿生殖道萎缩症状,出现阴道干燥、性交困难及反复阴道感染,排尿困难、尿痛、尿急等反复发生的尿路感染。

(二)骨质疏松

绝经后女性雌激素缺乏使骨质吸收快于骨质生成,导致骨量快速丢失而出现骨质疏松。50 岁以上女性半数以上会发生绝经后骨质疏松,一般发生在绝经后 5～10 年内,最常发生在椎体。

(三)阿尔茨海默病

是老年性痴呆的主要类型。绝经后期女性比老年男性罹患率高,可能与绝经后内源性雌激素水平降低有关。

五、辅助检查

(一)妇科检查

发现外阴阴道萎缩,大小阴唇变薄,皱襞减少,阴道萎缩,如合并感染,阴道分泌物增多、味臭,子宫颈及子宫萎缩变小,尿道口因萎缩而成红色。

(二)血常规检查

了解贫血程度及有无出血倾向。

(三)血脂检查

胆固醇增高主要是 β 脂蛋白。

(四)尿常规、细菌学检查、膀胱镜检查

以排除泌尿系病变。

(五)宫颈刮片

进行防癌涂片检查。

(六)分段诊断性刮宫

除外器质性病变。

(七)心电图检查

检查有无心肌缺血、心律失常等心脏疾病。

(八)其他

必要时行 X 线、阴道脱落细胞、腹腔镜等检查。

六、治疗要点

(一)一般治疗

①心理治疗。②必要时,选用适量镇静药助睡眠,谷维素调节自主神经功能。③坚持锻炼,增加日晒时间,摄入足量蛋白质及含钙丰富食物。

(二)激素替代治疗(HRT)

①适应证:雌激素缺乏所致的潮红、潮热、老年性阴道炎、泌尿道感染等。②禁忌证:绝对禁忌证包括不明原因的子宫出血、乳腺癌、子宫内膜癌、血栓性静脉炎、重症肝脏疾病等;相对禁忌证包括心脏病、偏头痛、子宫内膜癌病史、肝胆疾病史、血栓性疾病史、乳腺癌家族史等。③制剂及剂量:主要为雌激素制剂,可辅以孕激素。以最小有效量为佳,尽量选用天然制剂。④不良反应及危险性:子宫出血、头痛、水肿、白带增多、子宫内膜癌.乳腺癌等。

(三)非激素类药物

①钙剂。②维生素 D。③选择性 5-羟色胺再摄取抑制剂。

七、护理评估

(一)健康史

对 40 岁以上女性,若月经紊乱应重点了解月经史、生育史、有无泌尿生殖道炎症及高血压等,并注意其社会环境以及精神、经济因素等。

(二)身体状况

了解卵巢功能减退及雌激素不足引起的症状,如月经紊乱、潮热;了解家庭因素或社会因素诱发的症状;了解个性特点与精神因素引起的症状。

(三)心理-社会状况

女性在绝经期以前曾有过精神状态不稳定,绝经期以后则往往较易发生失眠、多虑、抑郁、易激动等。

八、护理诊断

1.舒适改变

与出现围绝经期综合征的症状有关。

2.焦虑

与围绝经期综合征的精神、精神症状有关。

3.知识缺乏

与缺乏围绝经期综合征的相关知识。

4.自我形象紊乱

与月经紊乱、出现精神和神经症状等围绝经期症候群有关。

九、护理措施

(一)一般护理

注意加强营养和有良好的饮食习惯。营造良好的睡眠环境,保证每晚睡眠7~8小时。饮食和运动的指导是非常重要的。更年期女性易出现骨质疏松症,除鼓励其坚持到户外活动、多晒阳光外,注意补充足够蛋白质,以减慢骨的丢失;多吃富钙食物,必要时补充钙剂、降钙素等也都有助于防止骨丢失,并预防自主神经功能紊乱症状。

(二)医护治疗配合

指导患者了解激素治疗的用药目的、药物剂量、用药方法及可能出现的不良反应。对长期接受激素治疗者要嘱患者定期随访,以调整用药,寻求适合于个体的最佳用量,以防不良反应。

(三)心理护理

与围绝经期女性交往时,通过语言、表情、态度、行为等去影响患者的认识、情绪和行为,使护理人员和患者双方发挥积极性,相互配合,达到缓解症状的目的。同时也使患者家属了解绝经期女性可能出现的症状并给予同情、安慰。

十、健康指导

(1)向围绝经期女性及其家属讲解绝经是一个生理过程,绝经发生的原因及绝经前后身体将发生变化,帮助患者消除因绝经变化产生的恐惧心理,并对将发生的变化做好心理准备。

(2)介绍减轻绝经期前后症状的方法,以及预防围绝经期综合征的措施。适当地增加钙质和维生素 D 摄取,减少因雌激素水平降低而致的骨质疏松。参加力所能及的体力和脑力劳动,保持良好的生活习惯。坚持适度的体育锻炼,均有助于分散注意力,缓解不适。规律的运动如散步、骑自行车等可以促进血液循环,维持肌肉良好的张力,延缓老化的速度,还可以刺激骨细胞的活力,延缓骨质疏松症的发生。

(3)帮助患者了解围绝经期是正常生理过程。消除无谓的恐惧和焦虑,以乐观积极的态度对待老年期的到来,帮助解决各种心理矛盾、情绪障碍、心理冲突等问题。

(4)耐心解答患者提出的问题,建立护患合作和相互信任关系,共同发挥防治作用。

(5)宣传雌激素补充疗法的有关知识。

第七节 子宫颈癌

一、概述

子宫颈癌(宫颈癌)是女性生殖系统最常见的恶性肿瘤,高发年龄为 30～55 岁,严重威胁广大女性的健康。近年来我国政府高度重视对宫颈癌的普查、普治工作,大力开展对宫颈癌的早期发现、早期诊断和早期治疗工作,有效地控制了宫颈癌的发生和发展,也使晚期宫颈癌的发病率和死亡率明显下降。

二、病因

子宫颈癌的病因主要包括以下两个方面。

(一)行为危险因素

如性生活过早、多个性伴侣、多孕多产、社会经济地位低下、营养不良和性混乱等。

(二)生物学因素

包括细菌、病毒和衣原体等各种微生物的感染。

三、临床表现

早期宫颈癌常无明显症状和体征,随病变发展,可出现以下表现。

(一)阴道流血

早期多为接触性出血,发生在性生活后或妇科检查后;晚期为不规则阴道流血。出血量根据病灶大小、侵及间质内血管情况而不同;晚期侵蚀大血管可引起大出血。年轻患者也可表现为经期延长、经量增多;老年患者常在绝经后出现不规则阴道流血。一般外生型癌出血较早,量多;内生型癌出血较晚。

(二)阴道排液

阴道排液增多,多为白色或血性,稀薄如水样或米汤状,有腥臭。晚期因癌组织坏死伴感染,可有大量泔水样或脓性恶臭白带。

(三)晚期症状

根据癌灶累及范围,可出现不同的继发症状。邻近组织器官及神经受累时,可出现尿急、便秘、下肢肿胀、疼痛等症状;癌肿压迫或累及输尿管时可引起输尿管梗阻、肾盂积水及尿毒症;晚期患者可有贫血、恶病质等全身衰竭症状。

四、辅助检查

(一)宫颈刮片细胞学检查

用于宫颈癌筛查的主要方法,应在宫颈移行带区取材,行染色和镜检。

(二)宫颈碘试验

正常宫颈阴道部扁平上皮含丰富糖原,碘溶液涂染后呈棕色或深褐色,不染色区说明该处上皮缺乏糖原,可能有病变。在碘不染色区行活组织检查可提高诊断率。

(三)阴道镜检查

宫颈刮片细胞学检查巴Ⅲ级及Ⅲ级以上,TBS 分类为鳞状上皮内瘤变,均应在阴道镜观察下。选择可疑癌变区行活组织检查。

(四)宫颈和宫颈管活组织检查

为确诊宫颈癌及其癌前病变的依据。宫颈无明显癌变可疑区时,可在鳞柱状细胞交接部的 3、6、9、12 点 4 处取材或在碘试验、阴道镜下取材做病理检查。所取组织应包括间质及邻近正常组织。若宫颈有明显病灶,可直接在癌变区取材。

(五)宫颈锥切术

宫颈刮片检查多次阳性而宫颈活检阴性,或活检为原位癌需确诊者,均应做宫颈锥切送病理组织学检查。

五、治疗要点

可根据患者的临床分期、年龄、全身情况、生育要求以及医院的设备和医疗技术水平等因素,综合分析后确定个体化治疗方案。目前主要采用手术和放疗为主、化疗为辅的综合治疗。

(一)手术治疗

主要适用于早期、无手术禁忌证的宫颈癌患者。①宫颈原位癌一般主张行全子宫切除术。如果患者有生育要求,也可在充分与患者及家属沟通的前提下,行宫颈锥形切除术,术后密切定期随访。②Ⅰa～Ⅱa期患者多采用根治性子宫切除术及盆腔淋巴结切除术。由于宫颈癌较少发生卵巢转移,因此卵巢无病变的年轻患者可保留双侧或单侧卵巢。

(二)放疗

可用于宫颈癌各期患者。临床上主要用于有手术禁忌证、年老或晚期不能手术以及术后需做补充治疗的患者。

(三)化疗

主要适用于晚期或有复发转移的患者,也可用于手术或放疗的辅助治疗。

六、护理评估

(一)健康史

询问婚育史、性生活史,特别是与高危男子有性生活接触史。注意未治疗的慢性宫颈炎、遗传等诱发因素。评估患者有无接触性出血,评估患者疼痛的程度及性质。

(二)身体状况

早期患者一般无自觉症状,多在普查中发现子宫颈刮片报告异常。随病程进展出现典型的临床表现。评估患者及家属对预后的焦虑、恐惧的程度,了解患者家庭经济承受能力及对患者的关心支持情况等。

(三)心理-社会状况

患者在被确诊为早期子宫颈癌后感到震惊,首先的反应是不相信,继而希望癌肿没有转移,开始寻求帮助。鉴于目前医治宫颈癌的医疗水平,一般患者的心理反应不算太大,她们将治愈的希望寄托于医护人员。已有浸润性癌肿的患者心理反应剧烈,极度恐惧感使患者出现血压升高、心率加快、食欲下降、睡眠障碍等表现。

七、护理诊断

1.恐惧

与担心疾病预后有关。

2.知识缺乏

缺乏疾病相关知识和手术相关知识。

3.疼痛

与晚期癌浸润或手术后创伤有关。

4.排尿障碍

与宫颈癌根治术后影响膀胱功能有关。

八、护理措施

(一)饮食护理

鼓励患者摄入足够的营养,评估患者对摄入足够营养的认知水平、目前的营养状况及饮食习惯,注意纠正患者不良的饮食习惯,考虑患者的嗜好,食谱多样化以满足患者的需要。

(二)卫生护理措施

指导患者注意个人卫生,协助患者勤擦洗,保持床单清洁,注意室内空气流通,促进舒适。

(三)手术前护理措施安

(1)术前检查:指导并协助患者完成各项术前检查。

(2)术前指导:采用通俗易懂的语言耐心地向患者讲解所患疾病的相关知识,拟实施的手术名称、经过和麻醉方式等,给予手术前饮食、休息和个人卫生指导。

(3)积极协助医生处理内科并发症,如纠正营养不良或贫血,控制血压、血糖等,使患者以最佳的体能状况接受手术。

(4)手术前 1 日进行皮肤准备、消化道准备、药物过敏试验、备血,协助患者沐浴更衣和促进睡眠等。

(5)观察患者生命体征和病情变化,随时发现是否有需要暂停手术的情况发生,如发热、血压过高、过度恐惧、月经来潮等,并及时通知医生。

(6)手术当日早晨,协助患者取下活动的义齿、发夹、首饰及贵重物品,交家属或护士保管;手术前半小时给基础麻醉药;病房护士仔细查对患者床号、姓名、年龄、住院号、手术名称等病历资料后,将患者送入手术室,并与手术室护士进行仔细交接班。

(7)病房护士根据患者手术种类和麻醉方式,铺好麻醉床,准备好手术后的监护设备和急救用物。

(四)手术后护理措施

(1)术后严密观察生命体征及阴道出血情况。

(2)保持阴道引流管的通畅,观察引流液性状、量、颜色的变化,将颜色与量结合起来观察,正常颜色为淡血水样,一般 24 小时内负压引流液不超过 200mL,若量多应了解是否在术中有腹腔内用药,量多且色鲜红,要警惕内出血。

(3)促进膀胱功能恢复:术后留置尿管 7～14 天,拔管前 3 天尿管每 2～4 小时开放 1 次,锻炼膀胱功能。拔管后 4～6 小时嘱患者排尿后测膀胱残余尿量,如少于 100mL 说明膀胱功能已基本恢复;如多于 100mL 应继续留置尿管定时开放,保留 3～5 天后,再行拔管测残余尿,直至残余尿量少于 100mL。术后第 2 天鼓励患者进行盆底肌肉训练(缩肛训练),促进膀胱功能恢复。留置尿管期间保持外阴清洁,每天擦洗会阴 2 次,防止感染发生。

(4)术后需接受放疗、化疗者按有关内容进行护理。

(五)心理护理措施

介绍诊治过程可能出现的不适及有效的应对措施。介绍宫颈癌的预后,使患者采取乐观的态度积极配合治疗,为患者提供舒适的环境。

(六)出院指导

1.随访

①鼓励患者、家属参与制订切实可行的院外康复计划,说明认真随访的重要性,核实患者的通信地址及电话,以保证随访计划的实施;②出院后2年内,应每3个月随访1次;3~5年内,每6个月随访1次;第6年开始,每年复查1次;③随访内容包括盆腔B超、妇科检查、阴道细胞学检查、胸部X线摄片等;④随访期间如患者出现异常情况,应及时行进一步检查。

2.出院时因膀胱功能未恢复而不能拔除尿管的患者

①应教会患者保留尿管的护理,如多饮水、保持外阴清洁、勿将尿袋高于膀胱口避免尿液倒流等;②继续进行盆底、膀胱功能锻炼,遵照医嘱按时到医院拔除尿管;③鼓励患者康复后逐步增加活动强度,适当参加社交活动,逐步恢复正常工作等。

(七)预防护理

(1)普及防癌知识教育,提高广大女性的防癌意识,使适龄女性积极参与防癌普查,及早发现、及早就医。大力宣传女性吸烟的害处。

(2)开展性卫生知识教育,避免过早性行为,固定性伴侣、避免性生活紊乱,实行科学避孕,提倡晚婚少育、计划生育等。

(3)高度重视宫颈癌高危因素和高危人群,积极治疗性传播疾病、慢性宫颈炎等,早期发现及治疗宫颈上皮不典型增生(CIN),阻断病程发展。

(4)加强围生期保健,推广新法接生,正确处理产程,避免分娩中损伤宫颈。

(5)建立健全防癌保健网,大规模开展宫颈癌普查筛查,做到早期发现、早期诊断、早期治疗。

(6)普查、筛查原则:一般已婚女性,每1~2年普查1次,常规做宫颈刮片细胞学检查。有宫颈癌高危因素或高危人群3~6个月检查1次,可进行细胞学方法与高危型HPV-DNA检测的联合应用。尤其是出现接触性出血的女性、围绝经期及绝经后出现异常阴道流血的女性均应及时就诊。

第八节　子宫肌瘤

一、概述

子宫肌瘤为女性生殖器官最常见的良性肿瘤,是由子宫平滑肌组织增生而形成,也称为子宫平滑肌瘤。多发生于30~50岁的女性,40~50岁最为多见。由于子宫肌瘤生长较快,当供血不良时,可以发生不同变性,使肌瘤失去原有结构,包括玻璃样变、囊性变、红色变、肉瘤变、钙化,肌瘤愈大,缺血愈严重,则继发变性愈多。

二、病因

子宫肌瘤确切病因不明,可能有:①体内雌激素水平过高,长期受雌激素刺激有关。雌激素能使子宫肌细胞增生肥大,肌层变厚,子宫增大。雌激素还通过子宫肌组织内的雌激素受体起作用。②近年来发现,孕激素也可以刺激子宫肌瘤细胞核分裂,促进肌瘤生长。③由于卵巢功能、激素代谢均受高级神经中枢的调节控制,故有人认为神经中枢活动对肌瘤的发病也可能起作用。

三、临床表现

(一)月经改变

为最常见的症状。可出现月经周期缩短、经量增多、经期延长、不规则阴道出血等。肌瘤一旦发生坏死、溃疡、感染时,则有持续性或不规则阴道出血或脓血性排液等。

(二)腹部肿块

腹部胀大,下腹扪及肿物,伴有下坠感,尤其是膀胱充盈将子宫推向上方时更容易扪及。

(三)白带增多

肌壁间肌瘤使宫腔内膜面积增大,内膜腺体分泌增加,并伴盆腔充血致白带增多,脱出于阴道内的黏膜下肌瘤表面极易感染、坏死,产生大量脓血性排液及腐肉样组织排出,伴臭味。

(四)腹痛、腰酸、下腹坠胀

一般患者无腹痛,当肌瘤压迫盆腔器官、神经、血管时,常有下腹坠胀、腰背酸痛等,月经期加重。当浆膜下肌瘤蒂扭转时,可出现急性腹痛;肌瘤红色变时,腹痛剧烈且伴发热。

(五)压迫症状

肌瘤向前或向后生长,可压迫膀胱、尿道或直肠,引起尿频、排尿困难、尿潴留或便秘。当肌瘤向两侧生长,则形成阔韧带肌瘤,其压迫输尿管时,可引起输尿管或肾盂积水;如压迫盆腔血管及淋巴管,可引起下肢水肿。

(六)不孕或流产

肌瘤压迫输卵管使之扭曲,或使宫腔变形,影响精子运行、妨碍受精卵着床,导致不孕或流产。

(七)继发性贫血

若患者长期月经过多可导致继发性贫血,出现全身乏力、面色苍白、气短、心悸等症状。

(八)低血糖症

子宫肌瘤伴发低血糖症亦属罕见。主要表现为空腹血糖低,意识丧失以致休克,葡萄糖注射后症状可以完全消失。肿瘤切除后低血糖症状即完全消失。

(九)体征

肌瘤较大时,腹部检查可触及形状不规则、质硬的结节状肿物。妇科检查有时可见宫口扩张,肌瘤位于宫口内或脱出宫颈外口,呈粉红色,表面光滑,伴感染时,表面有坏死、出血及脓性分泌物。双合诊检查子宫增大,表面有单个或多个结节状突起,形状不规则;浆膜下肌瘤可扪及单个实质性球形肿物与子宫有蒂相连;黏膜下肌瘤在宫腔内时,子宫呈均匀性增大。

四、辅助检查

(一)B超检查

B超能较准确地显示肌瘤数目、大小和部位,为更好确定肌瘤的位置,最好在分泌期子宫增厚,内膜回声清楚时检查。

(二)腹腔镜检查

子宫旁发现的实质性肿块难以确定其来源和性质,尤其在B超检查也难确定时,可行腹腔镜检查并可在直视下进行穿刺活检以明确诊断。

(三)宫腔镜检查

宫腔镜可直视观察宫腔内情况,有助于黏膜下肌瘤及内突型肌壁间肌瘤的诊断。

(四)宫腔探查及诊断性刮宫

通过宫腔探针探测宫腔的大小,感觉宫腔形态(有肌瘤的宫腔一般较深或有变形),尤其应注意宫腔底部有无突起,有无肿瘤悬吊的感觉,并将刮出的子宫内膜送病理检查,以除外子宫内膜增生过长或其他内膜疾病。对小的黏膜下肌瘤的诊断有帮助,但常有10%~35%宫腔内病变被漏诊。

五、治疗要点

根据患者年龄、症状、肌瘤大小、数目、生长部位及对生育功能的要求等情况进行全面分析后选择处理方案。

(一)随访观察

肌瘤小,症状不明显或已近绝经期的女性,可每3~6个月定期复查,加强随访观察,必要时再考虑进一步治疗措施。

(二)药物治疗

子宫小于2个月妊娠大小,症状不明显或较轻者,尤其已近绝经期或全身情况不能手术者,在排除子宫内膜癌的情况下,可采用药物对症治疗。常用雄激素对抗雌激素,促使子宫内膜萎缩;直接作用于平滑肌,使其收缩而减少出血。也可用抗雌激素制剂他莫昔芬治疗。

(三)手术治疗

①肌瘤切(剔)除术:年轻又希望生育的患者,术前排除子宫及宫颈的癌前病变后可考虑经腹或经腹腔镜切(剔)除肌瘤,保留子宫。突出于子宫颈口或阴道内的黏膜下肌瘤可经阴道或宫腔镜切除。②子宫切除术:子宫大于2.5个月妊娠子宫大小,或临床症状明显者,或经非手术治疗效果不明显,又无须保留生育功能的患者可行子宫切除术。年龄50岁以下,或虽50岁以上但未绝经,卵巢外观正常者应考虑保留。

六、护理评估

(一)健康史

询问患者月经史、生育情况、流产史和有无长期服用雌激素等用药史的因素存在;询问患者家族中有无子宫肌瘤发病史。

(二)身体状况

1.症状

重点详细评估患者月经情况,包括何时月经发生改变,与以往比较经量和经期的变化情况;对长期经量增多的患者还要评估有无嗜睡、乏力、心悸等症状的发生及发生时间;同时还要评估白带有无改变、有无异味,有无接触性阴道流血和阴道不规则流血或血样脓性排液等现象的发生;对腹部触及包块的肌瘤患者主要评估有无下腹坠胀、排尿异常或便秘等现象发生;当浆膜下肌瘤患者出现急性腹痛、恶心等急腹症表现时,应及早评估有无肌瘤蒂扭转发生;对妊娠和产褥期肌瘤患者出现症状,应首先评估有无肌瘤红色变性的发生。

2.体征

子宫增大变硬,可呈不规则或均匀增大,表面可触及单个或多个结节状突起。若黏膜下肌瘤脱出于宫颈口,可见表现光滑的红色实质性肿块,伴感染者则表面有渗出物或溃疡形成。肌瘤较大者,可在下腹部正中扪及肿块。

(三)心理-社会状况

①由于患者多数无明显临床症状,是体检偶然发现,缺少思想准备和对肿瘤的相关知识。一部分患者在得知诊断时表现出惊讶、恐惧心理,多家医院重复检查,甚至坚决要求住院手术切除等心理;另一部分患者因为子宫肌瘤是良性肿瘤而表现出轻视心理,不能配合医生检查,不能按期随诊观察。②有月经改变、阴道不规则流血的患者,由于影响起居和性生活,可表现出焦虑、失眠、烦躁等社会心理现象。

七、护理诊断

1.知识缺乏

缺乏对疾病的正确认识,而不重视随访观察,不配合治疗方案。

2.焦虑

与担心肌瘤恶变、害怕手术有关。

3.有感染的危险

与失血、手术、机体抵抗力下降有关。

4.潜在并发症

贫血。

八、护理措施

(一)一般护理措施

(1)为患者提供舒适清洁的环境,保证充足的休息。

(2)注意补充高蛋白、高热量、高维生素、富含铁的饮食,禁止吃含有雌激素类的药品、食品或补品。

(二)随访、药物治疗患者的护理

(1)患者的随访时间为每3~6个月随访1次,通过盆腔B超检查了解肌瘤生长速度;通过月经、经量的动态观察,了解子宫肌瘤的生长情况。在随访中,一定要耐心讲解随访的重要性,引起患者重视,若有病情变化,应及时到医院就诊。

(2)药物治疗过程中,观察症状缓解情况和有无药物不良反应的发生。①促性腺激素释放激素类似物(GnRH-a):可通过性腺轴反馈调节作用,降低雌激素水平,抑制子宫肌瘤生长,临床常用亮丙瑞林或戈舍瑞林。此类药物长期服用,可引起围绝经期综合征、骨质疏松等副作用,也可导致阿尔茨海默病(老年痴呆症)高发危险。②米非司酮:常用于术前用药,但长期应用可出现拮抗糖皮质激素的副作用。③近绝经期的女性,可用抗雌激素制剂雄激素或他莫昔芬治疗,雄激素每月总量不应超过 300mg,以防男性化。他莫昔芬长期服用可使子宫内膜增生,需定期检查随访。

(三)术前护理措施

(1)术前观察症状的变化,有无并发症、继发性改变的发生。若有异常变化应立即报告医生,并做好急诊手术准备。

(2)术前教会、督促患者进行术后卧床时生活习惯改变的锻炼,如呼吸的锻炼、排尿、排便习惯的锻炼。教会患者进行肛门阴道缩、舒练习,提高盆底肌肉的韧性。

(3)术前常规护理:术前 1 日进流食,术前 8～12 小时禁饮水。经腹子宫次全切除的患者,术前 1 日灌肠 2 次;经腹子宫全切的患者,术前 3 日进无渣半流食,术前 1 日行清洁灌肠。术前半小时插导尿管,术中持续开放,并注意观察。腹腔镜手术术前,腹部皮肤准备时应着重注意脐部的清洁护理。

(4)术前专科护理:阴道擦洗与上药。经腹子宫次全切除的患者,术前 1 日行阴道灌洗;经腹子宫全切的患者,术前 3 日每天阴道灌洗 1 次,手术当日早晨常规阴道擦洗后,宫颈口、阴道穹隆部消毒处理;保持外阴清洁干燥,防止感染。腹腔镜手术时,遵照手术医生的要求及时更换体位。

(四)术后护理措施

病情观察:心电监护,体温,所测数值及时记录;如果有引流管注意观察引流管的通畅情况,引流物的性质、颜色和量;鼓励患者尽早自主排尿,术后 24～48 小时拔除导尿管。观察有无腹痛、腹胀等异常情况发生,尤其腹腔镜手术者,要注意区分人工气腹和肠道损伤引起的腹痛腹胀,排便排尿情况,若术后出现肩痛及上肢不适,向患者说明是因腹腔留有残余气体所致,但如果出现腹痛、腹胀等症状要高度重视,及时报告医生。观察手术切口情况,外阴阴道的分泌渗出物情况。

帮助患者正确认识疾病,告知患者子宫肌瘤为良性肿瘤,极少发生癌变,预后好。让患者了解随访、药物、手术治疗的方法,使患者解除思想顾虑,增强信心,积极配合治疗。

(五)心理护理

帮助患者正确认识疾病,告知患者子宫肌瘤为良性肿瘤,极少发生癌变,预后好。让患者了解随访、药物、手术治疗的方法,使患者解除思想顾虑,增强信心,积极配合治疗。

(六)贫血、预防感染的护理

遵医嘱做好血液生化检查采血、配血、输血、止血措施,执行治疗方案,维持患者正常血容量;保持患者会阴清洁,认真做好会阴擦洗护理,注意阴道分泌物情况,若有臭味等异常及时报告医生。

九、健康指导

(1)嘱患者如出现超过月经量的阴道出血、异常分泌物、下腹疼痛及时到医院就诊。

(2)指导患者注意个人卫生,可洗淋浴,3 个月后可洗盆浴,全子宫切除患者 3 个月内禁止性生活,子宫肌瘤剔除者 1 个月内禁止性生活。

(3)嘱患者避免重体力劳动,多注意休息,适当参加户外活动,劳逸结合,但应避免从事会增加盆腔充血的活动,如跳舞、久站等,因盆腔组织的愈合需要良好的血液循环。

(4)阴式手术患者指导其出院后不要做剧烈运动,避免负重过久、如久坐、久蹲、久站,要保持排便通畅,必要时可口服泻药。

(5)告知患者随访的目的、时间、联系方式。手术患者出院后1~3个月应到门诊复查。

第九节　外阴癌

一、概述

外阴癌较少见,占女性生殖道癌的3%~5%,常见于60岁以上女性。其组织类型较多,以外阴鳞状细胞癌最常见,其他有恶性黑色素瘤、基底细胞癌、前庭大腺癌等。病因尚不清楚,目前认为单纯疱疹病毒二型、人乳头状病毒、巨细胞病毒等与外阴鳞状细胞癌的发生可能有关。外阴长期受慢性刺激如乳头瘤、尖锐湿疣、慢性溃疡等可发生癌变。

二、病因

外阴癌的病因目前尚不清楚,可能与以下因素有关。

(1)人乳头瘤病毒(HPV)与外阴癌及其癌前病变具有密切关系,其中以HPV-16、HPV-18、HPV-31等感染较多见。

(2)单纯疱疹病毒Ⅱ型和巨细胞病毒等与外阴癌的发生有关。①慢性外阴营养不良是外阴癌的高危因素,其发展为外阴癌的危险性为5%~10%。②性病包括淋巴结肉芽肿、湿疣及梅毒等与外阴癌的发病有关。

三、病理

(1)原发性外阴癌90%以上为鳞状细胞癌。外阴癌的癌前病变称为外阴上皮内瘤样病变,包括外阴上皮不典型增生及原位癌。

(2)外阴癌的转移方式以直接浸润、淋巴转移为常见,极少血运转移。淋巴转移是外阴癌的主要转移方式。

四、临床表现

(一)症状

外阴瘙痒是最常见症状,且持续时间较长,或同时患有外阴硬化性萎缩性苔藓或外阴增生性营养障碍。

(二)体征

癌灶可生长在外阴任何部位,大阴唇最多见,其次是小阴唇、阴蒂、会阴、尿道口、肛周等。早期局部表现为丘疹、结节或小溃疡;晚期可见不规则肿块,若病灶已转移,可在双侧或一侧腹股沟处扪及增大、质硬、固定的淋巴结。

五、辅助检查

(一)细胞学检查

病灶有糜烂、溃疡或色素沉着者可作细胞学涂片或印片。由于外阴病灶合并感染,其阳性率仅 50% 左右。

(二)病理组织学检查

对一切外阴赘生物,包括菜花灶、溃疡灶、结节灶、白色病灶等均需做活体组织检查,对合并坏死的病灶取材应有足够的深度,避免误取坏死组织。常采用 1% 甲苯胺蓝涂抹外阴病变皮肤,待干后用 1% 醋酸液擦洗脱色,在蓝染部位做活检,或借助阴道镜做定位活检,以提高活检的阳性率。

(三)影像学检查

B 超、CT、MRI 检查可以了解晚期外阴癌灶与周围组织和脏器的受累情况,腹盆腔腹膜后淋巴结转移和其他远处转移情况,而制定正确治疗方案。

(四)膀胱镜、直肠镜检查

了解晚期外阴癌膀胱直肠是否受侵犯和受累深度及范围。

六、治疗要点

(一)手术治疗

此为外阴癌的主要治疗手段,手术范围取决于临床分期.病变的部位、肿瘤细胞分化的程度、浸润的深度、患者的身体状况及年龄等。一般采用外阴根治术及双侧腹股沟深浅淋巴结清扫术。

(二)放射治疗

适用于不能手术、晚期患者或复发可能性大的患者。

(三)化学治疗

适用于晚期或复发癌症的患者,常用药物有多柔比星类、铂类及博来霉素等。

七、护理评估

(一)健康史

外阴鳞状细胞癌一般发生在 60 岁以上的老年人,该年龄组人群常伴有高血压、冠心病、糖尿病等,应仔细评估患者各系统的健康状况。了解患者有无不明原因的外阴瘙痒史、外阴赘生物史等。

(二)身体状况

早期患者外阴部有瘙痒.烧灼感等局部刺激的症状。注意外阴局部有无丘疹、硬结、溃疡或赘生物,并观察其形态、涉及范围及伴随症状。晚期患者主要症状是疼痛,应评估患者双侧腹股沟有无增大、质硬、固定的淋巴结。

(三)心理-社会状况

外阴癌患者为恶性肿瘤,患者常感到悲哀、恐惧、绝望;外阴部手术使身体的完整性受到影响等原因常使患者出现自尊低下、自我形象紊乱等心理方面的问题。

八、护理诊断

1.慢性疼痛

与晚期癌肿侵犯神经、血管和淋巴系统有关。

2.潜在并发症——感染

与手术切口及长期留置尿管有关。

3.自我形象紊乱

与外阴切除有关。

4.焦虑

与疾病确诊后无助,或在治疗过程中不知结果有关。

5.有性生活障碍的可能

有手术改变女性生殖器的结构,造成性心理障碍有关。

九、护理措施

(一)心理护理

提供心理支持,讲解外阴恶性肿瘤相关知识,鼓励患者表达造成恐惧的因素,给予耐心解释,增强患者信心、主动配合治疗。

(二)术前准备

1.阴道准备

手术前 3 天,外阴局部用 1:5000 高锰酸钾坐浴,每天 2 次。

2.皮肤准备

范围上至耻骨联合上 10cm,下至会阴部、肛门周围、腹股沟及股内侧上 1/3。备皮后洗净皮肤。

3.胃肠道准备

①妇科手术患者一般于手术前一日灌肠 1~3 次,选用的灌肠剂有温肥皂液、等渗盐水或甘油溶液等,必要时可先口服缓泻剂后(如 25％硫酸镁溶液、20％甘露醇溶液、聚乙二醇电解质溶液、番泻叶水等)再灌肠,效果更佳。②术前晚可进食易消化食物,术前禁食 6~8 小时,禁水 4~6 小时。③因病情需要,手术有可能累及肠道时,术前需进行充分肠道准备,清洁灌肠。

4.膀胱准备

术前常规安置保留尿管。

(三)术后护理

(1)体位:术后取平卧外展屈膝体位,并在腘窝垫一软枕。

(2)严密观察切口有无渗血,皮肤有无红、肿、热、痛等感染征象以及皮肤湿度、温度、颜色等移植皮瓣的愈合情况。

(3)保持引流通畅,注意观察引流物的量、色、性状等。

(4)按医嘱给予抗生素,外阴切口术后 3 天拆线,腹股沟切口术后 7 天拆线。

(5)会阴部、腹股沟部可用红外线照射,每天 2 次,每次 20 分钟,促进伤口愈合。

(6)指导患者合理饮食,术后第 5 天按医嘱给予液状石蜡 30mL 口服,每天 1 次,连服 3 次,软化粪便,预防便秘。

(7)鼓励患者上半身及上肢活动,预防压疮。

(四)皮肤护理

放疗者常在照射后 8~10 天出现皮肤反应,应随时观察皮肤颜色、结构及完整性,根据损伤程度进行护理。

十、健康指导

（1）出院后保持外阴清洁，定期随访。

（2）化疗及放疗患者按时治疗。

（3）指导患者休息时适当抬高下肢，如发现有下肢肿胀或疼痛时，及时就诊。

（4）鼓励患者进高热量、高蛋白、富含纤维素的食物，并适量饮水，每天 2000～3000mL。

第十节　子宫脱垂

一、概述

正常情况下，因韧带的牵拉，子宫位于骨盆的中央，宫颈外口位于坐骨棘水平以上。子宫从正常位置沿阴道下降，宫颈外口达坐骨棘水平以下，甚至子宫全部脱出于阴道口外，称为子宫脱垂。常合并阴道前后壁膨出。子宫脱垂常伴有阴道前、后壁膨出。其发病常与多产、产伤、卵巢功能减退，以及长期腹压增高有关。

二、病因

（一）分娩损伤

分娩损伤是主要原因。分娩时，第二产程延长或阴道助产，造成宫颈、子宫韧带及盆底肌过度延伸，甚至出现撕裂，产后局部张力降低，则导致本病。

（二）产褥期过早重体力劳动及负重

产妇参加体力劳动或蹲式劳动，可使腹压增高，增高的腹压将子宫推向阴道而发生脱垂。

（三）长期腹压增加

长期慢性咳嗽、习惯性便秘、长时间站立或蹲位、经常重体力劳动以及巨大腹腔肿瘤等，可使腹压增高、子宫下移而发生脱垂。

（四）盆底组织发育不良或松弛

子宫脱垂偶见于未产妇，多系先天性盆底组织发育不良或退行性变所致。此外，营养不良可引起支持子宫的结缔组织发育不良而导致子宫脱垂；部分老年女性因雌激素水平下降，盆底组织萎缩，对子宫的承托能力下降，也可发生子宫脱垂。

三、分度

子宫脱垂分为 3 度。

（一）Ⅰ度

轻型，宫颈外口距处女膜缘＜4cm，尚未达到处女膜缘；重型，宫颈外口已达处女膜缘，在阴道口能见到宫颈。

（二）Ⅱ度

轻型，宫颈已脱出阴道口外，宫体仍在阴道内；重型，宫颈及部分宫体已脱出至阴道口外。

（三）Ⅲ度

宫颈及宫体全部脱出至阴道口外。

四、临床表现

(一)Ⅰ度患者

多无自觉症状。Ⅱ度、Ⅲ度患者常有下坠感及腰骶酸痛。

(二)Ⅱ度患者

在走路、负重、久蹲后导致腹压加重,有块状物自阴道口脱出,经平卧休息后可变小或消失。

(三)Ⅲ度患者

即使休息后,块状物也不能自行回缩,通常需要用手推送才能将其还纳至阴道内。脱出的宫颈、阴道壁因局部血液循环障碍而表现为充血、水肿和分泌物增多。长期摩擦可出现糜烂、溃疡及感染等,并有脓血性分泌物渗出。

五、辅助检查

(一)妇科检查

注意评估子宫脱垂的程度、宫颈、阴道壁有无溃疡及溃疡面的大小、深浅等。同时应注意有无阴道前后壁膨出。

(二)张力性尿失禁的检查

让患者先憋尿,在膀胱结石位下咳嗽,如有尿液溢出,检查者用示、中指分别置于尿道口两侧,稍加压再嘱患者咳嗽,如能控制尿液外溢,证明有张力性尿失禁。

五、治疗要点

(一)非手术治疗

除非合并张力性尿失禁,无症状者不需要治疗,有症状者采取保守治疗或手术治疗,治疗方案应个体化。治疗应以安全、简单和有效为原则。①一般支持疗法:包括加强营养,合理安排休息和工作,避免重体力劳动,保持排便通畅,积极治疗引起腹压增加的疾病,盆底肌肉锻炼,绝经后女性补充雌激素。②子宫托治疗:用子宫托治疗子宫脱垂是利用子宫托的支撑作用,使脱垂的子宫上升至阴道内,从而改善盆底组织血液循环,达到病情好转。

(二)手术治疗

目的是消除症状,修复盆底支持组织。应根据患者的年龄、脱垂程度、生育情况、全身状况选择手术方式。

1.阴道前后修补术

适用于Ⅰ度、Ⅱ度阴道前、后壁脱垂的患者。

2.阴道前后修补术加主韧带缩短及宫颈部分切除术

适用于年龄较轻、宫颈延长,希望保留子宫的Ⅱ度、Ⅲ度子宫脱垂伴有阴道前、后壁脱垂的患者。

3.经阴道子宫全切除及阴道前后修补术

适用于Ⅱ度、Ⅲ度子宫脱垂伴有阴道前、后壁脱垂、年龄较大、不需要保留子宫的患者。

4.阴道纵隔形成术

适用于年老体弱不能耐受大手术、不需要保留性能力者。

5.阴道、子宫悬吊术

通过缩短圆韧带,或利用生物材料制成各种吊带悬吊子宫和阴道。

六、护理评估

(一)健康史

询问患者有无腰骶部酸痛和下坠感,若有,应询问其严重程度,在久站、下蹲、行走与劳动时是否会加重,并询问与月经的关系。询问患者既往生育史,是否有滞产、产伤病史。同时,还应评估患者其他系统健康状况。

(二)身体状况

了解患者有无下腹部坠胀、腰痛症状,是否有排尿、便困难,阴道肿物脱出。是否在用力蹲下、增加腹压时上述症状加重,甚至出现尿失禁,但卧床休息后症状减轻。

(三)心理-社会状况

由于长期的子宫脱出使患者行动不便,不能从事体力行动,排尿、便异常导致其烦恼的心理反应;严重者性生活受到影响,患者出现焦虑、情绪低落;因保守治疗效果不佳而悲观失望,不愿与他人交往。

七、护理诊断

1.焦虑

与长期子宫脱垂影响正常的生活有关。

2.疼痛

与牵拉韧带、宫颈及阴道壁溃疡有关。

3.尿潴留、尿失禁

与脱垂的子宫压迫膀胱颈有关。

八、护理措施

(一)一般护理

(1)改善患者的全身状况,加强营养,鼓励患者采用高蛋白和高维生素饮食,以增强体质。避免重体力劳动,保持排便通畅,积极治疗长期腹压增加的疾病。

(2)注意休息,指导患者开展盆底肌肉和肛门肌肉的运动锻炼,增强盆底肌肉及肛门括约肌的张力,每天3次,每次5~10分钟。同时积极治疗原发疾病,如慢性咳嗽、习惯性便秘。

(3)保持外阴清洁,保护脱出阴道口的组织,每天给予1∶5000高锰酸钾液坐浴,坐浴后,擦干溃疡面,给予己烯雌酚或鱼肝油软膏局部涂抹。

(二)子宫托护理

配合医生选择大小适宜的子宫托,指导患者正确取放子宫托。

1.放置子宫托

放置前嘱患者排尽尿、便,洗净双手,两腿分开蹲下,一手握子宫托柄使托盘呈倾斜状进入阴道口内,向阴道顶端旋转推进,直至托盘达子宫颈,放妥后,将托柄弯度朝前,正对耻骨弓。

2.取出子宫托

取子宫托时,洗净双手,手指捏住子宫托柄,上、下、左、右轻轻摇动,待子宫托松动后向后外方牵拉,子宫托即可自阴道滑出。用温水洗净子宫托,拭干后包好备用。

3.注意事项

子宫托的大小应因人而异,以放置后不脱出且无不适感为宜。子宫托应在每天清晨起床后放入,每晚睡前取出,并洗净包好备用。久置不取可发生子宫托嵌顿,甚至引起压迫坏死性生殖道瘘。放托后3个月复查。

(三)手术护理

1.术前准备

Ⅰ度子宫脱垂患者,用41~43℃、1∶5000高锰酸钾液或0.02%碘附阴道冲洗;Ⅱ、Ⅲ度子宫脱垂患者,阴道冲洗,每天两次,冲洗后局部涂40%紫草油或抗生,素软膏,戴无菌手套还纳脱垂的子宫,嘱床上平卧半小时。

2.术后护理

除按一般外阴和阴道手术术后患者的护理外,还应嘱患者卧床休息7~10天;留置尿管10~14天。每天行外阴冲洗。注意观察阴道分泌物的情况;避免增加腹压的动作,如下蹲或咳嗽,多进食富含纤维素的饮食预防便秘,必要时用缓泻剂。

(四)心理护理

子宫脱垂病程较长,长期影响患者正常的工作和生活,甚至影响性生活,患者出现焦虑、情绪低落,护士应理解患者,与患者及家属一起共同讨论解除焦虑的方法,告知患者子宫脱垂的手术及非手术方法,使患者对治疗充满信心。做好家属工作,多关心、体贴患者,促进患者的早日康复。

九、健康指导

(1)加强休息:手术后一般休息3个月;出院后1个月复查伤口愈合情况;3个月再次复查,医生确认完全恢复后方可恢复性生活;半年内避免重体力劳动。

(2)指导患者进行盆底肌及肛提肌收缩训练,加强其功能。

(3)宣传先进生育理念,防止分娩损伤:提倡晚婚晚育,防止生育过早、过多和过密;正确处理产程,避免产程延长;提高助产技术,避免产伤;避免产后过早体力劳动;积极治疗慢性咳嗽和习惯性便秘等;提倡做产后保健操。

第十一节 胎儿宫内窘迫

一、概述

胎儿在子宫内因缺氧和酸中毒危及胎儿健康与生命者,称为胎儿窘迫。胎儿窘迫综合征,主要发生在临产过程,也可发生在妊娠后期。发生在临产过程者,可以是发生在妊娠后期的延续和加重。胎儿窘迫分为急性胎儿宫内窘迫和慢性胎儿宫内窘迫两种。慢性胎儿宫内窘迫多发生在妊娠后期,急性胎儿宫内窘迫多发生在分娩期,临产后往往表现为急性胎儿宫内窘迫。

二、病因

(一)母体因素

孕妇患有妊娠期高血压疾病、重度贫血、心脏病、前置胎盘,胎盘早剥造成出血、急产、子宫收缩过强等。

(二)胎儿因素

胎儿畸形、先天性心血管疾病。

(三)胎儿附属物因素

脐带长度异常、缠绕胎体、打结、胎盘功能异常等。

三、临床表现

(一)急性胎儿窘迫

①胎心率异常,早期胎心率增快。②羊水胎粪污染。③胎动异常,早期胎动增加。④酸中毒。

(二)慢性胎儿窘迫

①胎动减少或消失。②胎儿电子监护异常。③胎儿生物物理评分低。④胎盘功能低下。⑤羊水胎粪污染。

四、辅助检查

(一)胎盘功能检查

出现胎儿窘迫的孕妇一般 24 小时尿雌三醇值急骤减少 $30\% \sim 40\%$,或于妊娠末期连续多次测定在 10mg/24h 以下。

(二)胎心监测

胎动时胎心率加速不明显,基线变异率<3 次/min,出现晚期减速、变异减速等。

(三)胎儿头皮血血气分析

血气分析 pH<7.20。

五、治疗要点

嘱产妇左侧卧位,减少子宫对下腔静脉的压迫。吸氧,提高母亲与胎儿间氧气分压差,密切、观察、监测胎心变化,宫口开全,胎先露在棘下 3cm 可阴道助产。如不具备阴道分娩的条件,立即剖宫产结束分娩。做好新生儿复苏的准备。

六、护理评估

(1)胎心<120 次/min 或>160 次/min,不规则或减弱,提示胎儿宫内缺氧。

(2)羊水污染分 3 度。Ⅰ度:羊水呈绿色。Ⅱ度:羊水呈黄绿色。Ⅲ度:羊水呈混浊的黄绿色。

七、护理诊断

1.有胎儿受伤的危险

与胎儿宫内缺氧有关。

2.焦虑

与担心胎儿宫内安危有关。

3.预感性悲哀

与胎儿可能宫内死亡有关。

八、护理措施

(1)降低胎儿受伤程度的护理。

急性胎儿窘迫的护理:①密切监测胎心率,如出现晚期减速,立即通知医师并吸氧,做好剖宫产准备。②因缩宫素使用不当,应遵医嘱立即停用。③宫口开大 3cm 以上可行人工破膜,观察羊水性状。④直肠指检或阴道检查有隐性脐带脱垂或脐带先露时,应立即协助医师在数分钟内结束分娩。⑤宫口开全估计可经阴道分娩,尽量缩短第二产程,做好新生儿窒息抢救准备。⑥胎盘娩出后,仔细检查胎盘、脐带是否异常。

慢性胎儿窘迫的护理:①教会孕妇自数胎动,定时吸氧。②遵医嘱定时听胎心或行胎儿电子监护。③正确留取血、尿标本,行胎盘功能检查。④协助医师积极治疗原发病或妊娠并发症。⑤遵医嘱做好剖宫产准备。⑥做好新生儿窒息抢救准备。

(2)做好孕妇及家属心理疏导,为孕妇及家属提供心理支持。

九、健康指导

(1)向孕妇及家属讲解胎儿窘迫的病因及临床表现。教会自我监测胎动。告知孕妇相应的治疗与护理措施,耐心解答疑问。

(2)向孕妇解释保持心情愉快、情绪放松的重要性,鼓励家属给予爱的表达。

(3)告知吸氧与体位改变对改善胎儿缺氧状态的必要性,请产妇积极配合治疗。

(4)分娩过程中,告知产妇不要大声喊叫,以免引起耗氧增加、酸中毒等不良反应,加重胎儿缺氧。

第十二节 流 产

一、概述

凡妊娠不足 28 周、胎儿体重不足 1000g 而终止者称为流产。发生于妊娠 12 周以前者称早期流产,发生在妊娠 12 周至不足 28 周者称晚期流产。流产分为自然流产和人工流产。

二、病因

(一)胚胎因素

自然流产最常见的原因是染色体异常。早期自然流产中 50%～60% 是由染色体异常导致的。

(二)母体因素

①全身性疾病。②免疫因素:母胎双方发生免疫不适应,母体排斥胎儿发生流产;母体内有抗精子抗体,也可发生早期流产。③生殖器官异常。④其他因素:母儿血型不合可引起晚期流产;妊娠期尤其妊娠早期腹部手术,过度疲劳、性交、过量吸烟、酗酒、吸毒等不良习惯,均可引起流产。

(三)胎盘因素

滋养细胞发育和功能不全是胚胎早期死亡的重要原因。

(四)环境因素

过多接触有害化学物质(汞、苯、铅、镉等)和物理因素(放射性、噪声、高温等),可直接或间接对胚胎或胎儿造成伤害而引起流产。

三、病理

妊娠 8 周前的早期流产,胚胎多已死亡,随后底蜕膜出血,造成绒毛自蜕膜分离,分离的胚胎组织如同异物,刺激子宫收缩,发生阵发性下腹痛,直至胚胎全部排出。妊娠 8 周内胎盘绒毛发育不成熟,妊娠产物多数可以完整地与子宫壁分离而排出,出血不多。妊娠 8~12 周时,胎盘绒毛发育茂盛,与底蜕膜联系较牢固,若此时发生流产,妊娠产物往往不易完整分离排出,常有部分组织残留宫腔内,影响子宫收缩,致使出血较多。妊娠 12 周后胎盘已形成,流产往往先有腹痛,然后排出胎儿、胎盘。

四、临床表现

(一)先兆流产

妊娠 28 周之前,先出现少量阴道流血伴阵发性下腹痛或腰背痛,宫颈口未开,胎膜未破,妊娠产物尚未排出,子宫大小与停经周数相符,经休息和治疗后症状消失,可继续妊娠。临床表现为少量红色阴道出血,无或轻微下腹痛。处理原则为卧床休息和对因治疗。

(二)难免流产

指流产已不可避免。此时表现为阴道流血加重,阵发性腹痛加剧或出现阴道流液,羊膜已破,宫颈口已扩张。诊断明确后,应立即尽早使妊娠物完全排出。

(三)不全流产

指部分妊娠物已排出体外,尚有部分仍残留在宫腔内影响宫缩,以致流血不止甚至发生失血性休克。确诊后应立即行刮宫术,确保妊娠物完全排出。

(四)完全流产

指妊娠物已全部排出,阴道流血逐渐停止,腹痛逐渐消失,宫颈口已关闭,子宫接近正常大小。如确为完全流产,无须特殊处理。

(五)稽留流产

指胚胎或胎儿在子宫内已死亡,滞留在宫腔内尚未自然排出者。确诊后应尽早排出子宫。

(六)习惯性流产

指连续发生自然流产 3 次或以上者。应先查明原因,对因治疗。

五、辅助检查

(一)B 超检查

目前应用较广。对疑为先兆流产者,可根据妊娠囊的形态、有无胎心反射及胎动,确定胚胎或胎儿是否存活,以指导正确的治疗方法。不全流产及稽留流产均可借助 B 超加以确定。

(二)妊娠试验

近年来临床多用试纸法,对诊断妊娠有意义。为进一步了解流产的预后,多选用放射免疫法或酶联免疫吸附试验,进行绒毛膜促性腺激素(HCG)的定量测量。

(三)其他激素测定

其他激素主要有血黄体酮的测定,可以协助判断先兆流产的预后。

(四)妇科检查

了解宫颈口是否扩张、羊膜是否破裂,有无妊娠产物堵塞宫颈口内;子宫与停经周数是否相符,有无压痛等,并应检查双侧附件有无肿块、增厚及压痛等。

六、治疗要点

(一)先兆流产

处理原则是卧床休息,禁止性生活;减少刺激;必要时给予对胎儿危害小的镇静剂;对于黄体功能不足的孕妇,每天肌注黄体酮 20mg,以利于保胎;并注意及时进行超声检查,了解胚胎发育情况,避免盲目保胎。

(二)难免流产

一旦确诊,应尽早使胚胎及胎盘组织完全排出,防止出血和感染。

(三)不全流产

一经确诊,应行吸宫术或钳刮术以清除宫腔内残留组织。

(四)完全流产

如无感染征象,一般不需特殊处理。

(五)稽留流产

应及时促使胎儿和胎盘排出,以防稽留日久发生凝血功能障碍。处理前应做凝血功能检查。

(六)习惯性流产

以预防为主,在受孕前,男女双方均应进行详细检查。

七、护理评估

(一)健康史

详细询问孕妇的停经史、早孕反应等情况;阴道流血时间与流血量;有无腹痛,腹痛的部位、性质和程度;有无阴道水样排液及其色、量、有无臭味;有无妊娠产物排出等。了解孕妇既往病史,有无全身性疾病、生殖器官疾病、内分泌功能失调及有害物质接触史等,以识别发生流产的诱因。

(二)身体状况

观察阴道流血与腹痛情况;全面评估孕妇的各项生命体征,判断流产类型,注意有无贫血及感染征象。

(三)心理-社会支持

流产孕妇常表现为焦虑、恐惧,对阴道流血会不知所措,担心胎儿安危而影响孕妇的情绪,孕妇可表现出沮丧、郁闷、烦躁不安等;家属表现紧张。

八、护理诊断

1.有感染的危险

与阴道流血时间过长,宫腔内有残留组织等因素有关。

2.焦虑

与担心能否胎儿存活或健康有关。

3.知识缺乏

缺乏孕期保健相关知识。

九、护理措施

(一)一般护理

(1)卧床休息,禁止性生活,减少各种刺激,加强营养。遵医嘱给孕妇适量镇静剂、孕激素等。

(2)注意孕妇情绪反应,提供心理支持,使其情绪稳定。增强保胎信心,同时争取家属的配合。

(3)严密观察阴道流血的量、颜色及腹痛的情况。配合医师做好 β-hCG 测定及 B 超等检查,以监测胚胎发育情况。

(二)妊娠不能再继续者的护理

(1)应积极采取措施,及时做好终止妊娠准备,协助医师完成手术,同时做好输液、输血准备。

(2)严密监测孕妇的体温、血压及脉搏;观察其面色、腹痛、阴道流血及与休克相关的征象。

(3)有凝血功能障碍者应予纠正后再手术。

(三)预防感染的护理措施

监测孕妇的体温、血象及阴道流血,分泌物的性质、颜色、气味等;严格无菌操作规程,加强会阴护理。指导孕妇保持会阴部清洁,维持良好卫生习惯。有感染征象者遵医嘱予抗感染治疗。

(四)协助患者度过悲伤期的护理

患者由于失去胎儿,往往会出现伤心、悲哀等情绪。护士应给予同情和理解,帮助患者及家属接受现实,顺利渡过悲伤期。此外,护士还应指导有习惯性流产史的孕妇在下一次妊娠确诊后应卧床休息,加强营养,禁止性生活,补充维生素 B、维生素 E、维生素 C 等,治疗期必须超过以往发生流产的妊娠月份。病因明确者,应积极接受对因治疗。

十、健康指导

由于失去胎儿,孕妇往往出现伤心、悲哀等不良情绪反应,护士应持同理心态,帮助孕妇及家属渡过悲伤期。与她们共同讨论流产的原因,讲解相关知识,帮助她们为再次妊娠做好准备。有复发性流产史者下次妊娠确诊后应卧床休息、加强营养、禁止性生活,保胎至超过以往发生流产的妊娠月份。病因明确者应积极接受对因治疗。

第十三节 异 位 妊 娠

一、概述

正常妊娠时,受精卵着床于子宫体腔内膜。受精卵在子宫体腔外着床发育时,称为异位妊娠,又称宫外孕。按其发生的部位不同,可分为输卵管妊娠、卵巢妊娠、腹腔妊娠、阔韧带妊娠、宫颈妊娠及子宫残角妊娠等,其中输卵管妊娠最为常见,是妇产科常见的急腹症之一。当输卵管妊娠流产或破裂时,可引起腹腔内严重出血,如不及时诊断、处理,可危及生命。

二、病因

(一)输卵管炎症

输卵管炎症是输卵管妊娠的主要病因。炎症使黏膜皱襞粘连,管腔变窄,或纤毛功能受损,管壁与邻近器官粘连,致使输卵管扭曲,受精卵运行受阻而发生异位妊娠。

(二)输卵管妊娠史或手术史

曾有输卵管妊娠史,再次妊娠复发率达 10%。输卵管绝育或手术史,输卵管妊娠发生率为 10%～20%。

(三)输卵管发育不良或功能异常

输卵管过长、肌层发育差、黏膜纤毛缺乏、先天性憩室等都可影响受精卵正常运行。

(四)辅助生殖技术

近年辅助生殖技术的应用使输卵管妊娠发生率增加。既往少见的卵巢妊娠、宫颈妊娠、腹腔妊娠的发生率也有增加。

(五)其他

精神因素、内分泌失调、输卵管子宫内膜异位、肿瘤压迫、宫内节育器避孕失败等因素均可引发输卵管妊娠。

三、病理

输卵管妊娠时,由于管腔狭窄,管壁薄,蜕膜变化不完全,因此当输卵管妊娠发展到一定程度,可出现以下病症。

(一)输卵管妊娠流产

多见于壶腹部妊娠,发病多在妊娠 8～12 周。若囊胚与管壁分离后经输卵管逆蠕动入腹腔,形成输卵管完全流产,出血一般不多;若囊胚剥离不完整,部分仍残留于管腔,则为输卵管不完全流产,出血较多。

(二)输卵管妊娠破裂

多见于峡部妊娠,发病多在妊娠 6 周左右。囊胚生长对绒毛侵蚀管壁的肌层及浆膜,以致穿破浆膜,形成输卵管妊娠破裂。破裂后的出血远较输卵管妊娠流产严重,短期内即可使孕妇陷于休克,亦可反复出血,形成盆腔及腹腔血肿。

有时输卵管妊娠流产或破裂后未得到及时治疗,长期反复内出血形成的盆腔血肿可机化变硬,并与周围组织粘连,临床上称为陈旧性宫外孕。

(三)继发性腹腔妊娠

发生输卵管妊娠流产或破裂后,胚胎排入腹腔,偶尔存活的胚胎绒毛组织仍附着于原位或排至腹腔后重新种植,可发育形成继发性腹腔妊娠。若破裂口在阔韧带内,可发展为阔韧带妊娠。

输卵管妊娠和正常妊娠一样,滋养细胞产生的绒毛膜促性腺激素(hCG)维持黄体生长,使激素分泌增加,抑制月经来潮。子宫增大变软,内膜出现蜕膜反应。

四、临床表现

(一)症状

①停经;②腹痛;③阴道出血;④晕厥与休克;⑤腹部包块。

(二)体征

贫血貌、面色苍白、脉搏细数、血压下降;腹部检查:下腹压痛、反跳痛明显,出血较多时,叩诊有移动性浊音。

五、辅助检查

(一)妊娠试验

放射免疫法测血中 hCG,尤其是 β-hCG 阳性有助诊断,但 β-hCG 阴性者仍不能完全排除异位妊娠。

(二)黄体酮测定

输卵管妊娠时血清黄体酮水平偏低,可以有参考价值。

(三)B 超检查

B 超检查对异位妊娠诊断必不可少,有助于明确异位妊娠部位和妊娠囊大小。

(四)腹腔镜检查

是异位妊娠诊断的金标准,而且在确诊的同时可行镜下手术治疗。

(五)阴道后穹隆穿刺

简单、可靠,适用于疑有腹腔内出血的患者。输卵管妊娠流产或破裂可抽出暗红色不凝血。陈旧性宫外孕时,可抽出小血块或不凝固的陈旧性血液。但抽不出血液并不能排除宫外孕。

(六)子宫内膜病理检查

目前临床很少应用,仅适用于阴道流血多者,排除同时合并宫内妊娠流产,刮出物仅见蜕膜未见绒毛者有助诊断异位妊娠。

(七)腹部及盆腔检查。

六、治疗要点

异位妊娠的处理原则:应结合病情,予以药物治疗或手术治疗。

(一)药物治疗

化学药物治疗,适用于早期输卵管妊娠,要求保持生育能力的年轻患者,但需严格掌握适应证和禁忌证;若病情无改善,甚至发生急性腹痛或输卵管破裂症状,应立即进行手术治疗。

(二)手术治疗

在积极纠正大出血、休克的同时,迅速手术抢救患者。根据输卵管破裂的情况行患侧输卵管切除根治手术或保留输卵管的保守手术。近年来腹腔镜技术发展迅速,已成为异位妊娠诊断和治疗的主要方法。

七、护理评估

(一)健康史

应详细询问月经史,以往月经是否规则,以准确推算停经时间;是否存在不孕、盆腔炎、放置宫内节育器、绝育术、输卵管吻合术等高危因素。

(二)身体状况

腹痛的性质、部位,有无压痛、反跳痛,尤以患侧明显;有无移动性浊音;阴道流血的情况;有无贫血貌及脉搏细速、血压下降等失血症状;有无晕厥或休克征象;血凝后下腹可触及包块。

(三)心理-社会支持

由于剧烈腹痛和急性大量内出血,患者可有激烈的情绪反应,表现为无助、恐惧、悲伤及面临死亡的威胁;家属往往表现极度焦虑与恐慌。

八、护理诊断

1.潜在并发症

出血性休克。

2.疼痛

与输卵管妊娠破裂有关。

3.恐惧

与担心生命安危及不能再次妊娠有关。

九、护理措施

(一)手术治疗患者的护理

1.积极抗休克并做好术前准备

去枕平卧、吸氧、开通静脉、做好输血准备;按医嘱及时、准确给药;迅速做好术前准备。

2.密切观察病情变化

严密监测心率、脉搏、呼吸、血压以及神志、面色、尿量等,及时发现休克征象。

3.提供心理支持

向患者及家属介绍疾病相关知识、治疗及手术过程,给予心理安慰;帮助术后患者正视现实,以健康心态积极配合治疗,早日康复。

(二)非手术治疗患者的护理

1.指导患者休息与饮食

患者应卧床休息,防止便秘,避免增加腹压,减少异位妊娠破裂的机会;指导患者摄入富含铁质、蛋白质的食物;护士应提供生活护理。

2.严密观察病情

密切观察生命体征及一般情况;重视腹痛变化,有无突然加剧;有无肛门坠胀感,注意阴道流血的观察。

3.加强药物治疗护理

注意观察药物疗效和不良反应,发现异常情况及时报告医师;对化疗药物引起的反应,按医嘱给予对症处理。

4.监测治疗效果

及时正确留取送检血标本,监测治疗效果。

十、健康指导

(1)介绍异位妊娠的相关知识,增强患者自我保健意识;注意经期卫生,预防流产、产后以及宫腔术后感染;积极防止、治疗盆腔炎症。

(2)护士应做好妇女的健康保健工作,防止发生盆腔感染。教育患者保持良好的卫生习惯,勤洗浴、勤换衣,性伴侣稳定。发生盆腔炎后须立即彻底治疗。并告诫患者,下次妊娠要及时就医。

第十四节 妊娠期高血压疾病

一、概述

妊娠期高血压疾病是妊娠与血压升高并存的一组疾病,包括妊娠期高血压、子痫前期、子痫以及慢性高血压并发子痫前期和慢性高血压合并妊娠。该组疾病严重影响母婴健康,是孕产妇和围生儿病死率升高的主要原因。其中妊娠期高血压、子痫前期和子痫以往统称为妊娠期高血压综合征。

二、高危因素

流行病学调查发现孕妇年龄≥40岁;子痫前期病史;高血压、慢性肾炎、糖尿病;子痫前期家族史;本次为多胎妊娠、首次怀孕、妊娠间隔时间≥10年;初次产检BMI≥35及孕早期收缩压≥130mmHg(17.3kPa)或舒张压≥80mmHg(10.7kPa)等均与本病发生有关。

三、病因

至今病因不明确,关于其主要病因有以下学说:

(一)子宫螺旋小动脉重铸不足

子宫螺旋小动脉重铸不足使胎盘血流量减少,引发子痫前期二系列表现,俗称"胎盘浅着床",其机制尚待研究。

(二)炎症免疫过度激活

胎儿是一个半移植物,成功的妊娠要求母体免疫系统对其充分耐受。子痫前期患者存在着炎症免疫反应过度激活现象,使母体对胚胎免疫耐受降低,引发子痫前期。

(三)血管内皮细胞受损

血管内皮细胞损伤是子痫前期的基本病理变化,引起子痫前期血管内皮损伤的因素很多,如炎性介质:肿瘤坏死因子、白细胞介素-6、极低密度脂蛋白,还有氧化应激反应。

(四)遗传因素

妊娠期高血压疾病具有家族倾向性,提示遗传因素与该病发生有关,但遗传方式尚不明确。

(五)营养缺乏

研究发现多种营养缺乏,如低蛋白血症,钙、镁、锌、硒缺乏与子痫前期发生发展有关。

(六)胰岛素抵抗

近年研究发现有妊娠期高血压疾病患者存在胰岛素抵抗,高胰岛素血症可导致脂质代谢紊乱,影响前列腺素 E_2 的合成,增加外周血管的阻力而升高血压。

四、病理生理

妊娠期高血压疾病基本病理变化是全身小血管痉挛,内皮损伤及局部缺血,影响全身各系统各脏器灌注减少。血管内皮损伤时通透性增加,体液和蛋白质渗漏,表现为血压上升、蛋白尿、水肿和血液浓缩。严重时心、脑、肝、肾及胎盘等发生病理生理变化,可导致抽搐、昏迷、脑水肿、脑出血、心力衰竭、肾衰竭、肺水肿、肝细胞坏死及包膜下出血,胎盘功能下降导致胎儿生长受限、宫内窘迫。若胎盘床血管破裂可致胎盘早剥以及凝血功能障碍导致 DIC。

五、临床表现

(一)妊娠期高血压

①妊娠期血压≥140/90mmHg(18.7/12kPa),并于产后 12 周恢复正常。②尿蛋白(-)。③患者可伴有上腹部不适或血小板减少。④产后方可确诊。

(二)轻度子痫前期

①血压≥140/90mmHg(18.7/12kPa),妊娠 20 周以后出现。②尿蛋白≥0.3g/24h 或随机尿蛋白(+)。③可伴有上腹不适、头痛等症状。

(三)重度子痫前期

①血压≥160/110mmHg(21.3/12kPa)。②尿蛋白≥2.0g/24h 或随机尿蛋白(++)。③血肌酐>106μmol/L。血小板计数<100×10⁹/L。微血管病性溶血(血 LDH 升高)。血清 ALT 或 AST 升高。④可出现持续性头痛或其他脑神经或视觉障碍、持续性上腹不适。

(四)子痫

子痫前期孕妇抽搐不能用其他原因解释。

(五)慢性高血压并发子痫前期

①高血压孕妇妊娠 20 周以前无蛋白尿,20 周后出现尿蛋白≥0.3g/24h。②高血压孕妇妊娠 20 周以前有蛋白尿,20 周后突然尿蛋白增加,血压进一步升高或血小板计数<100×10⁹/L。

(六)妊娠合并慢性高血压

妊娠期血压≥140/90mmHg(18.7/12kPa),妊娠前、妊娠 20 周以前或妊娠 20 周后首次诊断高血压并持续到产后 12 周后。

六、辅助检查

(一)实验室检查

1.血液检查

主要测定血红蛋白、血细胞比容、血浆黏度、全血黏度,以了解血液浓缩程度;重症患者应测定血小板计数、出凝血时间、凝血酶原时间等。同时进行血气分析测定血电解质及二氧化碳结合力。

2.尿液检查

留取 24 小时尿液,进行蛋白定量检查;根据镜检出现管型判断肾功能受损情况。

3.肝、肾功能测定

如测定谷丙转氨酶、血尿素氮、肌酐及尿酸等。

(二)眼底检查

重度妊高征时,眼底小动脉痉挛,动静脉比例可由正常的 2∶3 变为 1∶2,甚至 1∶4,或出现视网膜水肿、渗出、出血,甚至视网膜脱离,一过性失明等。

(三)尿常规检查

根据蛋白定量确定病情严重程度;根据镜检出现管型判断肾功能受损情况。

(四)其他检查

如心电图、超声心动图、胎盘功能、胎儿成熟度检查等,可视病情而定。

七、治疗要点

妊娠期高血压疾病的治疗目的是控制病情、延长孕周,确保母儿安全。基本处理原则是休息、镇静、解痉,有指征的降压、利尿,密切监测母儿情况,适时终止妊娠。

(一)解痉药物

以硫酸镁为首选。硫酸镁有预防和控制子痫发作的作用,适用于先兆子痫和子痫患者。

(二)镇静药物

适用于对硫酸镁有禁忌或疗效不明显时,但分娩时应慎用。主要有地西泮和冬眠合剂。

(三)降压药物

仅适用于血压过高,特别是舒张压高的患者。常用药物有肼屈嗪、卡托普利等。

(四)扩容药物

扩容应在解痉的基础上进行,应严密观察生命体征及尿量,防止肺水肿和心力衰竭的发生。常用的有清蛋白、全血、平衡液和低分子右旋糖酐。

(五)利尿药物

仅用于全身性水肿、急性心力衰竭、肺水肿、脑水肿、血容量过高且伴有潜在肺水肿者。常用药物有呋塞米、甘露醇等。

八、护理评估

(一)健康史

详细询问是否存在妊娠期高血压疾病的诱发因素,本次妊娠后血压变化情况,是否伴有蛋白尿、水肿;有无头痛、视力改变及上腹不适等症状。

(二)身体状况

1.血压

血压高低与病情有直接关系,测出的血压值应与基础血压比较,初次测血压升高者应休息1 小时后复测。

2.尿蛋白

应取中段尿检查,凡尿蛋白定量≥0.3g/24h 者为异常。尿蛋白量的多少直接反映了肾血管痉挛的程度及肾小管上皮细胞缺氧及其功能损害的程度。

3.水肿

妊娠期高血压疾病孕妇的水肿,一般休息后不缓解。应评估有无水肿及水肿的范围。水肿局限于膝以下为"＋",延及股为"＋＋",延及外阴、腹部为"＋＋＋"、全身水肿或伴有腹水为"＋＋＋＋"。若孕妇体重于一周内增加超过 0.5kg 以上,表明有隐性水肿的可能。

4.自觉症状

孕妇出现头痛、视物模糊、上腹部不适等症状时,提示病情进一步发展,应引起高度重视。

5.子痫

子痫发作时抽搐、昏迷是最严重的临床表现,护士应特别注意发作状态、频率、持续及间隔时间、神志情况;有无唇舌咬伤、摔伤、窒息等。

(三)心理-社会支持

妊娠期高血压孕妇常因担心胎儿安危而表现出沮丧、郁闷、烦躁不安;如疾病控制效果不明显会表现悲观、失望、不知所措;家属则表现紧张。

九、护理诊断

1.体液过多

与水钠潴留、低蛋白血症有关。

2.有受伤的危险

与发生子痫抽搐、昏迷有关。

3.潜在并发症

胎盘早剥、肾衰竭、DIC。

十、护理措施

(一)一般护理

(1)饮食与休息:保持病室整洁、安静,保证充足睡眠,每天不少于 10 小时,取左侧卧位为宜;指导孕妇进食富含蛋白质、维生素、铁、钙和锌等微量元素的食物;减少过量食盐和脂肪摄入。

(2)病情观察:关注孕妇有否头痛、视物模糊、上腹部不适等症状;每天测血压及体重一次,每天或隔日复查尿蛋白;注意监测胎心、胎动和宫缩等情况。

(3)间断吸氧:增加血氧含量,改善全身主要脏器与胎盘的氧供。

(二)用药护理

1.硫酸镁

治疗子痫的一线药物,也是子痫前期预防子痫的预防药物。

(1)用药指征:控制子痫抽搐及防止再抽搐;预防重度子痫前期发展为子痫;子痫前期临产前用药预防抽搐。

(2)用药方法:静脉给药结合肌内注射。①控制子痫:静脉用药:负荷剂量硫酸镁 2.5～5g,溶于 10％葡萄糖 20mL 静推(15～20 分钟),或者 5％葡萄糖 100mL 快速静滴,继而 1～2g/h 静滴维持。或者夜间睡前停用静脉给药,改为肌内注射,用法:25％硫酸镁 20mL＋2％利多卡因 2mL 深部臀肌内注射。24 小时硫酸镁总量 25～30g,疗程 24～48 小时。②预防子痫发作:负荷和维持剂量同控制子痫处理。用药时间长短依病情而定,一般为日静滴 6～12 小时,24

小时总量不超过 25g。用药期间每天评估病情变化,决定是否继续用药。

(3)不良反应:硫酸镁的治疗浓度与中毒浓度相近,用药过程中应严密观察其毒性作用。硫酸镁过量可导致膝反射减弱或消失,全身肌张力减退,呼吸肌麻痹,甚者心搏停止。

(4)注意事项:用药过程中加强患者血压监测;在用药前、用药中及用药后均应监测以下指标:膝腱反射必须存在;呼吸≥16 次/min;尿量≥600mL/24h 或≥25mL/h;尿少提示排泄功能受抑制,镁离子易蓄积而发生中毒。出现严重不良反应时应立即停用硫酸镁并静脉缓慢推注(5~10分钟)10%葡萄糖酸钙 10mL。

2.镇静剂

用地西泮、冬眠药物时嘱孕妇绝对卧床休息,防止直立性低血压。

3.降压药

用降压药物时,严密监测血压,根据监测血压来调节用药速度及药量。

4.利尿剂

在全身或主要脏器严重水肿的情况下应用利尿剂,应严密监测有无血容量不足的临床表现。

(二)分娩期与产后的护理

1.分娩期护理

应严密观察产程进展,加强全产程护理。第一产程应让产妇保持安静、休息;密切监测血压、脉搏、尿量、胎心、宫缩情况,重视产妇的主诉;尽量缩短第二产程、避免产妇过度用力屏气,做好接产与会阴切开、手术助产准备;第三产程中高度重视预防产后出血,在胎儿前肩娩出后立即注射缩宫素,及时娩出胎盘并按摩宫底,监测血压变化;使用缩宫素时监测血压、宫缩及胎心;做好抢救母儿的准备;需剖宫产者做好手术准备。

2.产后护理

胎儿娩出后监测血压,病情稳定后方可送回病房。病情严重者仍需使用硫酸镁 24~48 小时,产后 48 小时内至少每 4 小时观察 1 次血压,防止产后子痫;大量硫酸镁治疗的患者易发生宫缩乏力性产后出血,应密切观察子宫复旧情况,严防产后出血。

(三)子痫护理

(1)协助医生控制抽搐:控制患者抽搐是首要任务。硫酸镁为首选药物,必要时同时应用高效镇静剂等药物。

(2)保持呼吸道通畅:立即给氧;患者抽搐昏迷时禁食、禁水,取头低偏侧位,防止呕吐物吸入引起窒息或吸入性肺炎,并备好气管插管和吸引器,以利及时吸出呕吐物及呼吸道分娩物。

(3)专人护理,严密监护:密切观察血压、脉搏、呼吸、体温及尿量,记录出入量;做好血、尿检验和各项特殊检查,及时发现肺水肿、急性肾衰竭、脑出血等并发症。

(4)防止受伤:取出义齿;用开口器或缠裹纱布的压舌板置于上下磨牙间,用舌钳固定舌,以防舌唇咬伤;用床护栏防止患者坠床,必要时用约束带。

(5)避免刺激:将患者置于单人暗室,保持绝对安静,避免声光刺激;治疗、护理集中操作、动作轻柔,防止诱发抽搐。

(6)做好终止妊娠准备:子痫发作后多自然临产,应及时发现产兆并做好母儿抢救准备。

一般抽搐控制 2 小时后可考虑终止妊娠。

（四）心理护理

耐心倾听患者主诉,了解心理变化;说明本病的病理过程及转归,解释治疗、护理方法和目的,取得配合;教会患者自我放松的方法,如听轻音乐、与人交流、倾诉,以减轻紧张、忧虑的情绪,积极配合治疗护理。

十一、健康指导

对轻度妊娠期高血压疾病患者,应进行饮食指导并注意休息,以左侧卧位为主,加强胎儿监护,自数胎动,掌握自觉症状,加强产前检查,定期接受产前保护措施;对重度妊娠期高血压疾病患者,应使患者掌握识别不适症状及用药后的不适反应。还应掌握产后的自我护理方法,加强母乳喂养的指导。同时,注意家属的健康教育,使孕妇得到心理和生理的支持。

第十五节　胎盘早剥

一、概述

妊娠 20 周以后或分娩期,正常位置的胎盘在胎儿娩出前,部分或全部从子宫壁剥离,称为胎盘早剥。胎盘早剥是妊娠晚期的一种严重并发症,起病急、进展快,若处理不及时,可危及母儿生命。

二、病因

胎盘早剥的确切病因及发病机制目前尚不清楚,可能与下述因素有关。

（一）血管病变

妊娠期高血压疾病、慢性高血压、慢性肾脏疾病或全身血管病变的孕妇可并发胎盘早剥。妊娠合并上述疾病时,底蜕膜螺旋小动脉痉挛或硬化,引起远端毛细血管缺血坏死,以致破裂出血,血液流至底蜕膜层与胎盘之间形成血肿,导致胎盘自子宫壁剥离。

（二）机械性因素

外伤尤其腹部受到挤压或撞击;脐带过短(<30cm)或因脐带绕颈、绕体相对过短时,分娩过程中胎儿下降牵拉脐带;羊膜腔穿刺刺破前壁胎盘附着处血管,胎盘后血肿形成引起胎盘剥离。

（三）宫腔内压力骤然下降

妊娠足月前胎膜早破;双胎妊娠的第一胎儿娩出过快;羊水过多时,人工破膜后羊水流出过快,宫腔内压力骤减,子宫骤然收缩,胎盘与子宫壁错位而剥离。

（四）其他高危因素

高龄孕妇、经产妇、吸烟、吸毒、孕妇代谢异常、有血栓形成倾向、子宫肌瘤等。有胎盘早剥史者再次发生的可能性风险比无胎盘早剥史者高 10 倍。

三、分类及病理生理

胎盘早剥的主要病理变化是底蜕膜出血,形成血肿,使胎盘自附着处剥离。按病理分为三种类型。

(一)显性剥离

或外出血,为底蜕膜出血,量少,出血较快停止,多无明显的临床表现。若继续出血,形成胎盘后血肿,剥离面随之增大,血液冲破胎盘边缘沿胎膜与子宫壁间经宫颈向外流出,形成阴道流血。

(二)隐性剥离

或内出血,若胎盘边缘仍附着于子宫壁或由于胎先露部固定于骨盆入口,使血液积聚于胎盘与子宫壁之间,无阴道流血。

(三)混合性出血

当内出血逐渐增多,胎盘后血肿越积越大,血液也可冲开胎盘边缘与胎膜,向宫颈外流出,形成混合型出血。偶有出血穿破胎膜溢入羊水中称为血性羊水。

胎盘早剥内出血严重时,血液浸入子宫肌层,引起肌纤维分离、断裂甚至变性,当血液渗透至浆膜层时,子宫表面呈现紫蓝色瘀斑,称为子宫胎盘卒中。子宫肌层由于血液浸润,收缩力减弱,造成产后出血。

严重的胎盘早剥,可以引发弥散性血管内凝血(DIC)等一系列临床表现。

四、临床表现

(1)轻型:常见于分娩期,以外出血为主。主要症状为阴道暗红色流血,量较多,伴轻度腹痛或无腹痛,贫血体征不明显。子宫软,大小与停经月份相符,胎位清楚,腹部压痛不明显。

(2)重型:以隐性出血和混合性出血为主,多见于重度妊高征患者,主要症状为突发的持续性腹痛、腰酸、腰背痛,严重时伴恶心、呕吐、面色苍白、出汗、血压下降等休克症状,可无或仅有少量阴道出血,贫血程度与外出血量不符。子宫硬如板状,有压痛,子宫比妊娠月份大,呈高张状态。胎位触摸不清,胎儿多已死亡,胎心音消失。

五、辅助检查

(一)B超检查

胎盘与子宫壁之间有血肿时,在胎盘后方出现液性低回声区,暗区常不止一个,并见胎盘增厚。B超诊断胎盘早剥有一定局限性。重型胎盘早剥常伴有胎心、胎动消失。

(二)化验检查

主要了解贫血程度与凝血功能。重型胎盘早剥患者应检查肾功能与二氧化碳结合力。若并发DIC时进行筛选试验(血小板、凝血酶原时间、纤维蛋白酶原测定)与纤溶确诊试验(凝血酶时间、优球蛋白溶解时间、血浆鱼精蛋白副凝试验)。

(三)产科检查

通过四步触诊评定胎方位、胎心情况、宫高变化、腹部压痛范围和程度等。

六、治疗要点

纠正休克、及时终止妊娠、防止并发症,是胎盘早剥的处理原则。终止妊娠的方法,可依据早剥的严重程度、胎次、胎儿宫内状况及宫口开大等情况而定,及早发现并处理凝血功能障碍、产后出血和急性肾衰竭等并发症。

七、护理评估

(一)健康史

了解孕妇有无妊娠期高血压疾病或慢性高血压病史、慢性肾炎史、胎盘早剥史、外伤史以及仰卧位低血压综合征史等,进行全面评估。

(二)身体状况

评估妊娠晚期或临产时有无突发持续性腹部剧痛,有无急性贫血,有无恶心、呕吐、面色苍白、脉搏细速、血压下降等休克症状;有无阴道流血或少量流血,外出血量与贫血程度是否相符。腹部检查可见子宫硬如板状,有压痛,以胎盘附着处最明显;子宫大于妊娠周数,宫底因胎盘后血肿增大而升高。子宫多处于高张状态,宫缩间歇期亦不能松弛,胎位因此触不清。若胎盘剥离面积超过 1/2,则胎儿因缺氧死亡而胎心消失。

应重点评估腹痛的程度、性质与压痛的范围,孕妇的生命体征,判断胎方位、宫高变化及胎心情况;评估阴道流血量、色以及一般身体情况;注意有无胎心异常。

(三)心理-社会支持

因胎盘早剥病情危急,孕妇及家属常表现为高度紧张和恐惧,对病情不能理解。

八、护理诊断

1.恐惧

与胎盘早剥起病急、进展快,危及母儿生命有关。

2.有受伤的危险

胎儿胎盘剥离面积大可导致胎儿宫内窘迫,死产。

3.潜在并发症

产后出血、弥散性血管内凝血、急性肾衰竭。

九、护理措施

(一)纠正休克,改善患者一般情况

迅速开放静脉,积极补充血容量及凝血因子,及时输新鲜血液。

(二)密切观察病情变化,及时发现并发症

严密监测孕妇生命体征;观察阴道出血情况;宫底高度、压痛,宫缩;有无皮下、黏膜或注射部位出血、子宫出血不凝等表现;有无少尿、无尿等急性肾衰竭表现;同时密切监测胎儿宫内状态。一旦发现异常情况,及时报告医师并配合处理。

(三)做好终止妊娠准备

一旦确诊,应及时终止妊娠。依据孕妇一般情况、胎盘早剥类型、出血量多少决定分娩方式,做好相应的配合与新生儿抢救的准备。

(四)预防产后出血

应及时给予宫缩剂、配合按摩子宫,必要时按医嘱做好切除子宫的术前准备。未发生产后出血者,仍应加强生命体征观察,预防晚期产后出血。

(五)产褥期护理

产褥期应加强营养,纠正贫血。保持会阴清洁,防止感染。根据产妇身体情况给予母乳喂养指导。死产者及时给予退乳措施。

(六)心理护理

护士在采取快速、积极的抢救及护理措施的同时,向患者及家属讲述胎盘早剥的相关知识,给予心理上的支持,使其能有效配合各项急救治疗及护理。

十、健康指导

(1)加强妊娠期保健,指导孕妇在妊娠晚期避免长时间仰卧位及腹部外伤。

(2)做好预防教育,对妊娠期高血压疾病孕妇或合并慢性高血压、肾病的孕妇,应增加产前检查次数,积极配合医师进行治疗。

(3)向孕妇及家属解释胎盘早剥发生的原因、相关知识及诊疗护理措施,取得孕妇及家属的理解与支持。

(4)指导孕妇绝对卧床休息,保持会阴清洁,预防感染。

(5)指导孕妇如有腹痛、鼻出血、皮下瘀斑或阴道出血等表现,及时告知医护人员。

(6)指导出院后注意休息,加强营养,纠正贫血。

(7)为胎儿死亡和子宫切除的产妇提供心理支持,鼓励家属陪伴,帮助渡过哀伤期。

第十六节　前置胎盘

一、概述

正常胎盘附着于子宫体的后壁、前壁或侧壁。妊娠 28 周后若胎盘附着于子宫下段,下缘达到或覆盖宫颈内口,位置低于胎儿先露部,称为前置胎盘。前置胎盘是妊娠晚期的严重并发症,也是妊娠晚期阴道出血最常见原因,若处理不当可危及母儿生命。

二、病因

目前尚不明确,可能与子宫内膜病变、宫腔异常、胎盘面积过大、胎盘异常或受精卵发育迟缓等因素有关。还可能与多胎妊娠形成过大面积的胎盘有关;或有副胎盘延伸至子宫下段;也可由于受精卵发育迟缓,到达子宫下段方具备植入能力。

三、分类

依据胎盘下缘与子宫颈内口的关系,前置胎盘分为 3 种类型。

(一)完全性前置胎盘

又称中央性前置胎盘,胎盘组织完全覆盖子宫颈内口。

(二)部分性前置胎盘

胎盘组织部分覆盖子宫颈内口。

(三)边缘性前置胎盘

胎盘附着于子宫下段,胎盘边缘到达但未覆盖子宫颈内口。

胎盘边缘与子宫颈内口的关系随着子宫颈的消失和子宫颈口的扩张而改变,通常按处理前最后一次检查结果决定分类。

四、临床表现

(一)症状

妊娠晚期或临产时发生无诱因、无痛性反复阴道出血。

(二)体征

孕妇一般情况与出血量有关,大量出血可出现面色苍白,脉搏微弱、增快,血压下降等休克表现。腹部检查可见子宫软,无压痛,大小与妊娠周数相符;先露高浮,易并发胎位异常。反复出血或一次性出血量过多可致宫内缺氧,严重胎死宫内。当前置胎盘附着于子宫前壁时,可在耻骨联合上方听到胎盘杂音。临产时检查见宫缩为阵发性,间歇期子宫完全放松。

五、辅助检查

(一)产科检查

子宫大小与停经月份一致,胎方位清楚,先露高浮,胎心可正常或异常或消失。

(二)超声检查

B超断层像可清楚看到子宫壁、胎头、宫颈和胎盘的位置。

(三)阴道检查

一般不主张应用。怀疑前置胎盘的个案,切忌肛查。

(四)产后检查胎盘及胎膜

胎盘的前置部分可见陈旧血块附着呈黑紫色或暗红色,如这些改变位于胎盘的边缘,而且胎膜破口处距胎盘边缘小于7cm,则为部分性前置胎盘。

六、治疗要点

前置胎盘的处理原则是:抑制宫缩、止血、纠正贫血及预防感染。根据阴道流血量、有无休克、孕周大小、胎儿是否存活、胎盘前置类型以及是否临产等综合分析,制定处理方案。

(一)期待疗法

适用于全身情况良好、胎儿存活、孕周<34周或估计胎儿体重<2000g.阴道流血量不多的孕妇。在保证孕妇安全的前提下,尽可能延长胎龄,以提高胎儿存活率。

(二)终止妊娠

适用于孕妇反复发生出血甚至休克者;胎龄≥36周者,或胎龄未达36周而出现胎儿窘迫征象者,应采取积极措施选择最佳方式终止妊娠。剖宫产术既能在短时间内娩出胎儿,又能迅速止血,是处理前置胎盘的主要手段。

七、护理评估

(一)健康史

了解孕妇的孕产史、产次及既往分娩情况;有无子宫内膜病变与损伤史,如剖宫产史、人工流产史、子宫内膜炎及辅助生育治疗史。是否出现无痛性、无诱因的反复阴道流血的症状。

(二)身体状况

评估有无面色苍白、脉搏细速、血压下降等休克症状;阴道流血时间与流血量;判断有无宫缩;注意有无胎心异常。

(三)心理-社会支持

前置胎盘孕妇常表现为焦虑、恐惧,对阴道流血不知所措,担心胎儿安危而表现出沮丧、郁闷、烦躁不安等;家属表现紧张。

八、护理诊断

1.有感染的危险

与胎盘剥离面靠近宫颈口,细菌易经阴道上行感染及贫血有关。

2.有胎儿受伤的危险

与阴道大量出血,致胎儿宫内窘迫,甚至死亡有关。

3.潜在并发症

出血性休克、产后出血。

九、护理措施

(一)增进孕妇与胎儿的健康

(1)期待疗法:①嘱孕妇绝对卧床休息,左侧卧位。②定时间断吸氧,每天3次,每次1小时。③严密观察阴道出血情况,常规配血备用。④注意观察有无宫缩,如阴道出血增多或出现宫缩应立即通知医师。⑤指导正确计数胎动,必要时进行胎心监护。⑥指导孕妇进食高蛋白、高维生素、富含铁及粗纤维食物。⑦禁止直肠指检,慎做阴道检查。⑧妊娠不能继续时遵医嘱给予地塞米松促胎肺成熟。

(2)休克患者:①立即开放静脉,遵医嘱输液或输血,给予止血剂。②持续吸氧。

(3)严密监测血压、脉搏、呼吸及阴道出血量,记录24小时出入液量。

(4)严密监测胎儿宫内情况,必要时进行连续胎心监护,做好新生儿抢救准备。

(5)术前准备。

(二)预防感染

①严密观察与感染有关的体征,发现异常及时通知医师。②会阴护理,使用消毒卫生巾,勤换内衣裤。③遵医嘱使用抗生素,并观察药物疗效。④鼓励患者进食,注意摄入高蛋白食物。⑤产后鼓励产妇勤翻身、早下床活动。

(三)加强生活护理

①加强巡视,将呼叫器及生活用品置于患者伸手可及之处。②协助进食,提供吸管。③大小便后会阴护理。

(四)心理护理

提供心理支持,做好解释、安抚工作。

十、健康指导

定期产前检查,做到早期发现,正确处理;向患者讲解前置胎盘的相关知识,嘱其卧床休息,避免剧烈活动;妊娠晚期若有阴道流血,及时就医。

第十七节 产力异常

产力异常可分子宫收缩力异常和辅助力异常,辅助力异常多为医源性,临床中通过助产士或护士科学指导产妇正确加腹压,辅助力异常很少发生。在分娩过程中,子宫收缩的节律性、对称性及极性不正常或强度、频率有改变,称子宫收缩力异常。子宫收缩力异常分乏力和过强两类。临床最常见的是子宫收缩乏力。

一、子宫收缩乏力

(一)病因

1.胎位异常或头盆不称

导致继发性宫缩乏力的最常见原因。

2.子宫因素

子宫发育不良或子宫畸形均能引起宫缩乏力。

3.精神因素

初产妇,尤其35岁以上高龄初产妇,精神过度紧张,临产后进食不足以及过多地消耗体力,均可导致宫缩乏力。

4.内分泌失调

临产后产妇体内激素分泌不足,均可影响子宫肌纤维收缩能力,导致宫缩乏力。

5.药物影响

临产后大剂量使用镇静剂,可使宫缩受到抑制。

6.产道与胎儿因素

骨盆狭窄、头盆不称或胎位异常时,胎儿先露部下降受阻,胎先露不能紧贴子宫下段及子宫颈内口,因而不能反射性引起有效子宫收缩,此类原因多表现为继发性宫缩乏力。

7.其他

因疾病所致体质虚弱,产妇过度疲劳、体力消耗,膀胱、直肠充盈等均可影响子宫收缩。

(二)临床表现

1.协调性子宫收缩乏力

子宫收缩具有正常的节律性、对称性和极性,但收缩力弱,宫腔内压力小,持续时间短,间歇期长且不规律。此种宫缩乏力多属于继发性宫缩乏力,对胎儿影响不大。表现为产程延长或停滞。

2.不协调性子宫收缩乏力

子宫收缩极性倒置,宫腔内压力高。这种宫缩不能使宫口扩张和胎先露部下降,属于无效宫缩。此种宫缩乏力多属于原发性宫缩乏力。

(三)子宫收缩乏力对母儿影响

1.对母体的影响

子宫收缩乏力易导致产程延长、产妇疲劳、肠胀气、尿潴留,水电解质平衡失调;宫缩乏力引起产后出血、胎膜早破和产褥感染等并发症。

2.对胎儿、新生儿的影响

由于产程延长,尤其是不协调性宫缩乏力时子宫肌壁不能完全放松,致使胎盘血流障碍,胎儿易发生胎儿窘迫甚至胎死宫内;因产程长,医疗干预机会增多,产伤增加,新生儿窒息、颅内出血、吸入性肺炎等发病率和新生儿死亡率增加。

(四)辅助检查

(1)胎心电子监护检查。

(2)绘制产程图并分析产程曲线。

(3)胎心听诊、骨盆测量及四步触诊等常规检查。

(4)水电解质平衡、二氧化碳结合力等生化检查。

(五)治疗要点

1.协调性子宫收缩乏力

确定病因,针对病因加以处理。若排除头盆不称等产科指征,予以加强宫缩处理。

2.不协调性子宫收缩乏力

调节宫缩,使其变为协调性宫缩后,按协调性宫缩乏力处理。处理无效或处理过程中出现胎儿窘迫等产科指征者,应行剖宫产术。

(六)护理评估

1.健康史

了解产妇婚孕史、本次妊娠经历产前检查过程;了解产妇精神状态,对分娩相关知识了解程度。

2.产程进展情况

了解临产时间,临产后腹痛部位,评估腹痛持续、间歇时间是否具有规律,产妇腹痛时腹壁硬度,手指按压能否按压出凹陷。评估胎心音情况,分析胎心监护宫缩曲线;了解产程进展情况,通过肛诊、阴道检查了解宫口开大胎先露下降等情况,通过产程图描记分析产力与产道等因素的相关性。

协调性宫缩乏力产妇精神状态良好,无特殊不适,仅表现产程进展缓慢;不协调性宫缩乏力产妇自觉下腹痛持续存在,拒按,腹壁紧张无放松状态,烦躁不安,休息差,进食少,易发生肠胀气、脱水、电解质紊乱、排尿障碍、胎儿-胎盘循环障碍,产科检查:下腹部有压痛,胎位触不清,胎心听诊不清。宫口扩张早期缓慢或停滞,潜伏期延长,胎先露下降延缓或停滞。

3.心理-社会支持

了解产妇精神心理情况,对分娩有无充分心理准备,有无恐惧、焦虑和来自家庭的压力。

(七)护理诊断

1.舒适度减弱

与宫缩、产时分娩体位固定有关。

2.疲乏

与产程延长、过度疲乏有关。

3.有体液不足的危险

与产程延长、体力消耗有关。

(八)护理措施

1.协调性子宫收缩乏力者

(1)第一产程的护理。改善全身状况:保证休息,补充营养,保持膀胱和直肠空虚状态。加强子宫收缩:针刺穴位,刺激乳头,人工破膜,催产素静滴。剖宫产。

(2)第二产程的护理:进入第二产程,应做好阴道助产和抢救新生儿的准备,密切观察胎心、宫缩及胎先露下降情况。

(3)第三产程的护理:密切观察子宫收缩、阴道出血情况及生命体征的各项指标;注意产后及时保暖,预防产后出血及感染。

2.不协调性子宫收缩乏力者

①心理护理:稳定情绪,减轻疼痛。②充分休息,缓解不适。③做好剖宫产术和抢救新生儿的准备。

3.心理护理

提供心理支持,减少焦虑与恐惧。

(九)健康指导

(1)对孕妇进行产前教育,使其对分娩有一定的认识,解除孕妇思想顾虑和恐惧心理,增强自然分娩的信心。

(2)指导产妇进食易消化、富含营养、高热量的半流质食物,多饮水,勤排尿,以免膀胱充盈影响宫缩。

(3)指导减轻宫缩痛的方法,耐心细致地向产妇解释疼痛的原因,并告知产妇及家属处理的方法及措施。

(4)做好计划生育工作。

二、子宫收缩过强

(一)病因

(1)缩宫素使用不当,如剂量过大、个体对缩宫素过于敏感。

(2)精神过度紧张,引起子宫局部肌纤维持续收缩导致痉挛性狭窄环。

(3)过多粗暴的阴道检查及宫腔操作刺激,引起子宫不协调性宫缩过强。

(二)临床表现

1.协调性子宫收缩过强

子宫收缩的节律性、对称性和极性均正常,仅子宫收缩力过强、过频,宫缩压力＞50mmHg(6.7kPa)。产妇往往有痛苦面容,大声叫喊。宫缩1~2min/次,持续时间达60秒或更长。听诊胎心音可出现增快、减慢或不规则等胎儿缺氧的表现。若产道无阻力,宫口迅速开全,分娩在短时间内结束。

2.强直子宫收缩

产妇出现持续性腹痛、烦躁不安、拒按。胎方位触诊不清,胎心音听不清,有时可在脐下或平脐处见一环状凹陷,即病理性缩复环,有压痛,此环可随宫缩而上升,还可出现血尿等先兆子宫破裂征象。

3.子宫痉挛性狭窄环

产妇出现持续性腹痛、烦躁不安、宫颈扩张缓慢,胎先露部下降停滞,胎心音时快时慢。阴道检查:可触及狭窄环,特点是此环不随宫缩上升。

(三)子宫收缩过强对母儿的影响

1.对母体的影响

急产可致产妇软产道损伤,由于来不及接产可致产褥感染;强直性宫缩和痉挛性狭窄环由于产程长、产妇持续性腹痛消耗可导致产妇衰竭,手术产机会多,甚至引起子宫破裂危及母儿生命,产后肌纤维缩复不良可导致产后出血。

2.对胎儿、新生儿的影响

易发生胎儿窘迫、新生儿窒息甚至死亡。胎儿娩出过快或产程停滞均可使颅内压改变,致新生儿颅内出血等新生儿损伤。如果来不及消毒即分娩,新生儿易感染,坠地可致骨折、外伤等。

(四)辅助检查

产时重点检查有无病理性缩复环和尿常规,慎防先兆子宫破裂;产后重点检查有无软产道裂伤,新生儿有无外伤、颅内出血等并发症。

(五)治疗要点

1.协调性子宫收缩过强

有急产史的孕妇,提前住院待产。产兆发生时即做好接生准备,积极预防母儿并发症。

2.不协调性子宫收缩过强

一旦确诊为强直性子宫收缩,应认真寻找导致子宫痉挛性狭窄环的原因,采取相应措施抑制宫缩,若无胎儿窘迫征象,给予镇静剂,一般可消除异常宫缩。当宫缩恢复正常时,可根据母儿情况决定行阴道助产或等待自然分娩。

(六)护理评估

1.健康史

①通过询问和查看产前检查记录了解本次妊娠情况。核实临产时间、宫缩情况等。了解产妇的母亲分娩经历。②经产妇要了解有无急产史和既往分娩情况。

2.身心状况

评估腹痛程度、宫缩频率和产程进展情况。急产导致产妇及家属无思想准备,产妇多有恐惧和无助感,担心胎儿和自身的安危。

(七)护理诊断

1.焦虑

与担心胎儿和自身安危有关。

2.疼痛

与宫缩过频过强有关。

(八)护理措施

(1)预防急产的护理:有急产史的产妇在产前检查时告知要在预产期前2周入院,住院后不宜独自行动,以防发生意外。如果待产后出现分娩先兆,应左侧卧位休息。

(2)临产后提供缓解疼痛、减轻焦虑的护理措施:遵医嘱给予硫酸镁治疗护理;鼓励产妇深呼吸,减轻和转移痛感的按摩背部等护理。

(3)做好急产新生儿颅内出血等外伤的治疗护理。

(九)健康指导

(1)有急产史的孕妇应提前入院待产,以免发生意外。

(2)告知产妇子宫收缩过强的表现及并发症,让产妇提前做好心理准备,一旦出现产兆,及时告知医护人员。

(3)告知产妇有便意时需先告知医护人员,不可随意如厕,以防在厕所内分娩,造成意外伤害。指导产妇在第二产程宫缩时做深呼吸,不向下屏气,以减慢分娩过程。

(4)嘱产妇产后保持外阴清洁,有阴道出血增多、会阴切口疼痛、体温升高时应及时就诊。

第十八节　产道异常

产道异常包括骨产道异常和软产道异常,产道异常以骨产道异常为多见。

一、骨产道异常

(一)概述

骨盆径线过短或伴有形态异常,致使骨盆腔小于胎先露可通过的限度,阻碍胎儿下降,影响产程顺利进展,称为狭窄骨盆。骨产道异常分为骨盆形态异常及骨盆径线异常。

(二)临床表现

1.骨盆入口平面狭窄

①胎头衔接受阻:临产后胎头仍未入盆、跨耻征阳性。②骨盆临界性狭窄:潜伏期及活跃期早期延长,活跃期后期产程进展顺利,胎膜早破的发生率为正常骨盆的 5～6 倍。③骨盆绝对性狭窄:常发生梗阻性难产。

2.中骨盆平面狭窄

①胎头能正常衔接,潜伏期及活跃期早期进展顺利,活跃期后期及第二产程延长甚至停滞,继发性宫缩乏力。②胎头受阻于中骨盆,胎头变形,颅骨重叠,产瘤较大,严重时可发生脑组织损伤、颅内出血及胎儿窘迫。

3.骨盆出口平面狭窄

胎头达盆底受阻,第二产程停滞,继发宫缩乏力。

4.畸形骨盆

骨盆失去正常形态,如骨软化症骨盆、倾斜骨盆。

(三)骨产道异常对母儿的影响

1.对母体的影响

常因胎位异常、继发性宫缩乏力导致产程延长或停滞;易发生产后出血、产褥感染、生殖道瘘;或因宫缩过强致子宫破裂,危及产妇生命。

2.对胎儿、新生儿影响

胎膜早破若伴有脐带脱垂,可引起胎儿窘迫、胎死宫内、新生儿窒息及死亡等。产程延长、胎头受压、手术助产易发生颅内出血、新生儿产伤和感染。

（四）治疗要点

根据骨盆狭窄类型、程度，围绕母儿生命安全等综合分析处理。

（五）护理评估

1.健康史

了解产妇既往分娩史，有无内、外科疾病史，如心脏病、佝偻病、骨结核及外伤等。

2.身体情况

评估产妇本次妊娠经过及身体情况，是否有病理妊娠及妊娠并发症。做好相关检查。

（1）一般检查：观察产妇的体型、步态是否跛行，脊柱、髋关节有无畸形，米氏菱形窝是否对称，有无悬垂腹等体征。身高小于145cm者，需警惕均小骨盆。

（2）腹部检查：测量宫底高度和腹围，以估计胎儿大小。四步触诊法检查胎位是否正常。

（3）胎头跨耻征检查：以判断头盆是否相称。产妇排尿后仰卧，两腿伸直，检查者将手放在耻骨联合上方，将浮动的胎头向骨盆方向推压。若胎头低于耻骨联合平面表示胎头可以入盆，即头盆相称，称为跨耻征阴性；若胎头与耻骨联合在同一平面，即表示可疑，称跨耻征可疑阳性；若胎头高于耻骨联合平面，即表示头盆明显不相称，称跨耻征阳性。此项检查在初产妇预产期前两周或经产妇临产后胎头还未入盆时有临床意义。

（4）骨盆测量：包括内测量和外测量。

（5）B超检查：显示胎先露与骨盆的关系，测量胎头双顶径，预测胎儿体重等，以判断胎儿能否顺利通过产道。

3.心理-社会支持

了解产妇的情绪，评估其对分娩的相关知识有无了解、有无恐惧心理、家庭的支持如何。

（六）护理诊断

1.有感染的危险

与胎膜早破、产程延长、手术操作有关。

2.有新生儿窒息的危险

与产道异常、产程延长有关。

3.潜在并发症

子宫破裂、胎儿窘迫。

（七）护理措施

（1）对有明显头盆不称不能经阴道分娩者，遵医嘱做好术前准备。

（2）相对头盆不称者，遵医嘱在严密监护下试产。①专人守护，做好心理护理、健康教育。②保证产妇的营养、休息与睡眠，提供减轻疼痛的方法；必要时遵医嘱静脉补充能量；若出现宫缩乏力、胎膜未破者，可考虑人工破膜或静脉滴注缩宫素，加强宫缩。③试产2～4小时，胎头仍未衔接或伴有胎儿窘迫应停止试产。④在试产过程中应严密观察宫缩的强度、频率，注意子宫下段有无压痛、有无出现病理缩复环，发现异常立即停止试产并及时通知医师，协助医师做好相应处理。

（3）中骨盆狭窄若宫口已开全，胎头双顶径已达坐骨棘水平以下2.5cm，应做好胎头吸引、产钳等阴道助产及新生儿抢救的准备；若胎头未达坐骨棘水平或有胎儿窘迫征象，应做好剖宫产准备。

（4）出口平面狭窄者，遵医嘱做好剖宫产准备。

（5）行阴道助产者，常规行会阴侧切并注意保护会阴，以防会阴深度裂伤。

（6）胎儿娩出后及时注射宫缩剂，胎盘娩出后常规按摩子宫，预防产后出血。

（7）遵医嘱使用抗生素，保持外阴清洁，会阴擦洗每天 2 次，预防感染。

（8）胎先露长时间压迫阴道或出现血尿时，应及时留置导尿，并保持尿管通畅。

（9）密切观察恶露性状、切口愈合、体温、脉搏等情况，及早发现感染征象。

（八）健康指导

（1）指导孕妇定期产前检查，以便及早发现异常骨盆。

（2）告知有头盆不称、先露高浮的孕妇，妊娠晚期少活动，避免增加腹压的动作，及时治疗咳嗽、便秘等，近预产期住院待产。

（3）告知一旦发生胎膜早破，应平卧并立即就诊。

（4）告知产妇试产的指征、必要性与试产的方法，随时告知产程进展及目前胎儿的情况，减少产妇焦虑。

（5）指导产妇保持外阴清洁，以防感染。

二、软产道异常

（一）概述

软产道包括子宫下段、宫颈、阴道及外阴。软产道异常所致的难产临床较少见，多于妊娠早期行妇科检查进行诊断。

（二）临床表现

1.外阴异常

常见于外阴瘢痕、外阴坚韧和外阴水肿，由于组织缺乏弹性，无伸展，使阴道口狭窄，影响胎头娩出或造成严重的撕裂伤。

2.阴道异常

常见阴道纵隔、横隔和阴道尖锐湿疣。当隔膜较薄而完全时，可因先露扩张和压迫自行断裂，隔膜过厚可影响胎儿娩出。阴道瘢痕性狭窄者因妊娠后组织变软，不影响分娩。若瘢痕广泛、部位较高者可影响先露下降。此外，阴道尖锐湿疣于妊娠期生长迅速，患者于分娩时容易发生阴道裂伤、血肿及感染。

3.宫颈异常

常见于宫颈外口粘连、宫颈水肿、宫颈坚韧和宫颈瘢痕等，均可造成宫颈性难产。影响胎头下降，导致产程延长、产妇体力衰竭等。

（三）软骨产道异常对母儿的影响

1.对母体的影响

骨盆入口狭窄易发生胎位异常、继发性子宫收缩乏力，产程延长或停滞，或因宫缩过强，出现病理性子宫缩复环致子宫破裂。中骨盆狭窄可发生持续性枕后位、枕横位，造成难产；胎头长时间嵌顿可致生殖道瘘；胎膜早破、产程延长、阴道检查与手术机会增多可使感染发生率增高；子宫收缩乏力可致产后出血。

2.对胎儿和新生儿的影响

易发生胎位异常、胎儿窘迫、胎死宫内,新生儿颅内出血、窒息、死亡,手术产机会增多导致新生儿产伤和感染,围生儿死亡率增加。

(四)治疗要点

(1)明确狭窄骨盆的类别和程度,了解胎位、胎儿大小、胎心、宫缩强弱、宫颈扩张程度、破膜与否,结合年龄、产次、既往分娩史,综合判断,选择合理的分娩方式。

(2)对软产道异常应根据局部组织的病变程度及对阴道分娩的影响,选择局部手术治疗处理,或行剖宫产术结束分娩。

(五)护理评估

1.健康史

了解产妇既往分娩史,外阴、阴道、宫颈有无内、外科疾病史,如皮肤病、性病、手术及外伤等。

2.身体情况

(1)检查外阴:有无瘢痕、水肿,是否缺乏弹性可能造成阴道口狭窄。

(2)检查阴道:是否有阴道纵隔或阴道横隔;阴道瘢痕的范围、部位,是否影响胎先露下降;尖锐湿疣患者评估其病变累及范围是否可能造成分娩时阴道裂伤、血肿及对感染;检查阴道是否有肿物,评估能否胎先露下降。

(3)检查宫颈:宫颈是否有粘连、水肿、瘢痕、肌瘤及恶变等,评估是否可能影响胎头下降,造成难产。

3.心理-社会支持

了解产妇的心理状态,评估其对分娩的相关知识有无了解,是否全面配合治疗护理,有无恐惧焦虑心理,家庭的支持如何。

(六)护理诊断

1.有感染的危险

与胎膜早破、产程延长、手术操作有关。

2.有新生儿窒息的危险

与产道异常、产程延长有关。

3.潜在并发症

子宫破裂、胎儿窘迫、产道撕裂伤。

(七)护理措施

(1)外阴异常:外阴瘢痕、外阴坚韧,如影响分娩可行会阴切开术,严重者宜行剖宫产术。外阴静脉曲张者,行会阴切开术,尽量避开曲张静脉,切开后及时缝扎血管,以减少出血。

(2)阴道异常。①阴道横隔、纵隔:当隔膜较薄时,可因胎先露扩张和压迫自行断裂。隔膜过厚影响胎儿娩出时行切开。如阴道横隔位置过高且过厚,则需遵医嘱做好剖宫产准备。②阴道狭窄:位置低或瘢痕小者可行大的会阴切开术,经阴道分娩;位置高、范围广者宜行剖宫产术。③阴道尖锐湿疣:为预防新生儿感染,宜行剖宫产术。

(3)宫颈异常。①宫颈水肿:待产妇抬高臀部,减轻胎头对宫颈的压力或遵医嘱行宫颈封闭。②宫颈坚韧:可遵医嘱静脉注射地西泮或行宫颈封闭。③宫颈癌:宜行剖宫产术。④宫颈肌瘤:若阻碍胎头入盆或胎头下降,宜采用剖宫产术。

(4)陪伴在产妇身旁,给予安慰、关心,以增加安全感。

(5)严密观察胎儿情况及产程进展,发现异常及时通知医师:经阴道分娩者做好阴道助产及抢救新生儿的准备。

(6)促进产妇健康舒适,防止并发症:胎儿娩出后肌内注射缩宫素,胎盘娩出后及时按摩子宫、缝合会阴切口以减少产后出血。

有阴道操作者,遵医嘱给予抗生素预防感染。产后保持会阴清洁,注意观察体温、脉搏变化及切口愈合情况。

(八)健康指导

(1)告知产妇及家属软产道异常的种类、可能对产程及胎儿的影响、采取的干预措施等,随时让产妇了解产程进展及胎儿宫内状况。

(2)拟定阴道分娩者,向产妇及家属讲解阴道分娩的可能性与优点,增强分娩信心。

第十九节　胎位异常

胎儿异常包括胎位异常和胎儿发育异常两种情况。分娩时除枕前位为正常胎位外,其余均为异常胎位,是造成难产的常见原因。胎位异常包括胎头位置异常、臀先露及肩先露等,其中以头先露胎位异常最常见。

一、持续性枕后位、枕横位

(一)概述

在分娩过程中,胎头以枕后位或枕横位衔接,胎头枕部持续不能转向前方,直至分娩后期仍位于母体骨盆的后方或侧方,致使分娩发生困难者,称为持续性枕后位或持续性枕横位。

(二)病因

多因中骨盆平面狭窄引起,凡是导致胎头俯屈不良、内旋转受阻、宫缩乏力等因素均可引起。

(三)临床表现

因先露部不能紧贴宫颈及子宫下段,常导致宫缩乏力及产程进展缓慢。因胎儿枕骨持续位于骨盆后方压迫直肠,产妇自觉肛门坠胀及排便感,过早屏气用力,过早使用腹压易导致宫颈水肿、胎头水肿、产妇疲劳,影响产程的进展,常致活跃期停滞或第二产程延长。

(四)持续性枕后位、枕横位对母儿的影响

1.对产妇的影响

胎位异常导致继发性宫缩乏力,使产程延长,常需阴道助产,容易发生软产道损伤,增加产后出血及感染的机会。若胎头长时间压迫软产道,可发生缺血、坏死,形成生殖道瘘。

2.对胎儿、新生儿的影响

常出现胎儿窘迫、新生儿窒息,使围生儿死亡率增高。

(五)辅助检查

1.腹部触诊

在宫底部触及胎臀,胎背偏向母体后方或侧方;听诊胎心在脐下一侧偏外方最响亮。

2.肛门检查或阴道检查

枕后位时,骨盆后部空虚,胎头矢状缝位于骨盆斜径上,大囟门在骨盆前方,小囟门在骨盆后方。枕横位时,胎头矢状缝位于骨盆横径上,大小囟门分别位于骨盆的两侧,也可借助胎儿耳郭、耳屏的方向判断胎位。

(六)治疗要点

骨盆无异常、胎儿不大时,可以试产;试产失败则需行剖宫产术。

(七)护理评估

1.健康史

了解既往生产史;详细了解产前检查资料,包括身高、骨产道测量、软产道检查及超声检查的结果,注意有无头盆不称、巨大儿、畸形儿等。

2.身体情况

评估是否有妊娠并发症,如糖尿病、高血压等;是否有继发宫缩乏力;产程进展是否顺利;有无胎膜早破、脐带先露或脐带脱垂,胎心是否正常;观察产妇是否有肛门坠胀感及排便感。

(1)腹部检查:持续性枕后位、臀位时胎体纵轴与母体纵轴一致,子宫为纵椭圆形。如果在宫底触及胎臀,胎背偏向母体后方或侧方,前腹壁触及胎体,胎心在脐下偏外侧听得最清楚时,一般为枕后位。

(2)肛门或阴道检查:当宫颈口部分开大或开全时行肛诊或阴道检查,如感到盆腔后部空虚,胎头矢状缝在骨盆斜径上,前囟在骨盆的前方,后囟在骨盆的后方,提示持续性枕后位。肛门检查不宜超过10次,必要时方行阴道检查,注意严格执行无菌操作技术。

(3)B超检查:于产前评估头盆是否相称,胎头的位置、大小,胎儿发育有无异常等。

(4)实验室检查:可疑为巨大儿的孕妇,产前要做血糖、尿糖检查,孕晚期抽羊水作胎儿肺成熟度检查、胎盘功能检查;疑为脑积水合并脊柱裂时,妊娠期可行血清或羊水甲胎蛋白检查。

(八)护理诊断

1.有新生儿窒息的危险

与分娩因素异常有关。

2.恐惧

与难产及胎儿发育异常的结果有关。

3.潜在并发症

产道裂伤、生殖道瘘、产褥感染。

(九)护理措施

(1)宫口未开全时,嘱产妇不要过早屏气用力,以防宫颈水肿。

(2)嘱产妇朝向胎腹的方向侧卧,以利胎头枕部转向前方。

（3）严密观察胎心及产程进展。

（4）可行人工破膜，若产力欠佳，遵医嘱静滴缩宫素促进产程进展。

（5）嘱产妇侧卧，予背部按摩，教其放松、减轻疼痛技巧。

（6）有头盆不称或试产过程中出现胎儿窘迫，应做好剖宫产准备。

（7）做好阴道助产术的准备并给予配合：当胎头双顶径达坐骨棘平面以下 2cm 或更多时，配合医生行胎头吸引术或产钳术。

（十）健康指导

（1）向产妇说明胎位异常对母婴的影响，可能出现的并发症。

（2）根据不同的分娩方式，向产妇及家属介绍各种诊疗计划、措施，以取得配合。

（3）指导产妇朝向胎背的对侧方向卧位，以利于胎头枕部转向前方。

（4）告知产妇不要过早屏气用力，以免引起宫颈前唇水肿及体力消耗。

（5）督促产妇及时排空膀胱，以免影响胎头下降及宫缩。

（6）向产妇介绍使用非药物镇痛的方法，如改变姿势、腰骶部按摩等，以增加舒适度。教会产妇屏气用力的技巧。

（7）向产妇及家属讲解难产儿的护理知识，消除其紧张情绪。

二、臀先露

（一）概述

臀先露即臀位，指胎儿以臀、足或膝为先露，以骶骨为指示点，在骨盆的前、侧、后构成 6 种胎位的总称，是最常见的异常胎位，占妊娠足月分娩总数的 3％～4％。因胎头比胎臀大，分娩时后出的胎头无变形机会，易造成娩出困难，加之常发生胎膜早破、脐带脱垂、新生儿产伤等并发症，围生儿死亡率是枕先露的 3～8 倍。

（二）病因

胎儿在宫腔内活动范围过大或受限以及胎头衔接受阻都可导致臀位。

（三）临床表现

孕妇常感肋下有圆而硬的胎头，由于胎臀不能紧贴子宫下端及宫颈，常导致子宫收缩乏力、宫颈扩张缓慢，致使产程延长。

（四）臀先露对母儿的影响

1.对产妇的影响

胎臀形状不规则，不能紧贴子宫下段及宫颈内口，容易发生胎膜早破和脐带脱垂、继发性宫缩乏力及产程延长，使产后出血与产褥感染的机会增多，产伤和手术产率升高。若宫口未开全强行牵拉，容易造成宫颈撕裂甚至延及子宫下段。

2.对胎儿、新生儿的影响

脐带脱垂受压可致胎儿窘迫甚至死亡，胎膜早破使早产儿、低体重儿增多，因后出胎头困难及手术助产使新生儿窒息、产伤增多，故臀先露导致围生儿的发病率、死亡率均增高。

（五）辅助检查

（1）腹部检查：子宫为纵椭圆形，在宫底部可触及硬而圆、有浮球感的胎头，若未衔接，耻骨联合上方触及宽而软、不规则的胎臀，胎心在脐左上方或右上方听得最清楚。

（2）肛查可触及软而不规则的胎臀或胎足。

（3）若胎膜已破，阴道检查可触及胎臀、外生殖器、肛门以及胎足。

（六）治疗要点

1.妊娠期

妊娠30周前，臀先露多能自行转为头先露。若30周后仍为臀先露应给予以矫正。

2.分娩期

应根据产妇年龄、产次、骨盆类型、胎儿大小、胎儿是否存活、臀先露类型以及有无并发症，于临产初期做出正确判断，决定分娩方式。

（七）护理评估

1.健康史

了解既往生产史；详细了解产前检查资料，包括身高、骨产道测量、软产道检查及超声检查的结果，注意有无头盆不称、巨大儿、畸形儿等。

2.身体情况

评估是否有妊娠并发症，如糖尿病、高血压等，是否有继发宫缩乏力。①产程腹部检查：如果在宫底触及圆而硬、按压有浮球感的胎头，在耻骨联合上方触及软而宽且不规则的胎臀，胎心在脐上听得最清楚时，为臀位。②肛门或阴道检查：若触及软而宽且不规则的胎臀、胎足或生殖器等，则可确定为臀位。若胎膜已破，阴道检查可触及胎臀、外生殖器、肛门或胎足。

（八）护理诊断

1.有新生儿窒息的危险

与分娩因素异常有关。

2.恐惧

与难产及胎儿发育异常的结果有关。

3.潜在并发症

产道裂伤、生殖道瘘、产褥感染。

（九）护理措施

1.妊娠期

定期产检，提前2周入院待产；做好健康宣教，注意劳逸结合，避免胎膜早破，如胎膜已破者，应绝对卧床休息，防止脐带脱垂。

2.分娩期

（1）第一产程：指导产妇取左侧卧位，不宜站立走动；已破膜者绝对卧床休息，并抬高臀部；少做直肠指检，禁忌灌肠，尽量避免胎膜破裂，一旦破膜立即听胎心，行直肠指检，了解有无脐带脱垂。严密观察产程进展、胎心及宫缩情况。

（2）第二产程：导尿排空膀胱，初产妇常规行会阴侧切，做好预防产后出血、新生儿窒息复苏的准备。

（3）第三产程：胎儿娩出后应注射缩宫素，防止产后出血，软产道裂伤者给予缝合。

（4）仔细检查新生儿体表有无异常，做好新生儿护理。

（5）倾听产妇诉说，及时告知产程进展情况，提供心理护理，促进母体舒适。

(十)健康指导

(1)定期产前检查,向孕妇讲解臀先露对母婴的影响,争取其配合,及时矫正异常胎位。

(2)告知孕妇及家属,有剖宫产指征者应提前入院。

(3)拟经阴道分娩,及时告知产妇产程进展及胎儿情况,以减轻产妇的焦虑、恐惧情绪。对所进行的操作、处理给予必要的解释,鼓励家属陪伴。

(4)第一产程指导产妇采取左侧卧位,不宜站立走动;已破膜者绝对卧床休息,抬高臀部。

(5)第二产程指导产妇正确屏气用力。

(6)臀先露阴道分娩者,由于受产道挤压,可出现新生儿足、外生殖器水肿、瘀血等情况,应向产妇及家属进行解释。

第二十节　胎儿发育异常

一、概述

胎儿发育异常包括胎儿体质量超常(巨大儿)和胎儿畸形(脑积水、无脑儿、连体双胎等),均易引起难产。

二、分类及临床表现

(一)巨大胎儿

出生体重≥4000g者,称巨大胎儿。多见于父母身材高大、孕妇患轻型糖尿病、经产妇、过期妊娠等。常引起头盆不称、肩难产、软产道损伤、新生儿产伤等不良后果。

(二)胎儿畸形

脑积水,临床表现为明显头盆不称,跨耻征阳性,如不及时处理可致子宫破裂。

三、护理措施

(1)严密观察产程进展,注意胎头下降、宫缩强弱情况,如有先兆子宫破裂、胎儿窘迫现象,立即通知医师,做好剖宫产准备。

(2)根据情况给产妇吸氧,严密监测胎心变化,必要时使用胎心监护仪持续监测胎心,发现异常及时通知医师,给予相应处理。

(3)胎儿过大,产程进展缓慢者,应适当放宽剖宫产指征。

(4)做好肩难产的预防准备工作。

(5)产妇保持良好的营养状况,维持水电解质平衡,必要时给予补液。

(6)为畸形儿的产妇接产时须正确保护会阴,尽量避免会阴撕裂,必要时行毁胎术。

(7)做好心理护理,减轻产妇的焦虑情绪,避免与有新生儿的产妇同室,帮助分娩畸形儿的产妇尽快度过悲伤期。

四、健康指导

(1)对巨大儿拟经阴道分娩者,应及时向产妇提供产程信息,增强信心。

(2)宫缩时指导产妇做深呼吸运动或腹部按摩等减轻疼痛。

(3)鼓励分娩畸形儿的产妇诉说心中的伤感,鼓励家属陪伴。

第二十一节 产后出血

一、概述

胎儿娩出后24小时内出血量超过500mL,剖宫产时超过1000mL者为产后出血,产后出血是分娩期的严重并发症,是产妇死亡的重要原因之一,居产妇死亡原因的首位。短时间内大量失血可迅速发生失血性休克,重者危及产妇生命,休克时间过长可引起脑垂体缺血坏死,继发严重的腺垂体功能减退—希恩综合征。

二、病因学

(一)子宫收缩乏力

是产后出血最常见的原因。产妇精神极度紧张,对分娩过度恐惧,临产后过多使用镇静药、麻醉药或子宫收缩抑制药,合并慢性全身性疾病,体质虚弱;产程延长、难产、产时宫缩乏力等全身因素;多胎妊娠、羊水过多、前置胎盘、胎盘早剥、子宫肌瘤等局部因素。

(二)胎盘因素

胎盘滞留,胎盘粘连或植入,胎盘、胎膜残留。

(三)软产道损伤

外阴、阴道及宫颈裂伤,产道血肿。

(四)凝血机制障碍

羊水栓塞、胎盘早剥及死胎均可并发DIC。妊娠合并血液系统疾病。

三、临床表现

分娩后2小时是产后出血的高发时段,应密切关注。产后出血的主要临床表现为胎儿娩出后阴道流血及出现失血性休克、严重贫血等相应症状。

(一)症状

出血量多,出血速度快时,产妇面色苍白、皮肤湿冷,主诉口渴、头晕、心悸、血压下降、脉搏细速等休克表现;严重时表现怕冷、寒战、打哈欠、懒言或表情淡漠,呼吸急促甚至烦躁不安,继而可转入昏迷状态。软产道损伤或阴道壁血肿的产妇,可有尿频或肛门坠胀感。

(二)体征

因产后出血病因不同而异。

1.子宫收缩乏力出血

往往有产程延长、胎盘剥离延缓。出现间歇性阴道流血、血色暗红、有凝血块。子宫轮廓不清,触不清宫底,按摩后子宫收缩变硬,停止按摩又变软,按摩子宫时有大量血液或血块自阴道流出。

2.胎盘因素出血

胎儿娩出后15分钟胎盘未娩出并伴大量阴道流血,可能为胎盘剥离不全、粘连或植入所致。如胎盘娩出后出血,多为胎盘、胎膜残留。

3.软产道裂伤出血

胎儿娩出后,立即出现持续不断的阴道流血,且颜色鲜红能自凝。出血量与裂伤程度相关。

4.凝血功能障碍

表现为阴道大量出血或少量持续不断出血,血液不凝,并可伴有全身各部位出血,止血困难。

四、辅助检查

(一)正确评估产后出血量

目前临床常用方法有4种。

1.称重法

失血量(mL)=[胎儿娩出后所有敷料湿重(g)-胎儿娩出前所有敷料干重(g)]/1.05(血液比重 g/mL)。

2.容积法

用有刻度的容器收集阴道流出血液,较简便、可靠地了解出血量。

3.面积法

将血液浸湿的敷料面积按 10cm×10cm 为 10mL 计算,目前临床较少用。目测失血量往往只有实际出血量的一半,临床一般不用。

4.休克指数法(SI)

休克指数=脉率/收缩压(mmHg),SI=0.5 正常;SI=1 为轻度休克;1.0~1.5 时,失血量为全身血容量的 20%~30%;1.5~2.0 时为 30%~50%;若 2.0 以上,约为 50%以上,属重度休克。

(二)实验室检查

检查血常规、出凝血时间、凝血酶原时间及纤维蛋白原等。

五、治疗要点

(一)一般治疗

①立即建立静脉通道,做好输血准备,加快输液速度。②遵医嘱应用止血药或宫缩药、输血。

(二)产后子宫收缩乏力

①产后宫缩乏力者,立即按摩子宫促进子宫收缩,按摩子宫有 3 种方法。第一种方法:一手置于产妇腹部,触摸子宫底部,拇指在子宫前壁,其余 4 指在子宫后壁、均匀而有节律地按摩子宫,促使子宫收缩,是最常用的方法。第二种方法:一手在产妇耻骨联合上缘按压下腹中部,将子宫向上托起,另一手握住宫体,使其高出盆腔,在子宫底部进行有节律地按摩子宫,同时间断地用力挤压子宫,使积存在子宫腔内的血块及时排出。第三种方法:一手在腹部按压子宫体后壁,另一手握拳置于阴道前穹隆压挤子宫前壁,两手相对紧压子宫并做按摩,不仅可刺激子

宫收缩,还可压迫子宫血窦,减少出血。此法快捷有效。②胎肩娩出后立即使用宫缩药,常用缩宫素 10U 加入 5‰葡萄糖注射液 500mL 中静脉滴注,可预防或减少宫缩乏力的发生,也可用 10U 直接注射于子宫体;或使用麦角新碱 0.2～0.4mg 肌内注射或宫体直接注射(心脏病、妊娠期高血压疾病者慎用);还可使用前列腺素类药物 $PCF_{2\alpha}$ 500～1000μg 肌内注射或子宫体注射,米索前列醇 200μg 舌下含化,卡前列甲酯 1mg 经阴道或直肠给药。③采用宫腔纱布条填塞止血者,应 24 小时取出纱布条,取出前滴注缩宫素 10U,并应给予抗生素预防感染,取出纱布条后应密切观察子宫收缩和阴道流血情况。④结扎盆腔血管止血。

(三)胎盘因素导致的出血

①协助医生清除残留的胎盘碎片和血块。②剥离困难疑有植入性胎盘者,根据医嘱做好子宫切除的手术准备。

(四)软产道损伤所致出血

①彻底止血,并按解剖层次缝合伤口,不留无效腔,避免缝线穿透直肠黏膜。②对软产道血肿者可行血肿切开清除术,彻底止血,同时注意补充血容量。

(五)凝血功能障碍所致出血

①应针对不同病因和疾病种类进行治疗。②尽快输新鲜全血,补充血小板、纤维蛋白原或凝血酶原复合物、凝血因子。

(六)手术治疗

如发生产后出血,经上述治疗无效仍出血不止者,为抢救产妇生命,行手术治疗,充分做好术前准备,严密监测产妇的生命体征、神志变化,及早发现休克征兆。

六、护理评估

(一)健康史

护士除收集一般病史外,尤其要注意收集与诱发产后出血有关的病史,如孕前患有出血性疾病、重症肝炎、子宫肌瘤;多次人工流产史及产后出血史;妊娠期合并妊娠期高血压疾病、前置胎盘、胎盘早剥、多胎妊娠、羊水过多;分娩期产妇精神过度紧张,过多使用镇静剂、麻醉剂;产程过长,产妇衰竭或急产以及软产道损伤等。

(二)身体状况

评估产后出血量及由产后出血所导致的症状体征的严重程度。初始出血阶段产妇可有代偿功能,失血体征不明显,一旦出血失代偿状态则很快进入休克,同时易发生感染。全身状况较差或合并内科疾病的产妇,即使出血量不太多,也可能发生休克。

(三)心理-社会支持

一旦发生产后出血,产妇会表现异常惊慌失措、恐惧,失血严重时甚至有濒死感,担心自己生命安危,而精神极度的紧张又会加重出血,很快进入休克;家属则会表现出手足无措、恐惧。

七、护理诊断

1.潜在并发症

出血性休克。

2.有感染的危险

与失血后抵抗力降低及手术操作有关。

3.恐惧

与阴道大出血有关。

4.疲乏

与失血性贫血、产后体质衰弱有关。

八、护理措施

(一)预防产后出血

分娩期正确处理产程,合理使用宫缩剂,并仔细检查胎盘及软产道有无裂伤;尤应加强产后 2 小时内的监护和处理,产后 4～6 小时及时督促产妇排空膀胱,以免影响宫缩致产后出血;早期哺乳,刺激子宫收缩,减少阴道出血量;鼓励产妇翻身、活动、早期下床,促进恶露的排出。

(二)观察病情变化

严密监测产妇的生命体征、子宫收缩、阴道出血的量和性质、会阴切口情况。观察尿量的变化,若每小时尿量<17mL 为少尿;观察产妇的意识、皮肤黏膜的颜色,重视产妇主诉。检查软产道,如宫颈、阴道后穹隆及会阴部有无裂伤、血肿,必要时行肛查。检查胎盘及胎膜的完整性,胎盘边缘有无断裂的血管,胎盘表面有无陈旧性血块附着,胎膜破口距胎盘边缘的距离等。

(三)针对病因止血

1.子宫收缩乏力性出血

立即按摩子宫,同时遵医嘱注射缩宫药以加强子宫收缩。

2.胎盘因素出血

原则是助娩胎盘。明确胎盘是否剥离,如已剥离,可协助胎盘娩出;若为胎盘部分残留,可用手取出,必要时行刮宫术,防止子宫穿孔;若为植入性胎盘,切除植入部分或行次全子宫切除术,切忌用手强行挖取。

3.软产道裂伤出血

协助医生及时准确地修补缝合。若为阴道血肿,在补充血容量的同时,切开血肿,清除血块,缝合止血。

4.凝血功能障碍

若发现出血不凝、会阴伤口出血不止等,应立即通知医生,并抽血做有关凝血功能的检查。针对不同病因、病种进行护理,必要时请内科医生会诊。

(四)纠正失血性休克

对失血较多但尚未休克者,应及早补充血容量;对失血多发生休克者,注意为其提供安静的环境,保持平卧位、吸氧、保暖、快速建立静脉通道并保持通畅,遵医嘱及时输液、输血等,以维持足够的循环血量。医护人员必须密切配合,在确定原因的同时争分夺秒地进行抢救。

(五)预防和控制感染

各项操作严格遵守无菌原则;遵医嘱给予抗生素预防感染;产后加强会阴护理,同时观察切口及恶露的量、色、味的变化。

(六)心理护理

在采取各种护理措施前,给予产妇详细地解释,消除其顾虑,主动关心产妇,鼓励产妇说出内心的感受,减轻焦虑、恐惧感。

九、健康指导

(1)加强营养,讲解产褥期的卫生知识。产褥期禁止盆浴、性生活。恶露的生理性变化,异常恶露的表现及可能的原因,及时到医院就诊的必要性。再次妊娠时,应将本次出血史告知医护人员,按高危孕妇管理。

(2)加强孕期宣传保健工作,及时治疗可能引起产后出血的疾病。

(3)早期哺乳,以减少阴道流血量。

第五章 儿科疾病护理

第一节 足月新生儿的特点与护理

一、概述

正常足月新生儿是指胎龄满 37～42 周出生,体重 2500～4000g,身长 47cm 以上,无任何畸形和疾病的活产新生儿。

二、外观特点

体重 2500g 以上,身长 47cm 以上。哭声响亮,皮肤红润,胎毛少,耳郭软骨发育良好,指(趾)甲发育良好,可达到或超过指(趾)尖,整个足底有较深的足纹。四肢肌张力好,呈屈曲状。乳晕清晰,乳头突起,乳房可扪到结节。男婴睾丸已降至阴囊,女婴大阴唇可覆盖小阴唇。

三、生理特点

(一)呼吸系统

腹式呼吸为主。呼吸次数为 40～60 次/min,呼吸较表浅,节律不规则。

(二)循环系统

心率波动较大,范围为 90～160 次/min,一般 120～140 次/min,血压平均为 70/50mmHg(9.33/6.67kPa)。

(三)消化系统

易发生溢乳和呕吐。出生后 10～12 小时内开始排胎便,约 3 天内排完。

(四)血液系统

足月儿血容量平均为 85mL/kg。

(五)泌尿系统

新生儿一般在生后 24 小时内排尿,如生后 48 小时仍不排尿,需进一步检查原因。

(六)神经系统

觅食反射、吸吮反射、握持反射、拥抱反射。

(七)免疫系统

新生儿特异性免疫功能和非特异性免疫功能均不成熟。

(八)体温调节

体温调节功能差。

(九)能量和体液代谢

新生儿患病时易发生酸碱平衡失调,特别易发生代谢性酸中毒,需及时纠正。

四、特殊生理状态

(1)生理性黄疸。

(2)新生儿生理性体重下降。

(3)乳腺肿大。

(4)假月经。

(5)"马牙"和"螳螂嘴"。

(6)新生儿红斑及粟粒疹。

五、护理诊断

1.有窒息的危险

与呛奶、呕吐有关。

2.体温改变的危险

与体温调节中枢发育不完善有关。

3.有感染的危险

与新生儿免疫功能低下及皮肤黏膜屏障功能差有关。

六、护理措施

(一)足月新生儿娩出后的护理措施

(1)娩出后,开始呼吸前,应迅速清除口、咽、鼻部的黏液及羊水,保持呼吸道通畅。

(2)新生儿娩出后立即结扎脐带断端,并将残端无菌包扎。

(3)用消毒纱布或脱脂棉清洁眼部,可给予0.25%氯霉素滴眼液滴眼。

(4)出生后,将头皮、耳后、腋下及其皮肤皱褶处的血迹和较多的胎脂轻轻拭去。因胎脂对新生儿有保护作用,不必洗去,在生后数小时胎脂会逐渐被吸收。用干毛巾吸干羊水,擦干皮肤后,用预先温热好的包被包裹婴儿,然后置于中性温度环境中,以保持体温稳定。

(5)带好名签:给新生儿戴上写明母亲姓名、床号、婴儿性别和出生日期、出生时间的签名。

(二)足月新生儿保持呼吸道通畅的护理

(1)经常检查新生儿鼻孔是否通畅,清除鼻孔内的分泌物。

(2)保持新生儿适宜的体位,一般以右侧卧位为好。仰卧时应避免颈部前屈或过度后仰。婴儿俯卧时,应有专人看护,防止发生窒息。

(3)避免包被、奶瓶、母亲的乳房或其他物品遮盖新生儿口鼻腔,或按压胸部。

(三)足月新生儿保持体温恒定的护理

1.保暖

新生儿出生后应立即擦干身体,用温暖的毛巾包裹,以减少辐射、对流及蒸发散热,并应因地制宜采取不同的保暖措施,使新生儿处于"适中温度"。保暖方法有戴帽、母体胸前怀抱、母亲"袋鼠"式怀抱,应用热水袋预热、婴儿暖箱和远红外辐射床等。此外,接触新生儿的手、仪器、物品等均应保持温暖。

2.新生儿室条件

新生儿室应安置在阳光充足、空气流通的朝南区域。室内最好备有空调和空气净化设备,保持室温在22~24℃、相对湿度在55%~65%。每张床最好拥有$3m^2$的空间,床间距宜1m以上。

(四)足月新生儿喂养的护理

正常足月儿提倡早哺乳,一般生后半小时内即可让新生儿吸吮母亲乳头,以促进乳汁分泌,并防止低血糖,鼓励按需哺乳。确实无母乳者,先试喂 5％～10％葡萄糖液,若无消化道畸形,吸吮吞咽能力良好,可给予配方乳,配方乳可每 3 小时 1 次,每天 7～8 次。人工喂养者,应注意奶具专用和清洁、消毒。母亲哺乳前应清洗乳头,喂奶后将婴儿竖立抱起、轻拍背部,以排出咽下的空气,防止溢乳。哺乳量以哺乳后安静、无腹胀、体重增长(每天 15～30g)为标准。定时测量体重,以了解营养状况和发育情况。

(五)足月新生儿预防感染的护理

1.严格执行消毒隔离制度

接触新生儿前后勤洗手,避免交叉感染。各类医疗器械定期消毒,每季度对工作人员作 1 次咽拭子培养,对患病或带菌者暂调离新生儿室。

2.保持脐部清洁干燥

一般在新生儿分娩后立即结扎脐带,消毒处理好残端。脐带脱落前应注意脐部有无渗血,保持脐部不被污染。脐带脱落后应注意脐窝有无分泌物及肉芽,有分泌物者先用 3％的过氧化氢溶液(双氧水)棉签擦拭,再用 0.2％～0.5％的碘附棉签擦拭,并保持干燥。有肉芽组织可用硝酸银烧灼局部。

3.做好皮肤护理

体温稳定后,每天沐浴 1 次,以保持皮肤清洁和促进血液循环。检查脐带、皮肤完整性及有无肛旁脓肿等情况,每次排便后用温水清洗会阴及臀部,以防尿布性皮炎。衣服宽大、质软,不用纽扣。

(六)足月新生儿确保安全的护理

避免让新生儿处于危险的环境,如高空台面,可能触及的热源、电源及尖锐物品等。照顾者指甲要短而钝。

七、健康指导

(一)宣传有关育儿保健知识

与家长沟通时,介绍喂养、保暖、皮肤护理、预防接种、添加辅食的原则等知识。

(二)促进母婴感情建立

正常新生儿出生后即可让其裸体伏于母亲胸部,吸吮乳头,既可刺激乳汁的分泌,又可促进母子情感的联结。提倡母婴同室和母乳喂养,尽早(15 分钟至 2 小时)将新生儿放在母亲身旁。在婴儿安静、清醒时,鼓励家长给婴儿以良性的皮肤刺激,如抚摸头部、面颊、额头和四肢等,以及轻轻抱起和摇动,眼神和语言的交流有利于婴儿身心发育。

(三)新生儿筛查

一般是在婴儿出生后 3 天采取足跟血的纸片法进行,用快速、敏感的实验室方法对新生儿的遗传代谢病、先天性内分泌异常以及某些危害严重的遗传性疾病进行筛查,其目的是对患病的新生儿在临床症状尚未表现之前或表现轻微时给予筛查,得以早期诊断、早期治疗,防止机体组织器官发生不可逆的损伤。避免患儿发生智力低下、严重的疾病或死亡。护士应了解新生儿筛查的相关项目,如先天性甲状腺功能减退症、苯丙酮尿症和半乳糖症等,并给予相应的指导。

第二节 早产儿的特点与护理

一、概述

早产儿指胎龄满 28 周至不满 37 足周(196～259 天)的婴儿。其发生率因地区不同而异,为 5%～10%。早产儿的死亡率随着出生体重的减少而急剧上升,达 12.7%～20.8%,远高于足月儿。

二、早产儿的外观特点

体重大多在 2500g 以下,身长不到 47cm,哭声低弱,四肢肌张力低下,皮肤薄、红嫩,胎毛多;头发少;耳郭软骨发育不成熟,紧贴颅骨;乳晕不清,乳腺结节小或不能摸到;足底光滑,纹理少;指(趾)甲软,未达到指(趾)尖;男婴睾丸未降至阴囊,女婴大阴唇不能覆盖小阴唇。

三、生理特点

(一)呼吸系统

肺发育不成熟,易发生缺氧和呼吸衰竭。

(二)循环系统

心率偏快,血压偏低。部分有动脉导管未闭(PDA)。

(三)消化系统

早产儿吸吮及吞咽能力弱。贲门括约肌松弛,胃容量小。各种消化酶分泌不足,消化能力弱。

(四)血液系统

常见贫血,易发生出血。

(五)神经系统

神经系统的功能和胎龄有密切关系,胎龄越小,反应越差。

(六)泌尿系统

肾浓缩功能差。

(七)免疫系统

体液免疫和细胞免疫系统均不成熟。

(八)体温调节

体温调节功能更差。

四、胎儿宫内窘迫的辅助检查

(一)胎盘功能检查

出现胎儿窘迫的孕妇一般 24 小时尿雌三醇(E_3)<10mg 或连续监测急剧减少>30%,或于妊娠末期连续多次测定在 10mg/24h 以下。

(二)胎心监测

胎动时胎心率加速不明显,基线变异率<3 次/min,出现晚期减速、变异减速等。

(三)胎儿头皮血血气分析

诊断胎儿窘迫 pH<7.2(正常值 7.25～7.35),PaO_2<10mmHg,$PaCO_2$>60mmHg,可诊断为代谢性酸中毒。

五、胎儿宫内窘迫的治疗要点

(1)改变产妇体位:建议产妇左侧卧位,避免平卧。

(2)吸氧:高流量吸氧,持续 30 分钟,观察胎心变化。

(3)降低宫缩的频率和强度:如因缩宫素使宫缩过强造成胎心率减慢者,应立即停止静脉滴注,必要时使用宫缩抑制药。

(4)改善产妇的血液循环:如产妇有脱水、血容量不足的情况,应予补液、补血,纠正低血压状态。

(5)纠正酸中毒和电解质紊乱。

(6)急性胎儿窘迫者,如宫口开全,胎先露部已达坐骨棘平面以下 3cm 者,应尽快阴道助产娩出胎儿;宫颈未完全扩张,胎儿窘迫情况不严重者,给予吸氧,嘱产妇左侧卧位,观察 10 分钟,如胎心率变为正常,可继续观察。病情紧迫或经上述处理无效者,立即剖宫产结束分娩。

六、胎儿宫内窘迫的护理评估

(一)健康史

了解孕妇的年龄、生育史、内科疾病史,如高血压、慢性肾炎、心脏病等;本次妊娠经过如妊娠高血压疾病、胎膜早破、子宫过度膨胀(如羊水过多和多胎妊娠);分娩经过如产程延长(特别是第二产程延长)、缩宫素使用不当。了解胎盘功能情况及有无胎儿畸形。

(二)身体状况

胎儿窘迫时,孕妇自感胎动变化。在缺氧早期可表现为胎动过频,每 12 小时>30 次,如缺氧未纠正或加重则胎动转弱且次数减少,进而消失。胎儿轻微或慢性缺氧时,胎心率加快,>160 次/min,且不规律或减弱;如长时间或严重缺氧,则会使胎心率减慢,<120 次/min,以减低氧的消耗。胎心率<100 次/min,提示胎儿危险。胎儿缺氧可致胎粪排入羊水中,使羊水出现不同程度的污染。

(三)心理-社会状况

孕产妇因为胎儿的生命遭遇危险而产生焦虑、恐惧,对需要手术结束分娩产生犹豫。对于胎儿不幸死亡的孕产妇,心理受到强烈的创伤,通常会经历否认、愤怒、抑郁、接受的心理过程。

七、护理诊断

1.体温过低

与体温调节功能差有关。

2.营养失调——低于机体需要量

与吸吮、吞咽、消化功能差有关。

3.自主呼吸受损

与呼吸中枢不成熟、肺发育不良、呼吸肌无力有关。

4.有感染的危险

与免疫功能不足及皮肤黏膜屏障功能差有关。

八、护理措施

(一)早产儿维持体温恒定的护理措施

根据早产儿的体重、成熟度及病情,给予不同的保暖措施,加强体温监测。一般体重＜2000g者,应尽早应用婴儿暖箱保暖;体重＞2000g可在箱外保暖者,给予戴帽保暖,以降低氧耗量和散热量。暴露操作应在远红外辐射床保暖下进行;没有条件者,因地制宜,加强保暖,尽量缩短操作时间。维持室温在24～26℃、相对湿度在55％～65％。

(二)早产儿合理喂养的护理措施

尽早开奶,以防止低血糖。提倡母乳喂养,无法母乳喂养者予早产儿配方乳。喂乳量根据早产儿耐受力而定,以不发生胃潴留及呕吐为原则。吸吮能力差和吞咽不协调者可用间歇鼻饲喂养、持续鼻饲喂养,能量不足者以静脉高营养补充并合理安排,补液与喂养时间交叉,尽可能减少血糖浓度波动。每天详细记录出入量、定时准确测量体重,以便分析、调整喂养方案,满足能量需求。

早产儿缺乏维生素 K 依赖凝血因子,出生后应及时补充维生素 K,预防出血症。此外,还应补充维生素 A、维生素 C、维生素 D、维生素 E 和铁剂等物质。

(三)早产儿维持有效呼吸的护理措施

保持呼吸道通畅,早产儿仰卧时可在肩下放置小软枕,避免颈部弯曲、呼吸道梗阻。注意观察面色,出现发绀时应查明原因,同时给予吸氧,吸氧浓度以维持动脉血氧分压 50～80mmHg(6.7～10.7kPa)或经皮血氧饱和度在 90％～95％为宜。一旦症状改善及时停用,预防氧疗并发症。呼吸暂停者给予拍打足底、叩背、刺激皮肤等处理,条件允许使用水囊床垫,利用水振动减少呼吸暂停的发生。反复发作者可遵医嘱给予氨茶碱静脉输注。

(四)早产儿密切观察病情的护理措施

早产儿病情变化快,症状不明显,常出现呼吸暂停等生命体征的改变,除应用监护仪监测体温、脉搏、呼吸等生命体征外,还应注意观察患儿的进食情况、精神反应、哭声、反射、面色、皮肤颜色、肢体末梢的温度等情况。若早产儿摄入量不足或疾病影响需药物治疗及补液时,要加强补液管理。配制液体时剂量要绝对精确。在输液过程中,尽可能使用输液泵,严格控制补液速度,定时巡回记录。

(五)早产儿预防感染的护理措施

严格执行消毒隔离制度,工作人员相对固定,严格控制入室人数,室内物品定期更换消毒,防止交叉感染。强化洗手意识,每次接触早产儿前后要洗手或用快速消毒液擦拭手部,严格控制医源性感染。

九、健康指导

生育早产儿的母亲往往会有忧郁和罪恶感,接受早产儿需要特殊照顾的观念常需一段时间。早产儿常需要较长时间的住院,使父母无法确切了解孩子的生活,因此应在提供隔离措施的前提下,鼓励父母进入早产儿室,亲密接触孩子,如抱抚、亲自喂奶等。指导父母冲调奶粉、沐浴、预防接种、门诊随访的相关事项等,以使他们得到良好的信息支持并树立照顾患儿的信心。

第三节　新生儿黄疸

一、概述

新生儿黄疸又称新生儿高胆红素血症,是指新生儿期胆红素代谢不成熟,血中胆红素水平增高,在体内积聚而出现皮肤、黏膜、巩膜等黄染的临床现象。新生儿由于胆红素生成较多,肝功能不成熟加上肠肝循环增加,摄取、结合、排泄胆红素的能力较低,仅为成人的 1%～2%,所以极易出现黄疸。

二、临床表现

(一)新生儿生理性黄疸的临床表现

主要由于新生儿肝葡萄糖醛酸转移酶活力不足引起。黄疸一般生后 2～3 天开始出现,4～5 天达高峰,10～14 天消退,早产儿可延迟到 3～4 周。血清胆红素足月儿<221μmol/L(12.9mg/dL),早产儿<256.5μmol/L(15mg/dL)。一般情况良好,以血中非结合胆红素水平升高为主。

(二)新生儿病理性黄疸的临床表现

1.一般特点

①黄疸出现早,一般在生后 24 小时内出现;②黄疸程度重,血清胆红素足月儿>221μmol/L(12.9mg/dL),早产儿>256.5μmol/L(15mg/dL);③黄疸进展快,血清胆红素每天,上升>85μmol/L(5mg/dL);④黄疸持续时间长,足月儿超过 2 周或早产儿超过 4 周黄疸仍不退或退而复现;⑤血清结合胆红素>26μmol/L(1.5mg/dL);⑥重者可引起胆红素脑病,又称核黄疸,是由于血中游离非结合胆红素通过血脑屏障引起脑组织的病理性损害。

2.胆红素脑病

一般发生在生后 2～7 天,早产儿更易发生。临床上分为警告期、痉挛期、恢复期、后遗症期。①警告期表现:嗜睡、吸吮力减弱、肌张力低下,持续 12～24 小时。②痉挛期表现:发热、两眼凝视、肌张力增高、抽搐、两手握拳、双臂伸直内旋、角弓反张,持续 12～48 小时,多数因呼吸衰竭或肺出血死亡。③恢复期表现:抽搐减少或消失。恢复吸吮能力,反应好转,此期约持续 2 周。④后遗症期于生后 2 个月或更晚时出现,表现为手足徐动、眼球运动障碍、听力障碍、牙轴质发育不良、智力障碍等。

三、辅助检查

(一)体格检查

观察黄疸的部位,特别注意有无神经系统症状,如前囟是否紧张、四肢肌张力有无减低或增高、新生儿各种生理反射是否减弱或消失等。

(二)血生化检查

胆红素水平升高。

四、治疗要点

(一)病因治疗

采取相应的措施,治疗基础疾病。

(二)降低血清胆红素

给予蓝光疗法;提高喂养诱导正常菌群的建立,减少肝肠循环;保持排便通畅,减少肠壁对胆红素的再吸收。

(三)保护肝

不用对肝有损害及可能引起溶血、黄疸的药物。

(四)控制感染

注意保暖、供给营养,及时纠正酸中毒和缺氧。

(五)肝酶诱导剂

常用苯巴比妥钠每天 5mg/kg,分 2～3 次口服,共 4～5 天。

(六)血浆和清蛋白

降低游离胆红素。

五、护理评估

(一)健康史

评估患儿有无新生儿肝炎、败血症等感染性疾病,有无新生儿溶血、胆道闭锁病史;有无母乳性黄疸的可能;有无易发生黄疸的遗传代谢病,如红细胞 6-磷酸脱氢酶缺陷、半乳糖血症等;有无药物性黄疸的可能,如应用维生素 K_3、维生素 K_4、新生霉素等。

(二)身体状况

了解患儿黄疸的部位,胆红素值检查结果,评估患儿有无神经系统症状。

(三)心理-社会状况

评估患儿家长对本病的认知程度,能否积极配合治疗,正确护理患儿。

六、护理诊断

(一)潜在并发症

胆红素脑病。

(二)知识缺乏(家长)

缺乏黄疸护理的有关知识。

七、护理措施

(一)密切观察病情

①观察皮肤颜色:根据皮肤黄染的部位、范围和深度,估计血清胆红素增高的程度,判断其转归。当血清胆红素达到 $85.5～119.7\mu mol/L(5～7mg/dL)$ 时,在自然光线下,可观察到面部皮肤黄染;随着胆红素浓度的增高,黄疸程度加重,逐步由躯干向四肢发展,当血清胆红素达 $307.8\mu mol/L(18mg/dL)$ 时,躯干成橘黄色而手足成黄色;当手足转为橘黄色时,血清胆红素高达 $342\mu mol/L(20mg/dL)$ 以上,此时,易发生胆红素脑病(核黄疸)。②观察生命体征:注意体温、脉搏、呼吸及有无出血倾向,观察患儿哭声、吸吮力、肌张力的变化,判断有无核黄疸的发生。③观察排泄情况:观察患儿排尿、便次数、质量和性状,如有胎粪延迟排出,应给予灌肠处理。

(二)注意保暖

维持体温在 $36\sim37℃$,低体温影响胆红素与清蛋白结合。

(三)尽早喂养

可刺激肠道蠕动,促进胎便的排出,同时,有利于建立肠道正常菌群,减少胆红素的肠肝循环,减轻肝的负担。应少量多次,耐心、细致喂养患儿,保证患儿营养及热量的摄入。

(四)处理感染灶

观察皮肤有无破损及感染灶,脐部如有脓性分泌物,可用 3% 过氧化氢溶液清洗,保持脐部清洁、干燥。

(五)光照疗法

按蓝光照射法护理。

(六)用药护理

遵医嘱用药,给予补液及清蛋白治疗,调整液体速度,纠正酸中毒和防止胆红素脑病的发生。

(七)必要时换血治疗。

八、健康指导

(1)对既往有新生儿溶血症流产或死胎的孕妇,讲解产前检查和胎儿宫内治疗的重要性,防止新生儿出生时溶血症的发生。

(2)向家长讲解黄疸的病因及临床表现,使家长了解病情的转归,积极配合治疗。

(3)告知母乳性黄疸的患儿家长,母乳喂养可暂停 $1\sim4$ 天,或改为隔次母乳喂养,黄疸消退后再恢复母乳喂养。

(4)指导胆红素脑病后遗症的患儿家长有关康复治疗和护理方法。

(5)告知细胞葡萄糖-6-磷酸脱氢酶(G-6-PD)缺陷者家长,患儿忌食蚕豆及其制品。患儿衣物保管时勿放入樟脑丸,注意药物的选用,以免诱发溶血。

(6)指导家长给予新生儿合理的喂养,防止感染。

(7)若有黄疸退而复现应立即来院复诊。

第四节　维生素 D 缺乏性佝偻病

一、概述

维生素 D 缺乏性佝偻病是由于儿童体内维生素 D 不足致钙和磷代谢紊乱,造成骨骼病变为特征的全身慢性营养性疾病,是婴幼儿常见的慢性营养缺乏症,是我国儿童保健重点防治的"四病"之一。主要见于 2 岁以下的婴幼儿,我国佝偻病发病率北方高于南方。

二、病因

(一)日光照射不足

体内维生素 D 的主要来源为皮肤内 7－脱氢胆固醇经紫外线照射生成。紫外线不能通过普通玻璃窗,在北方小儿户外活动少,紫外线照射量明显不足,佝偻病发病也较多。

(二)维生素 D 摄入不足

天然食物含维生素 D 少,不能满足婴幼儿需要。若日光照射不足或未添加鱼肝油等,则易患佝偻病。

(三)生长过速

因生长过快需要量增加,造成相对不足。早产儿体内储存不足,出生后生长速度较足月儿快,若未及时补充维生素 D 和钙,极易发病。

(四)疾病与药物的影响

胃肠道或肝胆疾病影响维生素 D 及钙磷的吸收和利用;长期服用抗惊厥药物、糖皮质激素均可导致小儿发生佝偻病。

三、发病机制

维生素 D 缺乏时,肠道吸收钙磷减少,血钙、血磷水平降低。血钙降低刺激甲状旁腺分泌增加,从而加速旧骨溶解,释放骨钙入血,以维持血钙正常或接近正常水平。但因甲状旁腺素(PTH)抑制肾小管对磷的重吸收而使尿磷排出增加,导致血磷水平降低,最终骨样组织钙化受阻,成骨细胞代偿性增生,局部骨样组织堆积,碱性磷酸酶增多,从而形成骨骼病变和一系列佝偻病的症状体征以及血液生化改变。

四、临床表现

维生素 D 缺乏性佝偻病多见于 3 个月至 2 岁的婴幼儿,临床上将其病程分为四期,即初期、激期、恢复期、后遗症期。

(一)活动早期(初期)

多自 2-3 个月开始发病,以神经精神症状为主,易激惹、烦躁不安、夜惊、夜啼、多汗。因汗液刺激头部,常摇头擦枕致枕后脱发,形成"枕秃"或"脱发圈"。

(二)活动期(激期)

除明显的神经、精神症状外,主要表现为骨骼改变。骨骼改变最先发生在生长速度快的部位,而不同部位骨骼的生长速度随年龄而不同,所以不同年龄有不,同的骨骼改变。

(三)恢复期

患儿经治疗及日光照射后,神经精神症状消失,体征逐渐减轻。

(四)后遗症期

多见于 2 岁以后的患儿。除留有不同程度的骨骼畸形外,其他无异常。

五、辅助检查

(一)钙、磷乘积

活动期小于正常,碱性磷酸酶水平增高,维生素 D 降低。

(二)X 线长骨摄片

可见干骺端增宽,临时钙化带模糊,边缘不齐呈毛刷状,骨干密度降低。

六、治疗要点

(一)治疗目的

控制活动期,防止骨骼畸形。①口服维生素 D 制剂:活动期每天 2000～4000U,治疗量

1个月后症状开始消失时,改预防量每天 400U,恢复期用预防量。②突击疗法:维生素 D_2 一次 30 万～60 万 U 或维生素 D_3 一次 30 万 U 肌内注射,视病情 2～4 周后可再注射 1 次。注射后2～3 个月用预防量口服。

(二)后遗症期的治疗

严重的骨骼畸形 4 岁以后可给予外科手术矫正。

七、护理评估

(一)健康史

了解患儿出生季节、生活居住地区,有无日光照射不足(如室外活动少)。

(二)身体状况

了解患儿是否易激惹、烦躁、枕秃等症状;根据患儿年龄,重点检查易发生的骨骼改变,患儿是否有运动迟缓;了解血生化及骨骼 X 线检查情况。

(三)心理-社会状况

患儿多为 3 岁以下,一般不需住院治疗。可有烦躁、睡眠不安等心理变化,激期出现感知觉发育滞后。有骨骼畸形的重症患儿,随着年龄增长,对自我形象的感知及运动能力与他人的差异,可产生自卑心理,影响心理健康和社会交往。了解患儿家长对喂养、户外活动的认识程度,对病情进展的焦虑。

八、护理诊断

1.营养失调——低于机体需要量

与日光照射少和摄入维生素 D 不足有关。

2.有感染的危险

与免疫功能低下有关。

3.潜在并发症

发生骨骼畸形,维生素 D 过量致中毒。

4.知识缺乏

家长缺乏对佝偻病的预防及护理知识。

九、护理措施

(一)环境与休息

居室应安静、整洁,通风、光照好。衣着应柔软、宽松,床铺要松软,以免影响骨骼发育。每天接受日光照射,应在背风处,在不影响保暖的情况下尽量暴露皮肤。每天接受光照由 10 分钟开始渐延长到 1～2 小时。因患儿出汗多,要保持皮肤清洁,勤换内衣、被褥、枕套,减少汗液刺激引起的不适。少带患儿到公共场所,减少呼吸道感染。

(二)饮食护理

提倡母乳喂养,增加富含维生素 D 的食物,如动物肝、蛋、植物油、蘑菇、酵母等。

(三)病情观察

患儿烦躁、夜啼、多汗、枕秃有无好转。应用维生素 D 制剂期间如出现食欲减退,烦躁不安、呕吐、腹泻或顽固性便秘、体重下降、表情淡漠等表现时,应考虑维生素 D 中毒。可暂停维生素 D 使用,必要时遵医嘱给予拮抗剂,减少肠黏膜对钙的吸收,并加速其排泄。

(四)对症护理

1.预防骨骼畸形

患病期间可定时户外活动,但不能坐、站、走时间过长,以免发生骨骼变形。若已有畸形发生,如鸡胸可取俯卧位,做抬头挺胸运动;O 形腿按摩外侧肌群;X 形腿按摩内侧肌群;增强肌张力促使畸形矫正。

2.防止骨折

护理操作时动作要轻柔,换尿布时动作要轻要慢,在协助做治疗和检查过程中不能用力过猛、过大,以防发生骨折。

(五)用药护理

1.口服维生素 D

可将浓缩鱼肝油(维生素 AD 制剂)直接滴于婴儿口内、母亲乳头上、饼干上或少量奶中喂服以保证用量。服用维生素 AD 制剂,如用量过大有发生中毒的可能。

2.注射维生素 D

注射前应事先补钙,以防发生低钙惊厥。注射部位要深,并要更换注射部位,以利于吸收。

(六)心理护理

医务人员要有爱心、有耐心,态度和蔼,对入睡困难、哭闹的儿童要耐心护理,必要时给予爱抚、搂抱,使患儿平静入睡。

十、健康指导

(1)介绍佝偻病的预防及护理知识。给患儿父母讲述佝偻病病因、预防及护理方法,示教日光浴、喂服维生素 D 及按摩肌肉纠正畸形的方法。

(2)从胎儿期即开始预防,孕妇及哺乳母亲应接受日光照射,每天应在 1 小时以上。饮食中应含有丰富的维生素 D、钙、磷。冬春季妊娠末期 3 个月每天服维生素 D400U。

(3)婴儿要多晒太阳,提倡母乳喂养,及时添加富含维生素 D 和钙的辅食;婴儿生后 2 周起,给预防量的维生素 D 制剂,每天常规补充维生素 D400U,入夏后接受日光照射增多,可间断补充。以上预防措施应持续至 2 岁。早产、多胎及北方冬季日光照射短者可适当增加预防量。

第五节　维生素 D 缺乏性手足搐搦症

一、概述

维生素 D 缺乏性手足搐搦症,是缺乏维生素 D 引起血中钙离子减少,导致神经－肌肉兴奋性增强而出现以惊厥、手足搐搦或喉痉挛为主要症状的病症,多见于 6 个月以下的小婴儿。

二、病因及发病机制

维生素 D 缺乏的患儿血清钙浓度稍有降低,一般无抽搐发生,以下情况可促使血清钙浓度进一步降低而诱发维生素 D 缺乏性手足搐搦症。

(1)维生素 D 缺乏早期、血钙水平下降,而甲状腺功能下降,骨钙不能及时游离入血致血钙降低。

(2)初夏季节接受日光照射增多或维生素 D 治疗之初,骨脱钙减少,肠道钙吸收钙相对不足,而骨骼加速钙化、大量钙沉积于骨使血钙降低。

(3)发热、感染、饥饿时组织细胞分解,释放磷使血磷增加,血钙降低。

三、典型症状

可表现为手足抽搐.喉痉挛和惊厥三者之一,或共存。以惊厥最为常见,以手足抽搐最具特征,单独以喉痉挛出现的最少,但最具危险性。部分患儿有程度不等的佝偻病活动期的表现。

(一)惊厥

突然发生四肢抽搐,眼球上翻、面肌痉挛、神志不清。惊厥持续数秒、数分钟或更长;发作可 1 日数次,甚至数十次;发作停止后,意识恢复,醒后活泼如常。轻者仅表现为短暂的两眼上翻、面肌抽动或惊跳,而意识正常,一般不发热。

(二)手足搐搦

多见于 2 岁以上儿童。表现为腕部屈曲,手指伸直,拇指贴近掌心,呈"助产士手";踝关节伸直、足趾向下伸直,似"芭蕾舞足"

(三)喉痉挛

主要表现为呼吸困难、吸气时喉鸣,可突然发生窒息而猝死。

四、隐性体征

无发作时可查出神经—肌肉兴奋性增高的体征。

(一)面神经征

叩击耳前面神经穿出处(颧弓与口角间的面颊部),可使面肌收缩。

(二)腓反射

叩击膝下外侧腓骨头上方腓神经处,可见足向外侧收缩。

(三)陶瑟征

用血压计袖带包裹上臂,打气使血压维持在收缩压与舒张压之间,5 分钟内可见手抽搐。

五、辅助检查

正常血钙浓度为 2.25~2.27mmol/L。患儿血钙低于 1.75~1.88mmol/L,或离子钙低于 1.0mmol/L。

六、治疗要点

(一)急救处理

惊厥及喉痉挛者,立即用抗惊厥药。喉痉挛可进行人工呼吸或加压给氧,并将舌拉出口外,必要时行气管插管或气管切开。

(二)补充钙剂

钙剂静脉注射或口服,直至症状缓解。

(三)补充维生素 D

惊厥控制后补充维生素 D,剂量按佝偻病方法进行补充。

七、护理评估

(一)健康史

了解患儿出生史,是否为早产儿、多胞胎儿,孕母可有维生素 D 缺乏史;了解喂养史,是否为人工喂养,有无接受日光照射、补充维生素 D;询问近期有无发热、感染、腹泻或接受大剂量维生素 D 等。

(二)身体状况

询问患儿是否有惊厥、呼吸困难等症状,血生化检查。

(三)心理-社会状况

惊厥发作有碍患儿自身形象,常严重挫伤年长患儿的自尊心。此外,惊厥反复发作可发生窒息导致生命危险,使患儿紧张、害怕、焦虑,对生活缺乏自信。

八、护理诊断

1.窒息的危险

与喉痉挛、呼吸道分泌物增多有关。

2.受伤的危险

与惊厥和静脉注射钙剂有关。

3.营养失调——低于机体需要量

与维生素 D 缺乏有关。

4.知识缺乏

家长缺乏惊厥和喉痉挛的护理知识。

九、护理措施

(一)一般护理

保持病室环境安静,避免外界的各种刺激,应尽量减少对患儿的刺激。将患儿的头放低,偏向一侧,使唾液和呼吸道分泌物由口角流出,并及时吸出。不可强行喂食、喂水以防止窒息。备好各种抢救器材、药物准备抢救。

(二)急救护理

1.惊厥发作

应迅速将患儿就地平放,松开衣领,颈部伸直,头向后仰,偏向一侧,以保持呼吸道通畅。移去患儿身边的危险物品以免受伤;可针刺人中穴、合谷穴使惊厥停止。

2.防止受伤

可在患儿上下牙齿之间放置用纱布包裹的压舌板,在手心放置纱布卷,防止皮肤损伤及舌咬伤。应有专人看护,防止坠床。惊厥发作时,切忌用力按压肢体,以免造成骨折、肌肉撕裂及关节脱位。

3.防止缺氧

惊厥期缺氧者应立即吸氧,喉痉挛者须立即将舌拉出口外,并进行口对口人工呼吸或加压给氧,必要时做气管插管以保证呼吸道通畅。

(三)病情观察

密切关注惊厥发作的表现,注意保持呼吸道通畅,观察有无缺氧症状。按医嘱用药过程中应加强巡视,密切观察患儿呼吸、心律、血压的变化。

(四)用药护理

1.抗惊厥药物

惊厥使机体耗氧增加,喉痉挛可引起窒息,二者均需立即处理。苯巴比妥每次 $3\sim5mg/kg$,肌内注射。10％水合氯醛保留灌肠,每次 $40\sim50mg/kg$。地西泮(安定)肌内注射或静脉注射,每次 $0.1\sim0.3mg/kg$,静脉注射时速度要慢,每分钟不超过 1mg,以免抑制呼吸。

2.补充钙剂

10％葡萄糖酸钙 $5\sim10mL$,加双倍量 10％葡萄糖溶液静脉注射,时间不少于 10 分钟,必要时每天可重复 $2\sim3$ 次。注射钙剂不能渗出血管外,以防引起组织坏死。一旦渗出可用 0.25％普鲁卡因局部封闭,20％硫酸镁湿敷。第 2 日补钙,给 10％氯化钙口服,每次 $5\sim10mL$,每天 3 次,一般用一周后改用钙剂,以防中毒为避免影响钙剂吸收,勿与乳类同服。

3.补充维生素 D

症状控制后按医嘱补充维生素 D。

(五)心理护理

消除患儿紧张、焦虑和害怕的心理,给予同情和理解。解除患儿家属恐惧、不安的心理负担,配合医护人员进行抢救。

十、健康指导

教会患儿家长对惊厥、喉痉挛发作时的处理。新生儿生后 2 周应每天给予预防量维生素 D(每天 400U),处于生长发育高峰的婴幼儿更应采取综合性预防措施,即保证一定时间的户外活动,给予预防量的维生素 D 和钙剂并及时添加辅食。饮食应含丰富的维生素 D、钙、磷和蛋白质等营养物质。

第六节　营养性缺铁性贫血

一、概述

营养性缺铁性贫血(IDA)是由于体内铁缺乏致使血红蛋白合成减少而引起的一种小细胞低色素性贫血,多见于 6 个月至 2 岁婴幼儿,对儿童健康危害大,是我国重点防治的儿童疾病之一。

二、病因

(一)先天性储铁不足

早产儿、双胎、胎儿失血、孕母患缺铁性贫血可致胎儿储存铁减少。

(二)铁摄入不足

食物中铁供应不足是导致小儿缺铁性贫血的主要原因。单纯牛乳、人乳、谷类等食物含铁量均低。未及时添加铁剂丰富食物喂养的婴儿和偏食儿常导致缺铁。

(三)生长发育快

婴儿期、青春期的儿童生长发育快,早产儿生长发育更快,其铁的需要量相对增多、易发生缺铁。

(四)丢失过多和(或)吸收减少

正常婴儿每天排铁量比成人多。用未经加热的鲜牛奶喂养婴儿、肠息肉、膈疝、钩虫病常因慢性小量肠出血,致铁丢失过多。慢性腹泻、反复感染可减少铁的吸收,增加铁消耗,影响铁利用。

三、发病机制

铁是构成血红蛋白必需的原料。铁缺乏时,血红蛋白合成减少,而缺铁时对细胞的分裂、增殖影响较小,红细胞数量减少的程度不如血红蛋白减少的明显,而形成小细胞低色素性贫血。同时,缺铁可影响肌红蛋白的合成。可使某些酶(细胞色素 C、过氧化酶、单胺氧化酶、腺苷脱氨酶等)的活性降低,这些酶与生物氧化、组织呼吸、神经递质的合成和分解有关。铁缺乏时,因酶活性下降,细胞功能发生紊乱,而导致一系列非血液系统症状,导致小儿神经精神行为、消化、免疫、肌肉运动等功能异常。

四、临床表现

本病起病缓慢、早期症状不明显。

(一)一般表现

突出表现为皮肤、黏膜苍白,甲床苍白。头发枯黄、倦怠乏力、烦躁不安、精神不振,年长儿可自诉头晕、视物模糊、耳鸣等症状。

(二)髓外造血表现

肝、脾可轻度肿大。年龄越小,病程越久、贫血越重,肝脾大越明显。

(三)非造血系统表现

1.消化系统

表现为食欲减退、呕吐、腹泻,少数有异食癖(喜食泥土、煤渣等);重者可出现口腔炎、舌乳头萎缩、吸收不良综合征等。

2.神经系统

表现为注意力不集中、易激惹、记忆力减退,智力多低于同龄儿。

3.心血管系统

贫血时心率增快,严重者心脏扩大或心力衰竭等。

五、辅助检查

(一)血象

红细胞和血红蛋白含量均降低,以血红蛋白含量降低为显著,呈小细胞低色素性贫血。血涂片可见红细胞大小不均,以小细胞为主,中央淡染区扩大。网织红细胞数正常或轻度减少。白细胞、血小板一般无特殊改变。

(二)骨髓象

增生活跃,以中晚幼红细胞最明显。各期红细胞体积均比正常小,胞质少,染色偏蓝,胞质发育落后于胞核。粒细胞和巨核细胞一般无改变。

(三)铁代谢检查

①血清铁蛋白(SF)<12μg/L 提示缺铁。②红细胞游离原卟啉(FEP)>0.9μmol/L 提示红细胞内缺铁。③血清铁(SI)<10.7μmol/L、总铁结合力(TIBC)>62.7μmol/L 及转铁蛋白饱和度(TS)<15%,这三项反映血浆中铁的含量。

六、治疗要点

(一)祛除病因

根据不同病因,采取相应的治疗措施,如治疗肠道慢性失血、纠正不合理的饮食。

(二)一般治疗

加强护理、注意营养、防治感染。

(三)补铁治疗

口服铁剂选用二价铁盐易吸收,常用铁剂有硫酸亚铁、葡萄糖酸亚铁等。口服铁元素每天4～6mg/kg,分 2～3 次服。铁剂服用至血红蛋白达正常水平 2 个月左右再停药,以补充铁的贮存。注射铁剂如右旋糖酐铁,常用于口服不耐受或吸收不良的患儿。

(四)输血治疗

一般不需输血,重度贫血并发心力衰竭或明显感染者输浓缩红细胞,注意慢速、小量输血,以防加重心力衰竭。

七、护理评估

(一)健康史

了解患儿的喂养方法及饮食习惯,有无饮食不合理或偏食。询问母亲孕期是否有贫血;有无早产、多胎等引起铁剂贮备不足的因素;了解有无生长发育过快、有无慢性疾病(慢性腹泻)、肠道寄生虫、吸收不良综合征、反复感染等。

(二)身体状况

了解患儿贫血程度,有无皮肤黏膜苍白、头发枯黄、乏力、记忆力减退、烦躁不安、头晕、耳鸣等表现,贫血较重者要注意有无心率增快、心脏增大、心力衰竭体征,还应了解有无精神改变、异食癖等。

(三)心理-社会状况

评估患儿及家长的心理状态,对本病病因及预防知识的了解程度,对健康的需求及家庭背景等。

八、护理诊断

1.营养失调——低于机体需要量

与铁摄入不足有关。

2.活动无耐力

与贫血致组织器官缺氧有关。

3.知识缺乏

与家长及年长患儿缺乏营养知识有关。

九、护理措施

(一)休息与活动

评估患儿活动的耐受程度,观察患儿有无心悸、呼吸急促、呼吸困难以及皮肤颜色改变。患儿卧床休息,以减少能量和氧气的消耗,避免剧烈运动。

(二)饮食护理

①每天需要铁剂:婴儿 7～10mg,幼儿及学龄前期 10mg,学龄期 10～16mg,青春期 16～18mg。婴儿铁剂可由母乳或添加含铁剂的奶粉;其他年龄段,需纠正不良饮食习惯,合理搭配饮食,满足机体铁的需求。②选择含铁丰富食物:饮食中以肝、肾、动物血等铁剂的含量最多,其次是肉类。一般由饮食摄取的铁剂其吸收率为 6%,而贫血患儿的吸收率可达 35%。

(三)观察病情

观察心率、心脏增大、心力衰竭体征,有无烦躁不安、头晕、面色苍白。

(四)对症护理

贫血患儿免疫功能差,应注意勿与感染患儿接触,做好口腔护理,保持皮肤清洁,勤换内衣、裤。

(五)应用铁剂的护理

1.告知患儿及家长用药方法

口服铁剂最好在两餐之间服用,以减少铁剂对胃肠黏膜的刺激;若服用液态铁剂,须用吸管吸取,以防牙齿着色;铁剂与维生素 C 同服,有利于吸收(可喝含维生素 C 的果汁,如橙汁、柠檬汁等);不宜与牛奶、钙片、茶水等同服。

2.告知服用铁剂后患儿粪便颜色

由于未被吸收的铁剂随粪便排出,粪便发黑是正常现象,停药后可恢复。应该向患儿及家长解释,以减轻焦虑。

3.注射铁剂

应深部肌内注射,以防铁剂渗入皮下组织,造成注射部位疼痛、皮肤着色,甚至引起局部组织坏死。注射部位应轮换。

4.观察疗效

铁剂治疗如有效,患儿的网织红细胞在用药后 2～3 天升高,5～7 天达高峰,2～3 周后逐渐正常,当血红蛋白逐渐增加时,症状逐渐好转。

5.观察药物不良反应

胃肠道不适、恶心、呕吐、腹泻等,可根据医嘱减量或停用数日,待症状好转再从小剂量开始重新补铁。

十、健康指导

(1)坚持全疗程铁剂治疗,切勿自行停药。

(2)护理人员应给患儿及家长提供适当的饮食治疗知识。合理饮食,保障铁剂供给。

(3)定期门诊随访。

第七节 小儿腹泻

一、概述

小儿腹泻又称腹泻病,是由多种病原及因素引起的,以排便次数增多和粪便性状改变为特点的一组消化道综合征。严重者可引起水、电解质紊乱和酸碱平衡失调,是婴幼儿时期的常见病,多发生于 6 个月至 2 岁的婴幼儿,夏秋季发病率最高,为我国儿科重点防治的"四病"之一。

二、易感因素

(一)婴幼儿消化系统发育不完善

胃酸及消化酶分泌少,且消化酶活性低,不能适应食物量及质的大量变化。

(二)小儿生长发育快

需要营养物质相对多,消化道负担重。

(三)胃肠道防御功能较差

婴儿胃酸偏低,对进入胃内的细菌杀灭能力较弱;加之婴儿血清免疫球蛋白 IgG、IgA 和胃肠道 sIgA 水平均较低,对感染的防御能力差。

(四)肠道菌群失调

新生儿生后尚未建立正常肠道菌群,改变饮食使肠道内环境改变或因使用广谱抗生素可使肠道正常菌群失调,引起肠道感染。

(五)人工喂养

牛乳中缺乏抗菌物质,而且人工喂养的食具极易被污染,所以人工喂养小儿肠道感染发生率明显高于母乳喂养小儿。

三、病因

引起婴儿腹泻的主要病因有感染因素与非感染因素两类。感染性约占 85% 以上,又分为肠道内感染和肠道外感染。

(一)感染因素

感染性腹泻病原体有细菌.病毒与原虫等。肠道内感染以轮状病毒和致病性大肠埃希菌最常见;肠道外感染可由于发热及病原体毒素作用而导致腹泻。

(二)非感染因素

主要由饮食不当引起的食饵性腹泻、过敏性腹泻;乳糖酶、双糖酶缺乏或气候突然变化等因素所致腹泻。

四、发病机制

(一)感染性腹泻

病原体侵入消化道,致肠黏膜发生充血、水肿、炎症细胞浸润和渗出等病变,使食物的消化、吸收发生障碍,未消化的食物被细菌分解(腐败、发酵),其产物造成肠蠕动亢进及肠腔内渗透压升高引起腹泻。另外,病原体产生毒素,使小肠液分泌增加,导致腹泻。腹泻后丢失大量的水和电解质,引起脱水、酸中毒及电解质紊乱。

(二)非感染性腹泻

当摄入食物的量过多或食物的质发生改变,食物不能被充分消化吸收而堆积,使局部酸度减低,肠道下部细菌上移,食物发生腐败和发酵造成肠蠕动亢进,引起腹泻。

五、临床表现

(一)轻型腹泻

多为饮食因素或肠道外感染引起,表现为食欲缺乏,腹泻,偶有恶心、呕吐,排便每天 10 余次,每次量少,呈黄或黄绿色,常见白色奶瓣和泡沫及少量黏液,粪便镜检可见大量脂肪球和少量白细胞。

(二)重型腹泻

多为肠道内感染,起病急,胃肠道症状重,表现为呕吐、腹泻,每天 10 余次,粪便呈黄绿色水样便或蛋花汤样、量多,经常伴有脱水、电解质紊乱及发热等全身中毒症状。

六、辅助检查

(一)粪便检查

可以鉴别是否有感染。轮状病毒肠炎,镜检偶有少量白细胞,染色后可发现典型轮状病毒;细菌性感染,粪便做标本,可培养出致病菌,大肠埃希菌、空肠弯曲菌、小肠结肠炎耶尔森菌、金黄色葡萄球菌以及难辨梭状芽孢杆菌。

(二)抗体检查法

补体结合反应以轮状病毒阳性大便作为抗原,阳性率较高;酶联免疫吸附试验(ELISA)能检出血清中 IgM 抗体,较补体结合法更为敏感。

七、治疗要点

腹泻的治疗原则为调整饮食,控制感染,预防和纠正水、电解质紊乱和酸碱平衡失调。

(一)调整饮食

腹泻时进食和吸收减少,而营养需要量增加,强调继续进食,以满足生理需要,补充疾病消耗,缩短腹泻后的康复时间。

(二)预防和纠正水、电解质紊乱及酸碱平衡失调。

(三)药物治疗

1.控制感染

病毒性肠炎以饮食疗法和支持疗法为主,一般不用抗生素。其他肠炎应对因选药,如大肠埃希菌肠炎可选用抗革兰阴性杆菌抗生素;真菌性肠炎应停用原用的抗生素,可选用万古霉素、抗真菌药物等。

2.肠道微生态疗法

有助于恢复肠道正常菌群的生态平衡,抵御病原菌侵袭,控制腹泻,常用双歧杆菌、嗜酸乳杆菌等制剂。

3.肠黏膜保护剂

具有吸附病原体和毒素、保护肠黏膜的作用,常用蒙脱石散(思密达)。

八、护理评估

(一)健康史

评估患儿喂养史,有无饮食不当、饮食不洁及对牛奶过敏史;了解患儿有无腹部受凉及上呼吸道感染、肺炎等肠道外感染病史;评估患儿有无其他疾病及长期使用抗生素史或激素等。

(二)身体状况

了解患儿腹泻次数、性质和量;评估患儿精神、神志、体温、呼吸、心率、血压等生命体征,了解有无水、电解质紊乱和酸碱平衡失调等情况。

(三)心理-社会状况

评估家长对疾病的心理反应及认识程度、文化程度、喂养及护理知识等;评估患儿家庭的居住环境、经济状况、卫生习惯等。了解患儿对陌生的医院环境、侵入性的治疗等产生的恐惧程度。

九、护理诊断

1.体液不足

与呕吐、腹泻体液丢失过多和摄入不足有关。

2.营养失调——低于机体需要量

与呕吐、腹泻丢失过多和摄入不足有关。

3.体温过高

与肠道感染有关。

4.有皮肤完整性受损的危险

与排便次数增多,刺激臀部皮肤有关。

5.知识缺乏

家长缺乏喂养知识及与腹泻相关的护理知识。

十、护理措施

(一)环境与休息的护理

重症患儿卧床休息,病房要通风,温、湿度适宜;严格执行消毒隔离制度,感染性与非感染性腹泻患儿应分室居住。护理患儿前后认真洗手,腹泻患儿用过的尿布、便盆应分类消毒,以防交叉感染。

(二)饮食护理

根据个体情况调整饮食,一般不禁食,呕吐严重者可暂禁食4～6小时(不禁水),待好转后继续喂食;母乳喂养儿继续哺乳,暂停辅食;人工喂养儿可喂稀释的牛奶、米汤、脱脂奶等,待腹泻次数减少后给予流质或半流质饮食,逐步过渡到正常饮食;病毒性肠炎多有双糖酶(主要是乳糖酶)缺乏,暂停乳类喂养,改用豆浆、去乳糖配方奶粉等,以减轻腹泻,缩短病程。

(三)病情观察

1.监测生命体征

如患儿神志、反应、体温、脉搏、呼吸、血压等。

2.观察排便情况

观察并记录排便次数,粪便性状、量及颜色、气味等,为治疗和输液方案提供可靠依据。

3.观察全身中毒症状

如发热、精神萎靡、烦躁、嗜睡等。

4.观察水、电解质紊乱和酸碱平衡失调症状

如脱水情况及其程度、代谢性酸中毒表现、低钾血症表现等。

(四)对症护理

1.腹泻

一般不宜用止泻剂,因止泻会增加毒素的吸收。

2.呕吐

严重者予禁食,必要时可肌内注射氯丙嗪或针刺足三里穴等。

3.腹胀

腹胀明显者可肌内注射新斯的明或肛管排气。

4.臀红护理

应选用吸水性强的柔软布类尿布,避免使用不透气塑料布或橡胶单,尿布要勤换、勤洗。每次便后用温水洗净臀部并拭干,局部皮肤发红者可涂 5% 鞣酸软膏或 40% 氧化锌油;如局部皮肤已破损,可将臀部皮肤暴露于空气中,也可用红外线或鹅颈灯照射,每次照射时间为 15～20 分钟,每天 2～3 次。照射时严格掌握灯与臀部的距离,一般为 30～40cm,要有专人照护,严格交接班,防止烫伤。

(五)用药护理

微生态制剂是活菌制剂,服用时应用冷开水送服,与口服抗生素间隔至少 1 小时以上。

(六)心理护理

向患儿及家长解释病房环境及医务工作人员,减少陌生感;为患儿创造安静、舒适的休息环境;用患儿能理解的语言向其解治疗目的,鼓励患儿配合;多与家长交谈,增强患儿战胜疾病的信心,克服焦虑、紧张心理。

十一、健康指导

(一)指导护理

向家长讲解腹泻的病因、病程、预后以及相关的治疗措施;指导家长正确洗手并做好污染尿布及衣物的处理、出入量的监测以及脱水等表现的观察;说明调整饮食的重要性;指导家长配制和使用口服补盐液,强调应少量多次饮用,呕吐不是禁忌证。

(二)做好预防

①提倡母乳喂养,按时添加辅食,指导家长科学断乳;②注意饮食卫生,食物要新鲜,食具要消毒,教育小儿饭前便后洗手,勤剪指甲,培养良好的卫生习惯;③加强体格锻炼,适当户外活动;注意气候变化,防止受凉或过热;④避免长期滥用广谱抗生素等。

第八节 小儿肺炎

一、概述

肺炎是指各种不同病原体及其他因素所引起的肺部炎症。临床上以发热、咳嗽、呼吸急促、呼吸困难和肺部固定湿啰音为特点。肺炎是婴幼儿时期的常见病,一年四季均可发生,冬春寒冷季节多见,多由急性上呼吸道感染或支气管炎向下蔓延所致。肺炎不仅发病率高,病死率也高,占我国儿童死亡原因的第一位,是我国儿童保健重点防治的"四病"之一。

支气管肺炎为儿童时期最常见的肺炎,以 3 岁以下婴幼儿最多见。起病急,四季均可发病,多发于冬春季节。加强对本病的防治及护理十分重要。本节重点讲述支气管肺炎。

二、分类

肺炎的分类尚无统一分法,目前常用者有以下四种。

(一)根据解剖部位分类

分为支气管肺炎、大叶性肺炎和间质性肺炎等。儿童以支气管肺炎最常见。

(二)根据病因分类

1.感染性肺炎

病毒性肺炎、细菌性肺炎、支原体肺炎、衣原体肺炎、真菌性肺炎等。

2.非感染性肺炎

吸入性肺炎、过敏性肺炎等。

(三)根据病程分类

1.急性肺炎

病程在 1 个月以内。

2.迁延性肺炎

病程为 1~3 个月。

3.慢性肺炎

病程在 3 个月以上。

(四)根据病情分类

1.轻症肺炎

以呼吸系统症状为主。

2.重症肺炎

除呼吸系统严重受累外,其他系统也受累,全身中毒症状明显。

三、病因

(一)内在因素

婴幼儿机体的免疫功能不健全,加上呼吸系统解剖生理特点,故婴幼儿易患肺炎。低出生体重儿、营养不良、维生素 D 缺乏性佝偻病、先天性心脏病更易患肺炎。

(二)环境因素

如居室拥挤、通风不良、空气污浊、阳光不足、冷暖失调等均可使机体的抵抗力降低,对病原体的易感性增加,为肺炎的发生创造有利的条件。

(三)病原体

常见的病原体为病毒和细菌。发达国家主要是病毒性肺炎,发展中国家以细菌性肺炎常见,如肺炎球菌肺炎,也可在病毒感染的基础上并发细菌感染,形成混合感染。

(四)其他

由于抗生素的广泛应用,耐药菌株(如铜绿假单胞菌、金黄色葡萄球菌、真菌)所致的肺炎增多。

由于实验室诊断水平的提高,确诊为肺炎支原体肺炎也日见增多。

四、发病机制

病原体常由呼吸道入侵,少数经血行入肺,引起肺组织充血、水肿、炎性细胞浸润。炎症使肺泡壁充血水肿而增厚,支气管黏膜水肿,管腔狭窄,造成通气和换气功能障碍,导致缺氧和二氧化碳潴留,从而造成一系列病理生理改变。

(一)酸碱平衡失调与电解质紊乱

缺氧和二氧化碳潴留致呼吸性酸中毒、呼吸衰竭;低氧血症、高热;进食少致代谢性酸中毒。所以重症肺炎常出现混合性酸中毒。进食少、利尿及激素治疗又可致低血钾,导致低钾性碱中毒。

(二)循环系统

缺氧和二氧化碳潴留造成肺小动脉收缩,导致肺动脉高压,引起右心负荷加重,加之病原体毒素作用于心肌,致中毒性心肌炎、心力衰竭。

(三)神经系统

缺氧和二氧化碳潴留致脑毛细血管扩张,管壁通透性增加,水外渗引起脑水肿。病原体毒素作用也可引起脑水肿、中毒性脑病。

(四)消化系统

低氧血症和病原体毒素可致中毒性肠麻痹,胃肠道毛细血管通透性增加,可致消化道出血。

五、临床表现

(一)轻症临床表现

轻症仅表现为呼吸系统的症状和相应的肺部体征。主要表现为发热、咳嗽、呼吸急促和肺部出现中细的湿啰音。

1.发热

热型不一,多数为不规则热,也可为弛张热或稽留热,早产儿、重度营养不良儿可不发热。

2.咳嗽

较频繁,初为刺激性干咳,极期咳嗽略减轻,恢复期咳嗽有痰,新生儿、早产儿仅表现为口吐白沫。

3.呼吸急促

呼吸加速,可达 40～80 次/min,重者可有鼻翼扇动、点头呼吸、三凹征、唇周发绀。

4.肺部啰音

典型病例肺部可听到较固定的中细湿啰音,以背部两肺下方脊柱旁较多,吸气末更为明显。

新生儿、小婴儿常不易闻及湿啰音。除上述症状外,患儿常有精神不振、食欲减退、烦躁不安、轻度腹泻或呕吐等全身症状。

(二)重症临床表现

除呼吸系统的改变外,常伴全身中毒症状及循环系统、神经系统、消化系统等受累表现。

1.循环系统

常见心肌炎、心力衰竭。心肌炎主要表现为面色苍白、心动过速、心音低钝、心律不齐及心电图 ST 段下移、T 波平坦或倒置。心力衰竭主要表现为:①呼吸困难加重,呼吸加快(>60 次/min);②心率增快(>180 次/min);③烦躁不安,面色苍白或发绀;④肝迅速增大在右肋下 3cm 或短时间内增加 1.5cm;⑤心音低钝,奔马律;⑥颈静脉怒张,尿少或无尿,颜面或下肢水肿等。重症革兰阴性杆菌肺炎还可发生微循环障碍,出现面色灰白、四肢发凉、脉搏细弱等。

2.神经系统

常表现为精神萎靡、烦躁不安或嗜睡;脑水肿时,出现意识障碍、惊厥、前囟膨隆,可有脑膜刺激征,呼吸不规则,瞳孔对光反射迟钝或消失。

3.消化系统

表现为食欲下降、吐泻、腹胀等。发生中毒性肠麻痹时,可表现为肠鸣音消失,严重的腹胀使膈肌抬高,加重呼吸困难。有消化道出血时,可吐咖啡渣样物,粪便潜血试验阳性或柏油样便。

(三)并发症的临床表现

病原体致病力强者尤其是金黄色葡萄球菌感染,可引起脓胸、脓气胸及肺大疱,还可发生肺脓肿、化脓性心包炎、败血症等。

六、辅助检查

(一)血常规

病毒性肺炎白细胞计数大多正常或降低;细菌性肺炎白细胞计数及中性粒细胞常增多,并有核左移,胞质中可见中毒颗粒。

(二)胸部 X 线检查

支气管肺炎早期可见肺纹理增粗,以后出现大小不等的斑片状阴影,可融合成片,以双肺下野、中内带多见。

(三)病原学检查

1.细菌培养

取气管分泌物、胸腔积液及血液等培养,可以明确致病菌,但阳性率低。

2.病毒分离

取鼻咽拭子或气管分泌物做病毒分离,此法的阳性率高,所需的时间长,不适于早期诊断。

病毒特异性抗原和抗体监测有助于病原学诊断。

七、治疗要点

主要是抗感染与对症治疗。

(一)控制感染

细菌感染选用敏感抗生素,重症宜选用两种广谱抗生素联合应用,并做到早期、足量、足疗程、静脉给药。如疑为肺炎球菌肺炎,首选青霉素;疑为金黄色葡萄球菌肺炎选用氨苄西林、氯霉素、苯唑西林等;支原体肺炎首选红霉素;真菌性肺炎选用克霉唑或两性霉素 B,并停用抗生素及激素。病毒感染者,应选用利巴韦林、干扰素、聚肌胞、阿昔洛韦等。

(二)对症治疗

有缺氧症状时应及时吸氧;发热、咳嗽、咳痰者,给予退热、祛痰、止咳;烦躁不安者可使用镇静剂(有呼吸衰竭者慎用);腹胀严重者,应胃肠减压,按医嘱注射新斯的明等。

(三)糖皮质激素治疗

中毒症状明显或严重喘憋、脑水肿、感染性休克、呼吸衰竭者,可短期应用糖皮质激素。

(四)并发症治疗

防治心力衰竭、中毒性肠麻痹、中毒性脑病等,积极治疗脓胸、脓气胸等并发症。

八、护理评估

(一)健康史

了解有无反复呼吸道感染史,发病前是否有麻疹、百日咳等呼吸道传染病;询问出生时是否足月顺产,有无窒息史;生后是否按时接种疫苗,患儿生长发育是否正常。家庭成员是否有呼吸道疾病病史。

(二)身体状况

评估患儿有无发热、咳嗽、咳痰及性质,体温增高的程度、热型;了解呼吸、心率、肺部啰音;有无呼吸困难及口周发绀等症状和体征;有无循环系统、神经系统、消化系统受累的临床表现。

(三)心理-社会状况

了解患儿既往是否有住院的经历,家庭经济情况如何,评估患儿是否有因发热、缺氧等不适及环境陌生、与父母分离产生焦虑和恐惧,是否有哭闹、易激惹。患儿家长是否有因患儿住院时间长、知识缺乏等产生的焦虑。

九、护理诊断

1.清理呼吸道无效

与呼吸道分泌物过多、痰液黏稠、体弱无力排痰有关。

2.气体交换受损

与肺部炎症导致的通气和换气障碍有关。

3.体温过高

与肺部感染有关。

4.潜在并发症

心力衰竭、中毒性脑病、中毒性肠麻痹、脓胸、脓气胸等。

十、护理措施

(一)一般护理

1.环境

保持病室空气新鲜,室温控制在 18～22℃,湿度 55％～60％为宜。

2.体位

根据病情可取半卧位,或抬高床头 30°～60°,以利于肺的扩张。经常帮助患儿更换体位,以利于呼吸道分泌物排出。卧床休息,减少活动。被褥要轻柔,暖和,内衣应宽松,穿衣不要过多,以免影响呼吸。各种处理应集中进行,尽量使患儿安静,以减少氧的需要量。

3.饮食

给予高热量、高蛋白、高维生素、易消化饮食。应少量多餐,避免进油炸食物及易产气的食物,以免造成腹胀。哺喂时应耐心,每次喂食必须将头部抬高或抱起,以免呛入气管发生窒息。进食有困难者,可按医嘱静脉补充营养。鼓励患儿多饮水,使呼吸道黏膜湿润,以利于痰液咳出,有助于黏膜病变修复及纤毛运动,可以防止发热、脱水。

(二)密切观察病情

1.生命体征、咳嗽、咳痰情况的观察

有无发绀及呼吸困难程度。呼吸急促、发绀患儿应及早给氧,以改善低氧血症。

2.心力衰竭的观察

当患儿出现烦躁不安、面色苍白、呼吸加快(呼吸＞60 次/min)、心率＞160 次/min、心音低钝、奔马律、肝在短时间内急剧增大时,应及时报告医生,做好抢救的准备。

3.脑水肿的观察

密切观察患儿意识、瞳孔及肌张力等变化,若有烦躁或嗜睡、惊厥、昏迷、呼吸不规则、肌张力增高等颅内压增高表现时,应立即报告医生,采取降低颅内压的措施。

4.中毒性肠麻痹的观察

观察患儿有无腹胀、肠鸣音是否减弱或消失。

5.并发症的观察

如患儿病情突然加重,出现剧烈咳嗽、烦躁不安、呼吸困难、胸痛、患侧呼吸运动受限,体格检查发现气管移位、患侧呼吸音消失等,提示并发了脓胸或脓气胸,应及时配合医生进行胸腔穿刺或胸腔闭式引流。

(三)对症护理

1.吸氧护理

一般采用鼻前庭导管给氧,氧流量为 0.5～1.0L/min,氧浓度不超过 40％;缺氧明显者用面罩给氧,氧流量为 2～4L/min,氧浓度为 50％～60％;出现呼吸衰竭时,应使用人工呼吸器。吸氧过程中经常检查导管是否通畅,患儿缺氧症状是否改善,发现异常应及时处理。

2.保持呼吸道通畅

指导患儿进行有效的咳嗽,排痰前协助转换体位,帮助清除呼吸道分泌物;病情许可的情况下,可进行体位引流:根据病灶的部位取不同的体位,五指并拢、稍向内合掌呈空心状,由下向上、由外向内的轻拍背部,边拍边鼓励患儿咳嗽,促使肺泡及呼吸道的分泌物排出。超声雾化吸入:痰液黏稠者可使用,使痰变稀薄,利于痰咳出。用上述方法不能有效咳出痰液者,可用吸痰器吸出痰液。

3.发热的护理

对高热者予以降温措施。

(四)用药护理

(1)按医嘱给予抗生素、祛痰剂或支气管解痉剂。抗生素一般用至体温正常后的5～7天,临床症状基本消失后3天。葡萄球菌性肺炎在体温正常后继续用药2周,总疗程6周。

支原体肺炎至少用药2～3周。

(2)对重症患儿应准确记录24小时出入量,要严格控制静脉滴注速度,最好使用输液泵,保持液体均匀滴入。

(3)发生心力衰竭时应减慢输液速度,并给予吸氧、呋塞米及酚妥拉明等。静脉注射毛花苷C应稀释、速度应缓慢,给药前数脉搏,婴儿心率＜90次/min(年长儿心率＜80次/min)或脉律不齐应暂停给药,与医生联系。严重喘憋应用糖皮质激素。中毒性脑病者颅内压高时给予甘露醇等。

(五)心理护理

鼓励患儿及家长,积极配合治疗。

十一、健康指导

(1)指导家长加强患儿的营养,增强体质,多进行户外活动,及时接种各种疫苗。养成良好的个人卫生习惯。

(2)有营养不良、佝偻病、贫血及先天性心脏病的患儿应积极治疗,增强抵抗力,减少呼吸道感染的发生。教会家长处理呼吸道感染的方法,使患儿在疾病早期能得到及时处理。

第九节　先天性心脏病

一、概述

先天性心脏病是由于胎儿的心脏在母体内发育有缺陷或部分发育停顿所造成的畸形,是先天性畸形中最常见的一种。常见的有心室间隔缺损、心房间隔缺损、主动脉缩窄、动脉导管未闭、大血管错位、肺动脉口狭窄、法洛四联症和动脉干永存等。

二、病因

引起胎儿心脏发育畸形的原因有很多,目前认为是由遗传因素和子宫内环境因素相互作用形成。遗传因素主要包括染色体异常及单基因突变等遗传缺陷。子宫内环境因素主要包括有子宫内病毒感染,尤以风疹病毒感染为突出;羊膜病变;药物;高原环境;早产;妊娠早期先兆流产;高龄(35岁以上)、患糖尿病、营养不良的母亲;胎儿受压;放射线的使用等。

三、分类

先天性心脏病的种类有很多,并且可能会有两种及两种以上畸形并存,因此临床上可根据左右两侧及大血管之间有无分流分为三类。

(一)无分流类

左右两侧血液循环途径之间无异常的沟通,不产生血液的分流,也无发绀。包括单纯肺动脉口狭窄、肺动脉瓣关闭不全、主动脉口狭窄、主动脉瓣关闭不全、右位心、异位心等。

(二)由左至右分流类

左右两侧血液循环途径之间有异常的沟通,使动脉血从左侧心腔的不同部位分流入右侧心腔或肺静脉的静脉血中,无发绀。包括心房间隔缺损、心室间隔缺损(包括左心室—右心房沟通)、动脉导管未闭、心内膜垫缺损、心房心室联合缺损、心室间隔缺损伴动脉导管未闭等。

(三)由右至左分流类

左右两侧血液循环途径之间有异常的沟通,使静脉血从右侧心腔的不同部位分流入左侧心腔或主动脉的动脉血中,故有发绀,其中有些又同时有左至右分流。包括法洛四联症、大血管等。

四、临床表现

(一)室间隔缺损

可于生后1~3个月即发生充血性心力衰竭,平时反复呼吸道感染、肺炎、哭声嘶哑、喂养困难、乏力、多汗等,并有生长发育迟缓。

(二)房间隔缺损

在初生后及婴儿期大多无症状,偶有暂时性青紫。年龄稍大,症状渐渐明显,患儿发育迟缓,体格瘦小,易反复呼吸道感染,活动耐力减低,有劳累后气促、咳嗽等症状。左胸部常隆起,一般无青紫或杵状指(趾)。

(三)动脉导管未闭、

导管较细时,临床无症状。导管较粗时临床表现为反复呼吸道感染、肺炎,发育迟缓,早期即可发生心力衰竭。重症病例常有呼吸急促、心悸。临床无青紫,但若合并肺动脉高压,即出现差异性青紫。

(四)法洛四联症

发绀是主要症状,它出现的时间和程度与肺动脉狭窄程度有关,多见于毛细血管丰富的浅表部位,如唇、指(趾)甲床、球结膜等,常见杵状指(趾)。患儿活动后有气促、易疲劳、蹲踞等;常有缺氧发作,表现为呼吸加快、加深,烦躁不安,发绀加重,持续数分钟至数小时,严重者可表现为神志不清、惊厥或偏瘫,死亡,发作多在清晨、哭闹、吸乳或用力后诱发,发绀严重者常有鼻出血和咯血。

五、辅助检查

(一)室间隔缺损

1.X线检查

肺充血,左心室或左右心室增大;肺动脉段突出,主动脉结缩小。

2.心电图

小型室间隔缺损,心电图多数正常;中等大小室间隔缺损示左心室增大或左右心室增大;大型室间隔缺损或有肺动脉高压时,心电图示左右心室增大。

3.超声心动图

室间隔回声中断征象,左右心室增大。

(二)房间隔缺损

1.X 线检查

右心房、右心室扩大,主动脉结缩小,肺动脉段突出,肺血管纹理增多,肺门舞蹈。

2.心电图

电轴右偏,完全性或不完全性右束支传导阻滞,右心房、右心室增大;原发孔房间隔缺损常见电轴左偏及心室肥大。

3.超声心动图

右心房右心室增大,右心室流出道增宽,室间隔与左心室后壁呈同向运动。二维切面可显示房间隔缺损的位置及大小。

(三)动脉导管未闭

1.X 线检查

分流量小者,心影正常;分流量大者,多见左心房、左心室增大,主动脉结增宽,可有漏斗征,肺动脉段突出,肺血增多,重症病例左右心室均肥大。

2.心电图

左心房、左心室增大或双心室肥大。

3.超声心动图

左心房、左心室大,肺动脉与降主动脉之间有交通。

(四)法洛四联症

1.X 线检查

心影呈靴形,上纵隔增宽,肺动脉段凹陷,心尖上翘,肺纹理减少,右心房、右心室肥厚。

2.心电图

电轴右偏,右心房、右心室肥大。

3.超声心动图

显示主动脉骑跨及室间隔缺损,右心室流出道、肺动脉狭窄,右心室内径增大,左心室内径缩小。

4.血常规

血红细胞增多,一般在$(5.0\sim9.0)\times10^{12}/L$,血红蛋白 170~200g/L,血细胞比容 60%~80%。当有相对性贫血时,血红蛋白低于 150g/L。

六、治疗要点

(一)保守治疗

病变轻者可不必手术,少数缺损可在儿童期自行闭合。

(二)外科手术治疗

可选择外科手术纠正畸形,最好在学龄前儿童期施行,严重者需在婴幼儿期手术。

(三)介入封堵治疗

部分患者可选用创伤性较小的介入性治疗来纠正畸形。

七、护理评估

(一)健康史

了解母亲妊娠史,尤其妊娠最初两个月内有无感染史、接触放射线和用药、饮酒史,母亲是否患有代谢性疾病,家族中有无先天性心脏病患者。患儿发现心脏病的时间,既往患儿生长发育、喂养及体重增加情况。有无反复的呼吸道感染病史,是否喜欢蹲踞,有无阵发性呼吸困难或突然晕厥发作史。

(二)身体状况

观察患儿精神状态、生长发育的情况。皮肤黏膜有无发绀及其程度、有无杵状指(趾)、胸廓畸形;心脏杂音位置、性质和强度,是否有心音分裂、亢进,特别是肺动脉瓣区第二音有无异常;有无呼吸急促、鼻翼扇动,以及肺部啰音、肝大、颈静脉怒张等心力衰竭的表现。

(三)心理-社会状况

了解家长对疾病以及治疗、防护知识的了解程度,家庭经济状况,评估家长和患儿目前的心理状况。

八、护理诊断

1.活动无耐力

与先天性心脏病体循环血量减少或血氧饱和度下降有关。

2.有感染的危险

与肺内血液增多有关。

3.营养失调——低于机体需要量

与喂养困难、食欲低下有关。

4.生长发育迟缓

与体循环血量减少或血氧下降影响生长发育有关。

5.潜在并发症

感染性心内膜炎、心力衰竭等。

6.焦虑

与自幼患病、症状长期反复存在有关。

7.知识缺乏

缺乏疾病相关知识。

8.有心排血量减少的危险

与心脏手术创伤致心脏收缩力下降有关。

9.组织灌注量改变的危险

与手术导致血容量改变有关。

10.有不能维持自主呼吸的危险

与麻醉药物作用及手术损伤有关。

11.疼痛

与手术创伤有关。

12.低效性呼吸型态

与手术对胸廓的骨骼和肌肉的损伤有关。

13.清理呼吸道无效

与伤口疼痛影响咳嗽排痰有关。

14.体液过多的危险

与体外循环血液稀释有关。

九、护理措施

(一)术前护理

(1)评估患儿病情:观察生长发育状况,监测体液平衡,记录生命体征和出入量。对患儿及其父母进行卫生宣教,使患儿准备好接受诊断检查和治疗。

(2)建立合理的生活制度:安排好患儿的作息时间,保证睡眠、休息,根据病情安排适当活动量,减少心脏负担。集中护理,避免引起情绪激动和大哭大闹。严重患儿应卧床休息。

(3)注意营养搭配:供给充足热量、蛋白质和维生素,保证营养需要,增强体质,以提高对手术的耐受。对喂养困难的小儿要耐心喂养,可少量多餐,避免呛咳和呼吸困难,必要时让家长陪护;心功能不全有水钠潴留者,应根据病情,采用无盐或低盐饮食。

(4)预防感染:注意体温变化,按气温改变及时增减衣服,避免受凉引起呼吸系统感染。注意保护性隔离,以免交叉感染。做小手术时(如拔牙),应给予抗生素预防感染,防止感染性心内膜炎发生。一旦发生感染应积极治疗。

(5)注意观察,防止法洛四联症患儿因活动、哭闹、便秘引起缺氧发作,一旦发生应将小儿置于膝胸卧位,给予吸氧,并与医生合作给予吗啡及普萘洛尔抢救治疗。

(6)法洛四联症患儿血液黏稠度高,发热、出汗、吐泻时,体液量减少,加重血液浓缩易形成血栓,因此要注意供给充足液体,必要时可静脉输液。

(7)观察有无心力衰竭出现:如出现心率增快、呼吸困难、端坐呼吸、咳泡沫样痰、水肿、肝大等表现,立即置患儿于半卧位,给予吸氧,及时与医生取得联系,并按心力衰竭护理。

(8)心理护理:对患儿关心、爱护、态度和蔼,建立良好的护患关系,消除患儿的紧张心理。对家长和患儿解释病情和检查治疗经过,取得理解和配合。

(9)进行健康教育:使家长掌握先天性心脏病的日常护理知识,建立合理的生活制度,适当的营养与喂养。合理用药,预防感染和其他并发症。定期复查,调整心功能到最佳状态,使之能安全到达手术年龄,顺利渡过手术关。

(二)术后护理

1.实施监护

手术结束后,将患儿置于监护室专人严密监护下,护士应了解患儿术中的经过和目前情况,然后接监护仪监护,带气管插管的,要接呼吸机(应预先按患儿年龄、体重调好各种指标)和各种引流管、测压管,定时记录心率、心律、血压、呼吸、中心静脉压等各种生命体征,根据变化随时调整治疗。

2.减少患儿痛苦

按医嘱定时给予镇痛药。

3.管理好机械通气

定时吸痰;定时测血气,调整氧浓度和氧流量。

4.保持呼吸道通畅

定时给患儿翻身、叩背,协助排痰。

5.限制水、盐入量

适当增加胶体液,维持正常血细胞比容,保证有效血容量。

6.用药护理

使用血管活性药物时,应严格掌握点滴速度,最好使用输液泵。

7.严格无菌操作

避免医源性感染。

8.注意心理护理

尊重患儿,各种操作应尽量给患儿解释清楚,及时与家长沟通,取得合作。

十、健康指导

(1)向家长讲述疾病的相关护理知识和各种检查的必要性,以取得配合。

(2)指导患儿及家长掌握活动种类和强度。

(3)告知家长如何观察病情变化,一旦发现异常(婴儿哭声无力、呕吐、不肯进食、手脚发软、皮肤出现花纹,较大患儿自诉头晕等),应立即呼叫。

(4)向患儿及家长讲述重要药物如地高辛的作用及注意事项。

(5)注意预防感冒、肺炎、外伤等。

(6)加强营养、合理饮食、增加抵抗力。

(7)加强小儿早期教育,促进其心理和智力的正常发育,减少疾病对小儿的影响。

第十节　化脓性脑膜炎

一、概述

化脓性脑膜炎是由各种化脓性细菌引起的脑膜炎症,常继发于败血症或为败血症的一部分。其病原菌在新生儿不同于其他年龄;临床表现不典型,颅内压增高表现出现较晚,缺乏脑膜刺激征,早期诊断较难,常并发脑室管膜炎。

二、病因及发病机制

化脓性脑膜炎常见的病原体有脑膜炎双球菌、流感嗜血杆菌、大肠埃希菌、肺炎链球菌、葡萄球菌等,其中脑膜炎双球菌、流感嗜血杆菌最为多见。新生儿及出生2个月内的婴儿则以革兰阴性细菌为主,如大肠埃希菌、副大肠埃希菌等,阳性球菌可见金黄色葡萄球菌感染。出生2个月至儿童期时,以流感嗜血杆菌.脑膜炎双球菌和肺炎链球菌为主。

在细菌毒素和多种相关细胞因子作用下,形成软脑膜、蛛网膜和表层脑组织为主的炎症反应,表现为广泛性血管充血、大量中性粒细胞浸润和纤维蛋白渗出,伴有弥漫性血管源性和细胞毒性脑水肿。早期或轻型病例,炎性渗出物覆盖在大脑顶部表面,逐渐蔓延至大脑基底部和脊髓表面。严重者可有血管壁坏死和灶性出血,或发生闭塞型小血管炎而致灶性脑梗死。并可发生脑室管膜炎,导致硬脑膜下积液和(或)积脓、脑积水。炎症还可损害脑实质、脑神经、运动神经和感觉神经而产生相应的临床神经系统体征。

三、临床表现

(一)一般表现

精神食欲欠佳、哭声减弱、面色不好、体温异常等表现与败血症相似,但常常更重,发展更快。

(二)特殊表现

1.神志异常

神萎靡、嗜睡、易激惹、惊跳,可突然尖叫、感觉过敏。

2.眼部异常

两眼无神,可双目发呆凝视远方,眼球可上翻或向下呈落日状。可有眼球震颤或斜视,瞳孔对光反应迟钝或大小不等。

3.颅内压增高征

前囟紧张、饱满、隆起,骨缝逐渐增宽已是晚期表现。

4.惊厥

可伴眼睑抽动或面肌小抽如吸吮状;亦可阵发性面色改变、呼吸暂停。

(三)其他表现

黄疸、肝脾大、瘀点、腹胀、休克等。李氏单胞菌脑膜炎患儿皮肤可出现典型的红色粟粒样小丘疹,主要分布在躯干,皮疹内可发现李氏单胞菌。

四、辅助检查

(一)血常规

白细胞总数及中性粒细胞明显增加、贫血,常见于流感杆菌脑膜炎。

(二)血培养

早期未用抗生素治疗者可得阳性结果,能帮助确定致病菌。

(三)咽培养

分离出致病菌有参考价值。

(四)瘀点涂片

化脓性脑膜炎患儿皮肤瘀点涂片查见细菌阳性率可达 50% 以上。

(五)脑脊液

可见典型化脓性改变。将脑脊液离心沉淀,做涂片染色,常能查见致病菌,可作为早期选用抗生素治疗的依据。

五、治疗要点

(一)抗生素的使用

预后好坏与是否早期明确致病菌,选择恰当的抗生素进行治疗密切相关。经脑脊液检查初步确诊后,应尽快由静脉给予恰当、足量的抗生素,以杀菌药物为佳,并根据病情按计划完成全部疗程,不可减少药物剂量与改变给药方法。始终不能明确致病菌者,多由于诊断未明时曾不恰当使用抗生素所致。

(二)激素

本病诊断明确后多主张常规使用氢化可的松或地塞米松,2~5天后改口服泼尼松,用10~20天,以期减少颅内炎症粘连,并认为肾上腺皮质激素对化脓性脑膜炎虽无直接治疗作用,但使用后有利于解热及缓解颅内高压、感染中毒等症状,但严格的对照观察无论在减少病死率或后遗症,均未见明显效果。

(三)对症治疗

(1)控制惊厥。频繁惊厥必须控制,以免发生脑缺氧及呼吸衰竭。其中最常见的原因是颅内压增高和低血钙。除用脱水药降低颅压,常规补钙外,对症治疗采用地西泮、水合氯醛、苯巴比妥等药物抗惊厥,亦很必要。

(2)降低颅内压。

(3)抢救休克及播散性血管内凝血(DIC)。

(4)脑性低钠血症。确诊后用3%氯化钠溶液6mL/kg缓慢滴注,可提高血钠5mmol/L,若仍不能纠正,可再给3~6mL/kg。同时应限制入量,每天800~900mL/m²,给液成分与一般维持液相同。由于大量应用钠盐,必然增加钾和钙离子的丢失,必须注意补充。

六、护理评估

(一)健康史

了解患儿有无呼吸道感染、消化道感染或皮肤感染史,对新生儿注意询问其母亲生产情况,有无脐带感染。

(二)身体状况

评估患儿体温及呼吸状况,意识障碍及颅内高压程度;有无躯体受伤的危险因素。检查患儿有无头痛、发热、呕吐、烦躁不安、惊厥、嗜睡及昏迷等表现,前囟是否隆起,有无脑膜刺激征。及时了解患儿血象及脑脊液检查结果。

(三)心理-社会状况

应注意评估家长及患儿的心理状态。意识清楚的年长儿会有焦虑和恐惧的情绪,家长由于缺乏对本病的了解,尤其是担心患儿生命安全及预后,常有焦虑不安、沮丧等心理。

七、护理诊断

1.体温过高

与细菌感染有关。

2.潜在并发症——颅内压增高

与颅内感染、硬脑膜下积液等有关。

3.有受伤的危险

与抽搐、惊厥发作有关。

4.营养失调——低于机体需要量

与摄入不足、机体消耗增多有关。

5.恐惧

与预后不良有关。

八、护理措施

(一)休息与活动

保持病室安静、空气新鲜,做好口腔护理,及时清除呕吐物,减少不良刺激。出汗后及时更衣,注意保暖,及时清除尿、便,保持臀部干燥,必要时使用气垫等抗压力器材,预防压疮的发生。

(二)饮食护理

给予高热量、清淡、易消化的流质或半流质饮食,少量多餐;注意食物的调配,以增加患儿食欲;鼓励患儿多饮水。如频繁呕吐不能进食者,应静脉输液,注意维持水、电解质及体液酸碱平衡。

(三)病情观察

如患儿在治疗中发热不退或退而复升,前囟饱满、颅缝裂开、呕吐不止、频繁惊厥等,注意发生并发症,做好氧气、吸引器、人工呼吸机、脱水剂、呼吸兴奋剂、硬脑膜下穿刺包及侧脑室引流包的准备,给予急救。

(四)对症护理

患儿体温上升超过 38.5℃时应积极降温,以减少大脑氧耗,防止发生高热惊厥。惊厥发作时将患儿头偏向一侧,给予口腔保护以免舌咬伤,拉好床档,避免躁动及惊厥时受伤或坠床。

(五)用药护理

了解静脉用药配伍禁忌;保护好血管,保证静脉输液通畅。如青霉素稀释后应在 1 小时内输完,以免影响疗效;高浓度的青霉素须避免渗出血管外,以防组织坏死;注意观察氯霉素的骨髓抑制作用,定期做血常规检查;静脉输液速度不宜太快,以免加重脑水肿。

(六)心理护理

对患儿及家长给予安慰、关心和爱护,及时解除患儿不适。根据患儿及家长的接受程度来介绍病情、治疗护理的目的与方法,使其主动配合。

九、健康指导

主动向患儿家长介绍病情、用药原则及护理方法,使其主动配合。为恢复期患儿制订相应的功能训练计划,指导家长具体康复措施,减少后遗症发生。

第十一节 小儿急性肾小球肾炎

一、概述

急性肾小球肾炎(AGN)是一组不同病因所致的感染后免疫反应引起的急性弥漫性肾小球炎性病变,以链球菌感染后急性肾炎最为常见。肾小球以毛细血管内皮细胞增生为主,病程多在 1 年内。本病一般预后良好,发展为慢性肾炎者罕见。少数严重病例起病 2 周内可出现高血压脑病、严重循环充血、急性肾功能不全的严重表现。

二、病因及发病机制

最常见的病因是 A 组 β 溶血性链球菌引起的急性上呼吸道感染或皮肤感染后的一种免疫复合物性肾小球肾炎。

一般认为是由于链球菌刺激机体产生相应抗体,并形成抗原抗体复合物沉积于肾小球基膜,同时激活补体,释放出多种生物活性物质,引起肾小球一系列免疫性损伤和炎症,造成细胞增生、肿胀,使肾小球毛细血管腔狭窄,甚至阻塞,导致肾小球血流量减少,滤过率降低,引起体内水、钠潴留,临床上出现水肿、少尿、高血压及急性循环充血等表现;肾小球基膜因免疫损伤而断裂,血浆蛋白、红细胞、白细胞漏出,临床上出现血尿、蛋白尿、管型尿。

三、临床表现

(一)典型症状

1.前驱症状

急性起病,多数病例病前 1～2 周有呼吸道或皮肤感染史。

2.水肿、少尿

早期常有水肿,先见于眼睑,严重时迅速延及全身。水肿时尿量减少。

3.血尿

常为起病的首发症状,多为镜下血尿,其中 30%～50% 患儿有肉眼血尿。

(二)体征

1.水肿

程度不等,呈非凹陷性,严重病例可有少量胸腔积液或腹水。

2.高血压

约 1/2 的患儿有高血压,学龄儿童＞130/90mmHg(173/12kPa),学龄前儿童＞120/80mmHg(16/10.7kPa)。

(三)严重表现

1.高血压脑病

多发生于急性肾炎病程早期,起病一般较急,表现为剧烈头痛、频繁恶心呕吐,继之视力障碍,眼花、复视、暂时性黑蒙,并有嗜睡或烦躁,如不及时治疗则发生惊厥、昏迷,少数暂时偏瘫、失语,严重时发生脑疝。

2.严重循环充血

临床表现为气急、不能平卧、胸闷、咳嗽,口吐粉红色血性泡沫,听诊肺底有湿啰音、奔马律、肝大压痛等左右心衰竭症状。危重者可因肺水肿于数小时死亡。

3.急性肾功能不全

临床表现为少尿或无尿,血尿素氮、血肌酐水平升高,高血钾,代谢性酸中毒。

四、辅助检查

(一)尿液检查

尿蛋白＋～＋＋＋,红细胞＋＋～＋＋＋＋,可以见到白细胞,以及透明管型、颗粒或红细胞管型等。

（二）血液检查

外周血红细胞计数及血红蛋白水平轻度降低，白细胞增多或正常；红细胞沉降率增快；抗链球菌溶血素"O"（ASO）水平往往增高；早期血清补体 CH_{50}、C_3 水平下降，多于病后 6～8 周恢复正常。

（三）肾功能测定

部分患儿可有短暂的不同程度血尿素氮和肌酐水平升高，内生肌酐清除率降低。

五、治疗要点

以卧床休息、清除链球菌感染病灶、对症治疗为主。

（一）清楚链球菌感染病灶

应及时用青霉素 10～14 天，青霉素过敏者改用红霉素，避免使用肾毒性药物。

（二）对症治疗

1.水肿

有明显水肿、少尿或有高血压及循环充血者，应用利尿剂，常选用氢氯噻嗪、呋塞米（速尿）等。

2.高血压

凡经休息、限盐、利尿而舒张压仍＞90mmHg（12kPa）时，给予降压药，如硝苯地平（心痛定）、卡托普利等。高血压脑病时，用硝普钠加入葡萄糖液中缓慢静脉滴注。

3.严重循环充血

首先应用呋塞米脱水，如症状不缓解可加用硝普钠，可适当使用毛花苷 C。

4.急性肾衰竭

及时处理水、电解质紊乱及酸碱平衡失调，必要时采用透析治疗，以度过危险期。

六、护理评估

（一）健康史

询问患儿病前 1～4 周有无上呼吸道或皮肤感染史，目前有无发热、乏力、头痛、呕吐及食欲下降等全身症状；若主要症状为水肿或血尿，应了解水肿开始时间、持续时间、发生部位、发展顺序及程度。了解患儿 24 小时排尿次数及尿量、尿色。询问目前药物治疗情况，用药的种类、剂量、疗效及不良反应等。

（二）身体状况

重点评估患儿目前的体征，包括一般状态，如神志、体位、呼吸、脉搏、血压及体重等。检查水肿的部位、程度及指压迹，有无颈静脉怒张及肝大，肺部有无啰音，心率是否增快及有无奔马律等。

分析实验室检查结果，注意有无血尿、蛋白尿；有无低补体血症及抗链球菌溶血素"O"增高；血浆尿素氮、肌酐水平升高等。

（三）心理-社会状况

了解患儿及家长的心态及对本病的认识程度。患儿多为年长儿，心理压力来源较多，除因疾病和治疗对活动及饮食严格限制的压力外，还有来自家庭和社会的压力，如中断了日常与同伴的玩耍或不能上学而担心学习成绩下降等，会产生紧张、忧虑、抱怨等心理，表现为情绪低落、烦躁易怒等。家长因缺乏本病的有关知识,担心转为慢性肾炎影响患儿将来的健康,可产生焦虑、失望等心理,渴望寻求治疗方法,愿意接受健康指导与医务人员合作。学龄期患儿的老师及同学因缺乏本病的有关知识,会表现出过度关心和怜悯,会忽略对患儿的心理支持,使患儿产生自卑心理。

七、护理诊断

1.体液过多

与肾小球滤过率下降、水钠潴留有关。

2.活动无耐力

与水肿、血压高有关。

3.营养失调——低于机体需要量

与蛋白丢失、水肿导致消化功能下降及限盐饮食有关。

4.潜在并发症

高血压脑病、严重循环充血、急性肾功能不全、营养障碍、贫血等。

5.焦虑

与病程长、医疗性限制及疾病治疗护理知识缺乏等有关。

八、护理措施

(一)一般护理

(1)要求病室阳光充足,空气新鲜,室温保持在18～20℃。减少病室的探访人数及次数,以防交叉感染。

(2)休息:起病2周内患儿应卧床休息,待水肿消退、血压降至正常、肉眼血尿消失,可下床轻微活动。

(3)饮食:有水肿及高血压的患儿应限制钠盐摄入,钠盐量60～120mg/(kg·d);有氮质血症时限制蛋白的入量,0.5g/(kg·d);供给高糖饮食以满足患儿热量需要;除非严重少尿或循环充血,一般不必严格限水。在尿量增加,水肿消退,血压正常后可恢复正常饮食,以保证患儿生长发育的需要。

(4)皮肤护理:加强全身皮肤黏膜清洁工作,注意保护水肿部位的皮肤,以免损伤而引起感染。注意腰部保暖,可促进血液循环,增加肾血流量,增加尿量,减轻水肿。

(二)重点护理

1.观察病情变化

①观察尿量、尿色,准确记录24小时出入液量,每天晨测体重次。患儿尿量增加,肉眼血尿消失,提示病情好转。如尿量持续减少,出现头痛、恶心、呕吐等,要警惕急性肾功能不全的发生,此时应嘱患儿绝对卧床休息,精确记录出入液量,严格控制液体量,给予无盐、优质低蛋白、高碳水化合物饮食,并做好透析前的准备工作。②每8小时一次监测血压,血压显著增高者,酌情增加测量次数。若出现血压突然升高,剧烈头痛、视物模糊、呕吐等,提示高血压脑病可能,立即绝对卧床休息,抬高头肩15°～30°,吸氧,并遵医嘱予镇静、降压、利尿处理。③密切观察患儿有无烦躁不安、不能平卧、胸闷、心率增快、尿少、肝脏肿大,发现上述症状立即予以吸氧、半卧位、严格控制液体摄入,并通知主管医生。

2.观察药物治疗的效果和不良反应

应用降压药后应定时测量血压,评价降压效果,并观察有无不良反应。如应用利全平后可有鼻塞、面红、嗜睡等不良反应;应用硝苯地平降压的患儿避免突然起立,以防直立性低血压的发生;应用利尿剂,尤其静脉注射呋塞米后,要注意有无利尿过度,导致脱水、电解质紊乱等。

(三)治疗过程中可能出现的情况及应急措施

1.症状体征的观察

监测体重、血压,观察水肿情况、尿量、尿的颜色、尿的性质等情况。出现异常情况应及早与医生联系,积极处理。

2.观察药物疗效和不良反应

应用利尿剂时应按时监测电解质情况。应用降压药应注意交替使用的降压效果。

九、健康指导

(1)向患儿和家长宣传本病是一种自限性疾病,目前尚无特异疗法。本病预后良好,发展成慢性肾炎少见,使患儿及家长增强信心,更好地与医护人员合作。

(2)指导患儿和家长制订食谱,强调限制患儿钠、水及蛋白质摄入的重要性。

(3)强调限制患儿活动是控制病情进展的重要措施,尤以前 2 周最为关键。指导患儿活动量的控制,向患儿及家长讲解患儿休息的重要意义,阐明本病的病程较长,整个病程中应始终对活动进行适当限制,直到尿液检查完全正常。

(4)强调按医嘱用药,介绍所用药物可能出现的不良反应,解除患儿及家长的疑虑,使其能配合医务人员观察和记录尿量、尿色及血压。

(5)做好出院指导及预防宣教工作,强调锻炼身体、增强体质,避免或减少上呼吸道感染是预防本病的根本方法。一旦发生上呼吸道感染或皮肤感染,应及早应用青霉素或红霉素彻底治疗。

第十二节　小儿原发性肾病综合征

一、概述

肾病综合征(NS)是指一组由多种原因引起的肾小球基膜通透性增高,导致大量蛋白质从尿中丢失而引起一系列临床综合征。在儿童肾疾病中发病率仅次于急性肾小球肾炎(ANG),居第二位。

二、病因及发病机制

原发性肾病综合征的病因不明。继发性肾病是指在诊断明确的原发病基础上出现肾病表现,多见于过敏性紫癜、系统性红斑狼疮、乙型肝炎、糖尿病、恶性肿瘤等。先天性肾病与遗传有关,我国较少见。原发性肾病综合征(PNS)的发病机制尚未明确,单纯性肾病的发生可能与T 细胞免疫功能紊乱有关,肾炎性肾病患儿的肾病变中常可发现免疫球蛋白和补体成分沉积,提示与免疫病理损伤有关。

三、病理生理

(一)大量蛋白尿

是肾病综合征最根本的病理生理改变。由于免疫损伤至肾小球滤过屏障,造成肾小球基膜通透性增高,血浆蛋白大量漏出,远远超过近曲肾小管的重吸收能力,出现大量蛋白尿。

(二)低白蛋白血症

因血浆蛋白从尿中丢失及肾小管对重吸收的清蛋白分解,出现低蛋白血症。

(三)水肿

低白蛋白血症导致血浆胶体渗透压降低,水和电解质由血管内渗到组织间隙而出现水肿。水和电解质渗出致使患儿有效循环血容量不足,激活肾素－血管紧张素－醛固酮系统,造成水、钠潴留,进一步加重水肿。

(四)高脂血症

低蛋白血症促使肝合成蛋白增加,脂蛋白合成也随之增加,大分子的脂蛋白难以从肾排出,导致血脂(特别是血清总胆固醇、低密度脂蛋白、极低密度脂蛋白)增高,出现高脂血症。持续高脂血症可以使肾小球硬化以及间质纤维化。

肾炎性肾病患儿的肾病变中常可发现免疫球蛋白和补体成分沉积,提示与免疫病理损伤有关。

原发性肾病综合征可见于各种病理类型,小儿最主要的病理变化是微小病变型。

四、临床表现

(一)单纯性肾病的临床表现

任何年龄均可发病,2～7 岁为发病高峰,男女发病比例为(2～4)∶1。

1.水肿

高度水肿为本病最突出最常见症状,也是就诊的主要原因。轻者仅晨起时眼睑及面部水肿,两眼难以睁开;重者水肿逐渐波及全身,出现凹陷性水肿。严重者出现体腔积液,腹水、胸腔积液、心包积液可引起呼吸困难;男性可出现阴囊水肿,使阴囊表皮薄而透亮,甚至有液体渗出。

2.其他表现

病初患儿一般情况尚好,随着病情加重常有面色苍白、乏力、全身不适、皮肤干燥、嗜睡、食欲下降等情况。严重者可有尿量减少。一般无高血压和血尿。

(二)肾炎性肾病的临床表现

发病年龄多在学龄期,多见于 7 岁以上儿童,水肿一般不严重。血压可有不同程度地升高,常有发作性或持续性高血压和血尿。血清补体水平可降低,可有不同程度的持续性氮质血症。

(三)先天性肾病的临床表现

少见,在新生儿期或生后 6 个月内发病,预后较差,为隐性遗传性疾病,表现与单纯性肾病相似。

(四)原发性肾病综合征并发症的临床表现

1.感染

由于病程迁延,小儿机体抵抗力降低,患儿易并发各种感染,以腹膜炎较多见,表现高热、腹痛、呕吐等全身中毒症状,此外也可出现皮肤或上呼吸道感染,感染常加重症状或使之复发。

2.血栓和栓塞

该疾病患儿纤溶酶原和纤溶酶均减少血小板、血浆纤维蛋白原等增高,机体呈高凝状态,加之该病特点是易发生动脉和静脉血栓,以肾静脉血栓最常见,临床易出现血尿、腰痛。

3.急性肾衰竭等。

五、辅助检查

(一)尿液检查

尿蛋白定性一般为＋＋＋～＋＋＋＋,尿中可见红细胞、管型等。24 小时尿蛋白定量≥50mg/(kg·d)。

(二)血液检查

血浆清蛋白低于 25g/L,血中总胆固醇、三酰甘油等水平增高。

(三)肾功能检查

可有轻重不等的肾功能障碍,水肿初期,有效血容量降低,尿少,轻度氮质血症。

(四)肾活检病理检查

小儿时期以微小病变型占大多数,约为 80％。一般临床表现为单纯性肾病者,病理多属微小病变型;临床为肾炎性肾病,病理多属非微小病变型,但并非绝对。

(五)肾 B 超检查

双肾正常或缩小。

六、治疗要点

(一)注意休息

在一定范围内过正常孩子的生活,水肿等症状严重时自动限制活动。

(二)饮食治疗

不需特别忌口,适合患儿的饮食,适当增加蛋白质,如水肿、高血压明显时忌盐或限盐,控制摄入水量。激素治疗过程中,注意另补维生素 D 和钙剂。

(三)对症治疗

感染的防治,入院时进行咽拭子及尿培养,必要时给予抗生素、注射 γ 球蛋白;应用利尿药时,需严格掌握指征;激素疗法,以肾上腺皮质激素为主;对激素敏感但出现严重不良反应、多复发型以及激素依赖和激素耐药的患儿可加用免疫抑制药。

七、护理评估

(一)健康史

了解患儿既往体质情况,是否过敏体质,发病前有无感染、劳累、预防接种等诱因。询问首次发病情况、病程长短、诊疗经过,了解患儿有无诊断明确的原发病。

(二)身体状况

评估患儿水肿的程度,有无少尿、血尿、高血压等,观察有无并发症。

(三)心理-社会状况

评估患儿和家长的心理状态,了解患儿和家长对本疾病的认识程度,了解患儿家庭经济情况和社会保障情况,指导进一步治疗。

八、护理诊断

1.体液过多

与低蛋白血症导致的水、钠潴留有关。

2.营养失调——低于机体需要量

与大量蛋白尿、食欲下降有关。

3.有皮肤完整性受损的危险

与高度水肿及免疫力低下有关。

4.潜在并发症

感染、电解质紊乱、血栓形成及急性肾衰竭等。

5.活动无耐力

与低蛋白血症有关。

6.焦虑

与病程长/反复、药物不良反应及担心疾病预后等有关。

九、护理措施

(一)休息与活动

全身严重水肿,合并胸腔积液、腹水、出现呼吸困难者应绝对卧床休息,取半坐卧位。保持肢体的适度活动,防止血栓形成。

(二)用药护理

注意药物的疗效和用药后的不良反应。

(三)饮食护理

正常量的优质蛋白 1.2～1.8g/(kg·d),少食动物油脂,多食植物油脂,水肿时低盐饮食,注意各种维生素及微量元素的补充。

(四)预防感染

积极预防感染,遵医嘱应用抗生素。

(五)心理护理

鼓励患儿及家长乐观对待疾病,树立治疗信心。

十、健康指导

(1)告知家长患儿出院后应继续保持良好的休息,合理饮食。

(2)告知家长患儿定期门诊复诊。

(3)指导家长预防各种感染的发生。

第十三节　麻　疹

一、概述

麻疹由麻疹病毒引起的急性出疹性呼吸道传染病,以发热、上呼吸道炎、结膜炎、口腔麻疹黏膜斑(又称科氏斑,Koplik spots)、全身斑丘疹及疹退后遗留色素沉着。本病传染性强,几乎所有未接受免疫的儿童接触麻疹后都会发病,病后大多数可获得终身免疫。

二、病因

麻疹病毒属副黏液病毒科,为 RNA 病毒。仅有一个血清型。麻疹病毒在体外生活能力不强,对阳光和一般消毒剂敏感,55℃ 15 分钟即被破坏,含病毒的飞沫在室内空气中保持传染性一般不超过 2 小时,在流通空气中或日光下 30 分钟失去活力。对寒冷及干燥耐受力较强。麻疹疫苗须低温保存。

三、发病机制

麻疹病毒侵入易感儿后出现两次病毒血症。麻疹病毒随飞沫侵入上呼吸道、眼结膜上皮细胞,在其内复制繁殖并通过淋巴组织进入血流,形成第一次病毒血症。此后,病毒被单核巨噬细胞系统(肝、脾、骨髓)吞噬,并在其内大量繁殖后再次侵入血流,形成第二次病毒血症,引起全身广泛性损害而出现高热、皮疹等一系列临床表现。

四、病理

麻疹为全身性疾病,其病理特征是病变部位广泛的单核细胞浸润、增生及形成多核细胞,主要见于皮肤、淋巴组织、呼吸道、肠道黏膜及结膜。毛细血管周围有严重的渗出,单核细胞增生,形成多核巨细胞。真皮和黏膜下层毛细血管内皮细胞充血、水肿、增生、单核细胞浸润并有浆液性渗出而形成麻疹皮疹和麻疹黏膜斑。疹退后,表皮细胞坏死、角化形成糠麸样脱屑。由于皮疹处红细胞裂解,疹退后遗留棕色色素沉着。

五、流行病学

(一)传染源

患者。

(二)传染性

发病前 2~3 天至出疹后 5 天均具传染性,有并发症者延长至出疹后 10 天。

(三)传播途径

飞沫直接传播。

(四)易感人群和免疫性

普遍易感,病后可获得持久免疫。

(五)流行特点

冬、春季多见,6 个月至 5 岁小儿发病率最高。

六、临床表现

(一)潜伏期的临床表现

一般 6～18 天,平均 10 天左右。接受过免疫的小儿可延长 21～28 天。潜伏期末可有轻度发热、精神差、全身不适。

(二)前驱期(出疹前期)的临床表现

发热开始至出疹,一般 3～4 天。

(1)发热:多为中度以上发热,热型不一。

(2)上呼吸道感染症状:发热,伴有流涕、咳嗽、流泪、咽部充血等,结膜充血、流泪、畏光及眼睑水肿是本病的特点。

(3)麻疹黏膜斑:是麻疹早期特有体征,一般在出疹前 1～2 天出现,最早见于第二磨牙相对的颊黏膜,为直径 0.5～1.0mm 的灰白色小点,周围有红晕,一般 1～2 天内迅速增多,可累及整个颊黏膜,出疹后 1～2 天迅速消失。

(4)部分病例可有非特异性症状,如全身不适、食欲下降、精神不振、呕吐、腹泻等。

(三)出疹期的临床表现

一般 3～5 天,多在发热 3～4 天后出疹。皮疹出疹的先后顺序:耳后、发际、额、面、颈部、自上而下蔓延至躯干、四肢,最后至手掌与足底。皮疹初为红色斑丘疹,疹间可见正常皮肤,逐渐融合成片,色加深呈暗红。此时全身中毒症状加重,体温可突然高达 40.0～40.5℃,咳嗽加剧,伴嗜睡或烦躁不安,甚至谵妄、抽搐。此期肺部可闻及干湿啰音。

(四)恢复期的临床表现

一般 3～5 天。若无并发症,出疹 3～4 天后皮疹按出疹先后顺序开始消退,随着皮疹消退,体温逐渐降至正常,全身症状逐渐改善。疹退后皮肤出现糠麸样脱屑,且有棕色色素沉着,一般 7～10 天痊愈。

(五)并发症的临床表现

肺炎最常见,其次为喉炎、心肌炎、脑炎等。少数患儿病程不典型,表现为轻型麻疹、重型麻疹、异型麻疹(非典型麻疹综合征)等。

七、辅助检查

(一)血常规

白细胞计数减少,淋巴细胞相对增多。

(二)血清学检查

采用酶联免疫吸附试验(ELISA)进行麻疹病毒特异性 IgM 抗体检测,出疹早期可为阳性。

(三)病毒学检查

前驱期或出疹初期从呼吸道分泌物中分离出麻疹病毒,用免疫荧光法检测到麻疹病毒抗原,可早期快速协助诊断。

八、治疗要点

主要是对症治疗,加强护理,控制感染,防止并发症。

(一)一般治疗

卧床休息,保持室内适当的温湿度;保持水、电解质及酸碱平衡,必要时静脉补液;

(二)对症治疗

高热时可酌情使用少量退热剂,但应避免急骤退热,特别是出疹期。烦躁可适当应用镇静剂。

(三)并发症的治疗

并发肺炎时给予抗生素治疗,必要时给氧,剧烈咳嗽可用镇咳祛痰剂或雾化吸入;并发脑炎时,给予控制惊厥、脱水剂等。

九、护理评估

(一)健康史

询问患儿有无麻疹接触史,出疹前有无发热、咳嗽、畏光、流泪及口腔黏膜改变等;询问出疹顺序及皮疹性状,发热与皮疹的关系;询问患儿的营养状况及既往史,有无接种麻疹减毒活疫苗及接种时间。

(二)身体状况

评估患儿的生命体征、神志等;观察皮疹性状、分布、颜色及疹间皮肤是否正常;有无肺炎、喉炎、脑炎等并发症。

(三)心理-社会状况

评估患儿及其家长的心理状况、对疾病的认知程度及应对方式。

十、护理诊断

1.体温过高

与病毒血症、继发感染有关。

2.皮肤完整性受损

与麻疹病毒引起的皮损有关。

3.营养失调——低于机体需要量

与食欲下降、高热消耗过多有关。

4.潜在并发症

肺炎、脑炎、心肌炎。

十一、护理措施

(一)休息与活动

卧床休息至皮疹消退、体温正常。保持室内空气新鲜,室内温湿度适宜,衣被清洁、合适。

(二)饮食护理

以清淡、易消化、营养丰富的流食、半流食为宜,少量多餐。鼓励多饮水,必要时按医嘱静脉补液,补充热量及维生素。恢复期应添加高蛋白、高能量及多种维生素的食物,无须忌口。

(三)观察病情

麻疹并发症多,护理时应注意密切监测病情,及早发现并立即配合医师进行处理。①患儿出现持续高热、咳嗽加剧、呼吸困难及肺部细湿啰音等为并发肺炎表现。②患儿出现抽搐、意识障碍、脑膜刺激征等为并发脑炎表现。③患儿出现声音嘶哑、犬吠样咳嗽、吸气性呼吸困难及三凹征等为并发喉炎表现。

(四)对症处理

1.发热护理

处理高热时兼顾透疹,禁用冷敷及酒精擦浴,以免引起末梢循环障碍导致皮疹突然隐退,影响出疹。如体温达到40℃以上,可用小剂量退热药或温水擦浴,使体温稍降以免诱发惊厥。

2.皮肤护理

勤换衣服,保持皮肤清洁、干燥。勤剪指甲,避免患儿抓伤皮肤引起继发感染。

3.口、眼、耳、鼻部护理

可用生理盐水或2%硼酸溶液洗漱口腔;用生理盐水清洗双眼,再滴入抗生素滴眼液或眼药膏,加服鱼肝油预防维生素A缺乏症,应避免强光刺激。防止眼泪及呕吐物流入耳道,引起中耳炎;鼻腔分泌物多时可用生理盐水将棉签润湿后,轻轻拭除以保持鼻腔通畅。

(五)预防感染传播

1.隔离患儿

隔离患儿至出疹后5天,并发肺炎则延长至出疹后10天。密切接触的易感儿,须隔离观察3周,若接触后接受过免疫制剂则延长至4周。

2.切断传播途径

每天用紫外线消毒麻疹患儿病房、通风半小时左右,衣物用后在阳光下暴晒。医务人员接触患儿前后洗手、更换隔离衣。

3.保护易感人群

麻疹流行期易感儿应避免去公共场所。幼儿园等需晨间检查,8个月以上未患过麻疹均应接种麻疹减毒活疫苗,5~6岁复种。流行期间可应急接种,防止传染病扩散。体弱、易感儿接触麻疹后,应及早注射人血丙种球蛋白等。

十二、健康指导

(1)由于麻疹传染性强,为控制疾病流行,需向家长介绍麻疹流行特点、病程、隔离时间、早期症状、并发症和预后,使其有充分的心理准备,积极配合治疗。

(2)无并发症者可在家中治疗护理。指导家长做好消毒隔离、皮肤护理及病情观察等。

第十四节 流行性腮腺炎

一、概念

流行性腮腺炎是由腮腺炎病毒引起的小儿时期常见的急性呼吸道传染病,临床表现以腮腺非化脓性炎症、腮腺区肿痛为特征。腮腺炎病毒除侵犯腮腺外,尚能侵犯神经系统及各种腺体组织,引起脑膜炎、脑膜脑炎、睾丸炎、卵巢炎和胰腺炎等。本病为自限性疾病,绝大多数预后良好,极少发生死亡,感染后可获得终身免疫。

二、病因

腮腺炎病毒属副黏液病毒属的单股 RNA 病毒，人是该病毒唯一宿主。此病毒对外界抵抗力弱，一般室温 2～3 天即可失去传染性，若在紫外线照射下可将其迅速灭活，加热至 55～56℃ 20 分钟或在酒精中经 2～3 分钟亦可将其灰活。

三、发病机制

腮腺炎病毒经口、鼻侵入人体后，在局部黏膜上皮细胞中增殖。引起局部炎症反应，然后人血液产生病毒血症。病毒经血液播散至全身各器官，首先使多种腺体（腮腺、颌下腺、舌下腺、胰腺、性腺等）发生炎性改变，也可侵犯中枢神经系统。在这些器官中病毒再度复制，散布至第 1 次未曾侵入的其他器官，引起炎症，临床上呈现相继出现病变的症状。

四、临床表现

潜伏期 14～25 天，平均 18 天。

(一)腮腺炎

1.前驱期症状

1～2 天，低热、头痛、乏力、食欲差。

2.腮腺肿大

2～3 天达高峰，4～5 天渐退。①一侧腮腺先肿大，2～3 天后累及对侧，或双侧同时肿大。②肿大以耳垂为中心，向前、后、下发展，使下颌角边缘轮廓模糊，同时伴周围组织水肿、灼热、疼痛和感觉过敏，局部皮肤紧张发亮具弹性，表面发热不红。③张口、咀嚼，尤其食酸性食物时胀痛加剧。④腮腺管口早期可有红肿，但无分泌物，腮腺肿大 2～3 天达高峰，持续 5 天左右后逐渐消退。⑤严重者颌下腺、舌下腺、颈淋巴结可同时受累。

(二)脑膜脑炎

常在腮腺肿大前或同时发生，表现为头痛、颈项强直、呕吐、嗜睡、高热等症状。脑脊液呈无菌性脑膜炎样改变。大多数预后良好，偶有重者死亡或留有神经系统后遗症。

(三)睾丸炎

常见于青春期和成人。主要表现为发热、多为单侧睾丸受累，有触痛、肿胀。一般不影响生育。

(四)急性胰腺炎

常与腮腺炎同时发生，表现为中、上腹剧痛，有压痛和肌紧张、伴发热、寒战、呕吐、腹胀、腹泻或便秘等。

(五)其他

可有心肌炎、肾炎、肝炎等。

五、辅助检查

(一)血常规

白细胞计数正常或稍低，淋巴细胞相对增多，有并发症时白细胞计数及中性粒细胞可增多。

(二)血尿淀粉酶检测

90％患儿血尿淀粉酶水平增高，并与腮腺肿胀一致，第 1 周达高峰，第 2 周左右恢复正常。

(三)血脂肪酶检测

增高有助于胰腺炎的诊断。

(四)特异性抗体测定

血清特异性 IgM 抗体阳性提示近期感染。

(五)病毒分离

患者唾液、脑脊液、尿或血中可分离出病毒。

六、治疗要点

以对症治疗为主。

(1)发病早期可试用利巴韦林(每天 15mg/kg,静滴,疗程 5～7 天)及板蓝根等抗病毒治疗。

(2)发生脑膜脑炎者可短期使用肾上腺皮质激素及脱水剂。

(3)严重头痛和并发睾丸炎者可酌情应用镇痛药。睾丸炎患者可局部冷敷并用阴囊托将睾丸抬高以减轻疼痛。

(4)氦氖激光局部照射治疗腮腺炎,可起到镇痛、消肿的功效。

七、护理评估

(一)健康史

①病史:患病的起始时间,有无发热、发热的程度、热型;有无头痛、乏力、食欲差等症状。既往检查、治疗经过及效果,目前的主要不适及用药。②是否为发病的高峰季节,有无腮腺炎患者接触史,是否接受过腮腺炎减毒活疫苗注射。

(二)身体状况

1.腮腺肿大

注意腮肿的大小、颜色、弹性,单侧还是对侧,腮腺管口有无脓液渗出。

2.注意并发症

如儿童脑膜炎的症状、体征,成人男性睾丸胀痛的变化。

(三)心理-社会状况

本病需要隔离,易使患儿产生误解,担心自身安全受到威胁,感到恐惧。对限制自己的活动范围产生不满,孤独感明显加重。加上不能进食平时喜爱的酸性饮料等,小儿易出现烦躁、哭闹、不配合等行为。患者及其亲属对流行性腮腺炎的认识程度、心理状态,对住院及隔离治疗的认识,患者的家庭成员组成及其对患者的关怀程度等。

八、护理诊断

1.疼痛

与腮腺炎病毒引起腮腺非化脓性炎症有关。

2.发热

与流行性腮腺炎病毒感染有关。

3.营养失调——低于机体需要量

与高热、进食困难、合并胰腺炎有关。

4.潜在并发症——脑膜炎、睾丸炎、急性胰腺炎等

与病毒侵害相关组织有关。

5.有传播感染的危险

与病原体播散有关。

6.舒适的改变

与腮腺肿胀有关。

九、护理措施

(一)基础护理

保持口腔清洁,常用温水漱口,多饮水,以减少口腔内残余食物,防止继发感染。

(二)对症护理

1.减轻疼痛

急性期应给子富有营养、易消化的半流质或软食。忌酸、辣、硬而干燥的食物,以免引起唾液分泌增多,肿痛加剧。采用局部冷敷或中药如意金黄散调醋敷于患处,也可用氦氖激光局部照射减轻腮腺肿痛。

2.降温

鼓励患儿多饮水,注意休息,以利于控制体温。采用头部冷敷、温水或酒精浴进行物理降温,服用适量退热剂及早期抗病毒治疗。

(三)专科护理

1.病情观察

脑膜脑炎多在腮腺肿大后1周左右发生,应密切观察。注意观察睾丸有无肿大、触痛,有无睾丸鞘膜积液和阴囊皮肤水肿。可用丁字带托起阴囊或局部冰袋冷敷镇痛。

2.预防感染传播

(1)隔离患儿:发现腮腺炎患儿应立即采取呼吸道隔离至腮腺肿大完全消退后3天止。接触者检疫3周。

(2)切断传播途径:居室应空气流通。对患儿呼吸道的分泌物及其污染的物品应进行消毒。在流行期间应加强托幼机构的晨检。

(3)保护易感人群:对易感儿接种腮腺炎减毒活疫苗。

十、健康指导

无并发症的腮腺炎患儿一般在家中隔离治疗。应指导家长安排好患儿休息与饮食,做好患儿退热及用药护理。学会观察病情,发现异常及时就医。

参考文献

[1]安旭姝,曲晓菊,郑秋华.实用护理理论与实践[M].北京:化学工业出版社,2022.

[2]于翠翠.实用护理学基础与各科护理实践[M].北京:中国纺织出版社有限公司,2021.

[3]应燕萍,杨丽,凌瑛,等.临床实用护理技术操作流程及规范[M].南宁:广西科学技术出版社,2021.

[4]张俊英,王建华,宫素红,等.精编临床常见疾病护理[M].青岛:中国海洋大学出版社,2021.

[5]吴雯婷.实用临床护理技术与护理管理[M].北京:中国纺织出版社有限公司,2021.

[6]董桂银,卢唤鸽.临床常见急危重症护理研究[M].北京:中国纺织出版社有限公司,2021.

[7]孟凌春,刘琴.基础护理技术[M].广州:世界图书出版广东有限公司,2020.

[8]王婷.实用临床护理技术与护理管理[M].北京:科学技术文献出版社,2020.

[9]任潇勤.临床实用护理技术与常见病护理[M].昆明:云南科技出版社,2018.

[10]王艳.常见病护理实践与操作常规[M].长春:吉林科学技术出版社,2019.

[11]于俊伟.临床护理规范诊疗[M].长春:吉林科学技术出版社,2020.

[12]杜瑞芳.实用临床护理摘要[M].长春:吉林科学技术出版社,2020.

[13]刘晔.临床实用护理技术操作规范与评价标准[M].济南:山东大学出版社,2020.

[14]万霞,卢慧清,卢艳,等.现代专科护理及护理实践[M].郑州:河南大学出版社,2020.

[15]屈庆兰.临床常见疾病护理与现代护理管理[M].北京:中国纺织出版社有限公司,2020.